中华人民共和国药典
中药材薄层色谱彩色图集

TLC Atlas of Chinese Crude Drugs in
Pharmacopoeia of the People's Republic of China

第三册

（中英对照）

国家药典委员会

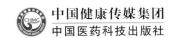

中国健康传媒集团

中国医药科技出版社

图书在版编目（CIP）数据

中华人民共和国药典中药材薄层色谱彩色图集. 第三册 / 国家药典委员

会编著. — 北京：中国医药科技出版社，2019.9

ISBN 978-7-5214-1192-8

Ⅰ.①中… Ⅱ.①国… Ⅲ.①中药鉴定学－薄层色谱－图集

Ⅳ.① R282.5-64

中国版本图书馆 CIP 数据核字（2019）第 097259 号

中华人民共和国药典
中药材薄层色谱彩色图集
第三册（中英对照）

责任编辑　何红梅
美术编辑　陈君杞
版式设计　锋尚设计

出版　中国健康传媒集团｜中国医药科技出版社

地址　北京市海淀区文慧园北路甲 22 号

邮编　100082

电话　发行：010-62227427　邮购：010-62236938

网址　www.cmstp.com

规格　889×1194mm　$^{1}/_{16}$

印张　29$^{1}/_{2}$

字数　820 千字

版次　2019 年 9 月第 1 版

印次　2019 年 9 月第 1 次印刷

印刷　北京盛通印刷股份有限公司

经销　全国各地新华书店

书号　ISBN 978-7-5214-1192-8

定价　580.00 元

获取新书信息、投稿、
为图书纠错，请扫码
联系我们。

编 委 会

薄层色谱技术是一种历史较久的色谱技术（发轫于20世纪60年代，由纸色谱衍生而来的平面色谱技术）。不同于柱色谱，薄层色谱的开放性和灵活性，是它独有的色谱优势，尤其可以呈现可视性强的彩色色谱图像，辨别常常只需仔细地肉眼识别。薄层色谱技术兴起于20世纪70年代，盛行于80年代至90年代，至今依然是各国药典鉴别天然植物药不可或缺的手段，与柱色谱（如液相色谱）技术取长补短，发挥各自的作用。《中国药典》自1977年版首次采用薄层色谱技术，应用于药物鉴别和检查。1990年版开始使用对照药材用于薄层色谱鉴别，并选择部分中药材、中成药配套出版了《中华人民共和国药典中药薄层色谱彩色图集》，为中药薄层色谱鉴别及其规范化操作奠定了基础。通过国家药典委员会有计划地推进，薄层色谱操作日益规范、普及，使《中国药典》收载的中药薄层色谱鉴别品种不断增加，质量不断提高，在真伪鉴别方面发挥了重要作用。作为《中国药典》（2015年版）的配套丛书，国家药典委员会立项组织、研制、出版了《中华人民共和国药典中药材薄层色谱彩色图集》（第三册）和《中华人民共和国药典中成药薄层色谱彩色图集》（第一册），为药典收载中药的鉴别项目展示了图文并茂的薄层色谱图像和更加丰富、直观的鉴别信息特征，提高了薄层色谱鉴别的适用性。显而易见，《中华人民共和国药典中药材薄层色谱彩色图集》（第三册），不论是实验操作的规程性、样品的代表性、图谱的质量等方面，较之上一版又有了较大的进步；而且，对部分品种，修订了现版药典的分析条件，大大提高了真伪鉴别的专属性。而《中华人民共和国药典中成药薄层色谱彩色图集》（第一册）则是继本人负责研制、编写的《中华人民共和国药典中药薄层色谱彩色图集》之后，时隔25年之久，再次研制、出版中成药的薄层色谱鉴别图谱。作为一名一生从事药品标准研究，并倾力推动、践行中药薄层色谱分析的老药典委员，感到十分欣慰。众所周知，中成药多为复方制剂，不同药味之间往往会相互干扰，薄层色谱鉴别的难度较高，研制出专属性强、信息丰富的图谱，实属不易。而且，《中国药典》收载中成药近1500种，要想制作全部品种的薄层色谱鉴别图谱，任重而道远。

这两部中药薄层色谱彩色图集，既是《中国药典》中药材、中成药薄层色谱鉴别的标准图谱，又是中药鉴定研究的专著，对于从事药品检验、教学、科研、中药生产等方面的人员都有重要参考价值，必将对提高中药的质量控制和标准水平，推动中医药事业的健康发展，提升我国中药的监管水平起到积极作用。

本图谱集为中英文双语版，对于促进中药的国际交流以及对于国际上从事中药质量和生产的有关人员都是有价值的参考书，对于国际学术界及药品监管当局了解我国中药的基础与应用研究，推进中药的国际化进程，也均有重要意义。

薄层色谱技术，已成为中药真伪鉴别的主要手段，具有快速、直观、信息量大的特点。而采用"对照药材"为对照物质，可展示待检样品的整体指纹特征。作为《中国药典》的配套丛书之一，薄层色谱彩色图集的陆续研制、出版，将成为《中国药典》的特色之一。也期望在后续的薄层色谱鉴别中，可采用中药对照提取物作为对照，并进一步规范操作规程，以整体薄层色谱图像为评价指标，进一步提高真伪鉴别的专属性和图谱的稳定性。

有幸于出版前阅读书稿，学习之余，乐于为序。

2018 年 7 月 31 日

《中国药典》自 1977 年版开始引入薄层色谱法作为鉴别的方法，因其同时兼具分离与鉴别的特性，并具有直观、快速、经济、操作简便等优点，目前已成为中药尤其是中成药主要的鉴别方法。

《中国药典》正文因受体例的限制，对于成分复杂、斑点较多的中药薄层色谱，不可能作过于详细的文字描述，而薄层彩色图谱恰好可以弥补其中的不足，给出更多的、文字难以表达完全的信息，可谓"一张彩图胜于千言万语"。

国家药典委员会组织编撰并于 2009 年出版了《中华人民共和国药典中药材薄层色谱彩色图集》第一和第二册。本次国家药典委员会组织上海中医药大学编著的《中华人民共和国药典中药材薄层色谱彩色图集》第三册，是以上两册中药材薄层色谱图集的延续；组织广州市药品检验所编著《中华人民共和国药典中成药薄层色谱彩色图集》，尚属首次。

本图集的图谱主要依据 2015 年版《中国药典》（一部）的标准、收集不同产地中药材或相关企业的产品制作而成，以图谱的形式呈现标准的鉴别特征，配以简练的文字说明，同时分享了编者的操作经验与技巧，另外还对部分方法进行修订和验证。图集的出版将有助于检验人员准确理解、有效执行药典标准，也有利于促进检验人员薄层色谱操作能力的提升。

本图集以中英文合版编排，相信将有助于促进国际交流、扩大《中国药典》的国际影响力，突显中药标准的国际主导地位和引领作用。

国家药典委员会

2018 年 10 月

前言

《中华人民共和国药典中药材薄层色谱彩色图集》（第三册）是 2009 年出版的第一、二册的续集，作为《中华人民共和国药典》现行版的配套丛书，为中药材的鉴别提供对照图谱。

本图集由国家药典委员会立项组织，上海中药标准化研究中心（上海中医药大学）承担，自 2015 年 3 月正式启动，经样品收集、实验研究、图谱制作、编撰、审稿、定稿，历时 3 年完成。

本图集在第一、二册的基础上，进一步修订、细化了相关的实验操作规程和编写细则，并对样品收集、仪器设备参数、实验方法等明确规定。所有薄层鉴别图谱均为第一手研究资料，并经过反复验证，以获得良好的重现性。

本图集共收载 109 种中药材的薄层色谱鉴别，主要采用《中华人民共和国药典》（2015 年版）规定的方法进行实验。在研制过程中对部分种类的薄层色谱鉴别方法进行了修订，包括增加新的对照品，修订样品制备方法、色谱条件、检视方法等，并予以备注说明。此外，新增了 3 种药材的薄层鉴别项。修订部分的内容将在《中华人民共和国药典》后续版本中予以收录。

本图集中使用的对照品、对照药材主要来自中国食品药品检定研究院。部分凭证标本由研制单位及合作单位采集、鉴定。

商品药材收集自安徽亳州中药材专业市场、河北安国中药材专业市场，以及河南、湖北、湖南、山西、四川、江西、广东、广西、上海等地的药材、饮片企业，以保证样品的代表性。所有样品均经专家鉴定。除个别注明为炮制品外，均为药材样品。产地明确者，标注产地；不明确者，则标注购买地。

本图集所记录的温度、湿度均为实际操作时的温度及相对湿度，供操作时参考。检验时，操作人员可根据不同实验室的情况，对温度及相对湿度等实验条件进行适当调整。

每种药材首先选择性地推荐一种薄层板的图谱。不同规格薄层板的薄层色谱图附后，且仅以中文描述，以供参考。

本图集为中英文合辑。每种药材名称包含汉语拼音、中文名及拉丁药材名。目录按汉语拼音排序，并附拉丁名和汉字笔画索引。

瑞士卡玛公司和香港力扬企业有限公司给予本图集技术支持，并提供了部分薄层色谱设备；北京振翔科技有限公司提供了部分 MN 薄层板；中国食品药品检定研究院、中国中医科学院、中国药科大学、复旦大学、广西中医药大学、湖北省药品监督检验研究院、浙江省食品药品检验研究院、吉林省药品检验所、广东省中医院等单位为本图集提供部分凭证药材样品，在此一并表示衷心感谢。

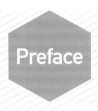

Preface

The TLC atlas of Chinese crude drugs (Vol 3) in Pharmacopoeia of the People's Republic of China is a sequel to the volumes (1 and 2) published in 2009. It serves as one of the reference book series of current edition of Chinese Pharmacopoeia, and provides the reference images for the thin-layer chromatographic authentication of Chinese crude drugs. The atlas is organized and sponsored by Chinese Pharmacopoeia Commission and accomplished by Shanghai R&D Centre for Standardization of Chinese medicines, Shanghai University of Traditional Chinese Medicine, completed by 3 years (2015-2017) of unremitting efforts dealing with the selection of the tested species, collection of representative samples, TLC/HPTLC tests and methods validation, photographic documentation, as well as edit and review process, and final approval of the Chinese Pharmacopoeia Commission.

This atlas is based on Volumes 1 and 2 in methodology, with some revision and refinement of the operating procedures and experimental conditions including representativeness of samples, instrument parameters, and method validation. All the TLC tests and images in this atlas were based on the first-hand experimental data, and were repeated by different operators to obtain good reproducibility.

TLC authentications of 109 crude drugs were included in this atlas, generally carried out the TLC tests as described in Chinese Pharmacopoeia (2015 edition). The experimental methods in some species were revised to get more diagnostic and informative TLC identification feathers, including the adopt of new chemical references, revise of samples preparation, TLC/HPTLC chromatographic and detection conditions. In addition, TLC identification items were newly established for three crude drugs. The revised contents are described in the notes and will be included in the supplement edition or the new version of Chinese Pharmacopoeia.

The reference substances and reference crude drugs specimens used in this atlas were mainly from the National Institute for Food and Drug Control. Some of the voucher crude drugs were collected and authenticated by Shanghai R&D Centre for Standardization of Chinese Medicines, as well as other collaborative institutions.

The commercial crude drug samples were collected from the professional markets of Chinese medicinal materials, including

Chinese Medicinal Herbs Market in Bozhou, Anhui, Chinese Medicinal Herbs Market in Anguo, Hebei, as well as other Medicinal material companies distributed in Henan, Hubei, Hunan, Shanxi, Sichuan, Jiangxi, Guangdong, Guangxi and Shanghai and so on. In general, the samples were collected from all over the mainland of China to ensure their representativeness. The vast majority of the samples were crude drugs, with a few sliced decoction pieces, and authenticated by authorized botanists or pharmacognosists. For the samples with unambiguous information of producing area, the locations were indicated, otherwise the marketed places were recorded.

The temperature and humidity displayed in this atlas were the actual environment condition recoded in our tests to provide reference for operation, which can be relatively adjusted according to the individual laboratory conditions.

A characteristic figure of each TLC test with the optimized condition was recommended. The other chromatographs obtained by using different types/specifications of TLC plates are also attached and described in Chinese for reference.

This TLC atlas is a Chinese and English bilingual edition. The crude drug is nomenclated in Chinese Pinyin, Chinese name and Latin name, and arranged according to Chinese phonetic alphabet, and the Latin name and Chinese character stroke are indexed.

CAMAG and Nikyang Enterprise Ltd. provided technical support and parts of thin-layer chromatographic instruments for the atlas compiling. The pre-coated TLC plates used in the experiments were partly sponsored by Beijing BESTOWN Science and Technology Co., Ltd., China. Some of the voucher specimens of the tested crude drugs were kindly provided by National Institutes for Food and Drug Control, China Academy of Chinese Medical Sciences, China Pharmaceutical University, Fudan University, Guangxi University of Chinese Medicine, Hubei Institute for Drug Control, Zhejiang Institute for Food and Drug Control, Jilin Institute for Drug Control and Guangdong Provincial Hospital of Chinese Medicine. All the above-mentioned assistance and help are deeply appreciated and acknowledged.

目录

正文品种

索引

正文
品种

Aiye

艾叶
ARTEMISIAE ARGYI FOLIUM

t: 22℃ RH: 29%

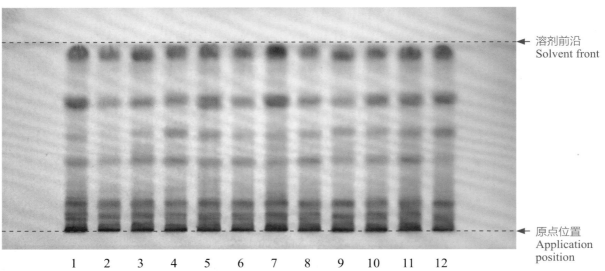

溶剂前沿
Solvent front

原点位置
Application position

1   2   3   4   5   6   7   8   9   10   11   12

---

1. 艾叶对照药材（121345-201403）
2. 艾叶（产自河南）
3. 艾叶（购自湖南）
4. 艾叶（购自广东）
5. 艾叶（购自安徽）
6. 艾叶（产自江苏）
7. 艾叶（购自广东）
8. 艾叶（产自安徽）
9. 艾叶（产自安徽）
10. 艾叶（产自山东）
11. 艾叶（产自河北）
12. 艾叶（产自安徽）

Track 1, Artemisiae Argyi Folium reference drug; tracks 2-12, Artemisiae Argyi Folium (2, produced in Henan; 3, obtained from Hunan; 4 and 7, obtained from Guangdong; 5, obtained from Anhui; 6, produced in Jiangsu; 8, 9, and 12, produced in Anhui; 10, produced in Shandong; 11, produced in Hebei, China)

供试品溶液 Test Solution	取本品粉末 2 g，加石油醚（60～90℃）25 ml，加热回流 30 分钟，滤过，滤液挥干，残渣加正己烷 1 ml 使溶解，作为供试品溶液。 To 2 g of the powder, add 25 mL of petroleum ether (60-90℃), heat under reflux for 30 minutes, filter, evaporate the filtrate to dryness, and dissolve the residue in 1 mL of *n*-hexane.
对照药材溶液 Reference Drug Solution	取艾叶对照药材 1 g，同供试品溶液制备方法制成对照药材溶液。 Prepare a solution of 1 g of Artemisiae Argyi Folium reference drug in the same manner as described in the test solution preparation.
薄层板 Stationary Phase	高效硅胶预制薄层板（HPTLC-Fertigphatten Nano-DURASIL-20, MN）。 HPTLC silica gel pre-coated plate (HPTLC-Fertigphatten Nano-DURASIL-20, MN).
点样 Sample Application	供试品溶液 3 µl，对照药材溶液 5 µl；条带状点样，条带宽度为 8 mm，条带间距为 4.7 mm，原点距底边 10 mm。 Apply separately to the plate 3 µL of the test solutions and 5 µL of the reference drug solution in band, band length 8 mm, track distance 4.7 mm, distance from lower edge of the plate 10 mm.
展开剂 Mobile Phase	石油醚（60～90℃）- 甲苯 - 丙酮（10∶8∶0.5），20 ml。 Petroleum ether (60-90℃), toluene and acetone (10:8:0.5), 20 mL.
展开缸 Developing Chamber	双槽展开缸，20 cm×10 cm。 Twin trough chamber, 20 cm×10 cm.
展开 Development	展开缸预平衡 20 分钟，上行展开，展距为 7.5 cm。 Equilibrate the chamber with the mobile phase for 20 minutes, develop vertically for 7.5 cm.
检视 Detection	置可见光下检视。 Examine in white light.

t: 22℃ RH: 29%

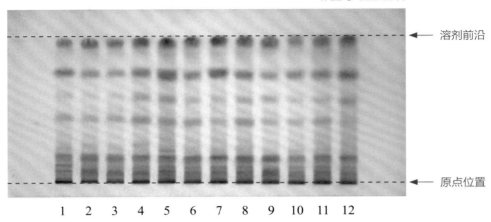

图 1 高效硅胶预制薄层板（烟台市化学工业研究所，批号：20161206）

t: 22℃ RH: 29%

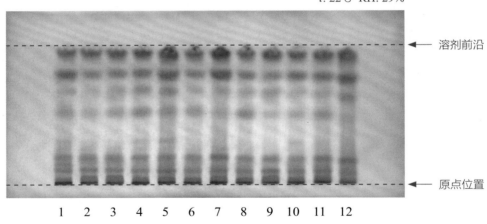

图 2 高效硅胶预制薄层板（青岛海洋化工厂，批号：20170209）

t: 22℃ RH: 29%

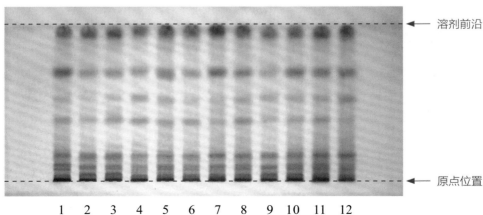

图 3 硅胶预制薄层板（DC-Fertigplatten DURASIL-25，MN，批号：511314）

t: 22℃ RH: 29%

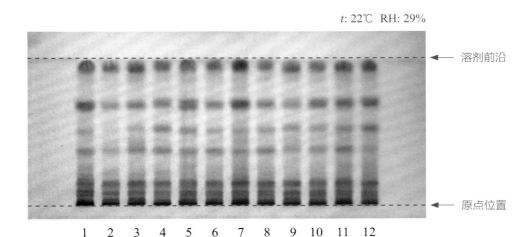

◀─ 溶剂前沿

◀─ 原点位置

1   2   3   4   5   6   7   8   9   10   11   12

图 4　高效硅胶预制薄层板（HPTLC -Fertigplatten Nano-DURASIL-20，MN，批号：401003）

t: 20℃ RH: 24%

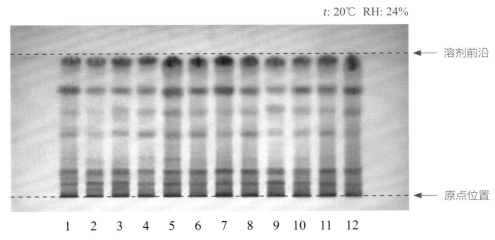

◀─ 溶剂前沿

◀─ 原点位置

1   2   3   4   5   6   7   8   9   10   11   12

图 5　高效硅胶 F_{254} 预制薄层板（HPTLC Silica gel 60 F_{254}，Merck，批号：HX57415942）

1．艾叶对照药材（121345-201403）	2．艾叶（产自河南）	3．艾叶（购自湖南）	4．艾叶（购自广东）
5．艾叶（购自安徽）	6．艾叶（产自江苏）	7．艾叶（购自广东）	8．艾叶（产自安徽）
9．艾叶（产自安徽）	10．艾叶（产自山东）	11．艾叶（产自河北）	12．艾叶（产自安徽）
11．艾叶（产自河北）	12．艾叶（产自安徽）		

（上海中药标准化研究中心　田童）

白鲜皮
DICTAMNI CORTEX

t: 24℃ RH: 52%

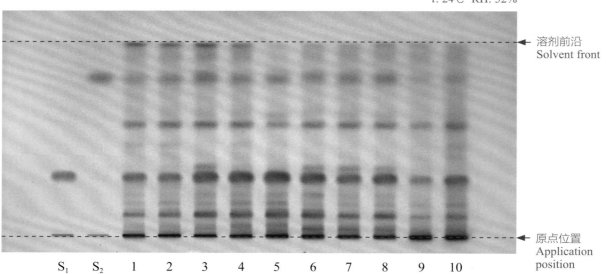

溶剂前沿
Solvent front

原点位置
Application
position

S₁ S₂ 1 2 3 4 5 6 7 8 9 10

S₁. 黄柏酮对照品

S₂. 梣酮对照品

1. 白鲜皮（购自安徽）

2. 白鲜皮（购自河北）

3. 白鲜皮（购自辽宁）

4. 白鲜皮（购自江西）

5. 白鲜皮（购自湖南）

6. 白鲜皮（购自安徽）

7. 白鲜皮（购自辽宁）

8. 白鲜皮（购自东北）

9. 白鲜皮（购自安徽）

10. 白鲜皮（购自辽宁）

S₁, obacunone CRS; S₂, fraxinellon CRS; tracks 1-10, Dictamni Cortex (1, 6 and 9, obtained from Anhui; 2, obtained from Hebei; 3, 7 and 10, obtained from Liaoning; 4, obtained from Jiangxi; 5, obtained from Hunan; 8, obtained from Northeast China, China)

供试品溶液 Test Solution	取本品粉末 1 g，加甲醇 20 ml，超声处理 30 分钟，滤过，滤液蒸干，残渣加甲醇 1 ml 使溶解，作为供试品溶液。 To 1 g of the powder, add 20 mL of methanol, ultrasonicate for 30 minutes, filter, and evaporate the filtrate to dryness. Dissolve the residue in 1 mL of methanol.
对照品溶液 Reference Solution	取黄柏酮对照品和梣酮对照品，分别加甲醇制成每 1 ml 各含 1 mg 的溶液，作为对照品溶液。 Dissolve a quantity of obacunone CRS and fraxinellon CRS in methanol separately to produce two solutions, each containing 1 mg per mL.
薄层板 Stationary Phase	硅胶预制薄层板（DC-Fertigplatten DURASIL-25，MN）。 TLC silica gel pre-coated plate (DC-Fertigplatten DURASIL-25，MN).
点样 Sample Application	5 µl；条带状点样，条带宽度为 8 mm，条带间距为 4 mm，原点距底边 10 mm。 Apply separately to the plate 5 µL of each of the test solutions and the reference solutions in band, band length 8 mm, track distance 4 mm, distance from lower edge of the plate 10 mm.
展开剂 Mobile Phase	甲苯－环己烷－乙酸乙酯（3：3：3），35 ml。 Toluene, cyclohexane and ethyl acetate (3:3:3), 35 mL.
展开缸 Developing Chamber	双槽展开缸，20 cm × 10 cm。 Twin trough chamber, 20 cm × 10 cm.
展开 Development	展开缸预平衡 15 分钟，上行展开，展距为 7.5 cm。 Equilibrate the chamber with the mobile phase for 15 minutes, develop vertically for 7.5 cm.
显色 Derivatization	喷以 5％香草醛的 10％硫酸乙醇溶液，在 105℃加热至斑点显色清晰。 Spray with a 5% solution of vanillin in ethanolic sulfuric acid (10%), and heat until the colours of the bands appear distinctly.
检视 Detection	置可见光下检视。 Examine in white light.
备注 Note	本 TLC 图谱将《中国药典》（2015 年版 一部）中该鉴别项的显色剂"5％香草醛硫酸溶液"（图 5）修订为"5％香草醛的 10％硫酸乙醇溶液，"斑点更为鲜艳清晰。 In this monograph, a 5% solution of vanillin in ethanolic sulfuric acid (10%) was used for derivatization for better visualization, instead of a 5% solution of vanillin in sulfuric acid as described in *ChP* (2015 edition) (Fig.5).

不同薄层板薄层色谱图的比较

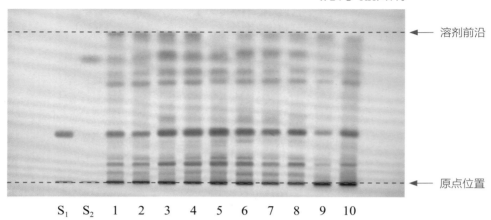

t: 24℃ RH: 47%

溶剂前沿

原点位置

S₁ S₂ 1 2 3 4 5 6 7 8 9 10

图 1 高效硅胶预制薄层板（烟台市化学工业研究所，批号：111014）

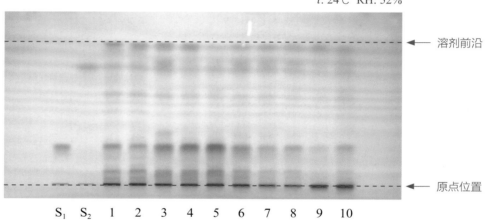

t: 24℃ RH: 52%

溶剂前沿

原点位置

S₁ S₂ 1 2 3 4 5 6 7 8 9 10

图 2 高效硅胶预制薄层板（青岛海洋化工厂，批号：20150305）

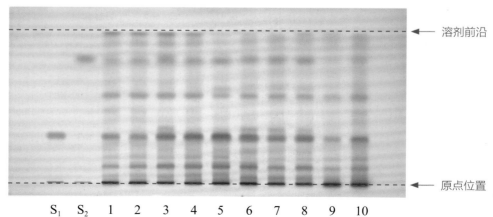

t: 24℃ RH: 52%

溶剂前沿

原点位置

S₁ S₂ 1 2 3 4 5 6 7 8 9 10

图 3 硅胶预制薄层板（DC-Fertigplatten DURASIL-25，MN，批号：112340）

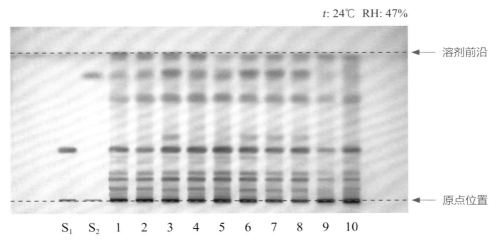

t: 24℃ RH: 47%

溶剂前沿

原点位置

S₁ S₂ 1 2 3 4 5 6 7 8 9 10

图 4 高效硅胶预制薄层板（HPTLC-Fertigplatten Nano-DURASIL-20，MN，批号：401003）

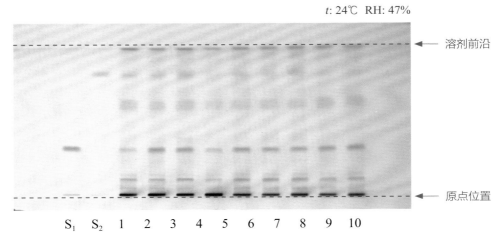

t: 24℃ RH: 47%

溶剂前沿

原点位置

S₁ S₂ 1 2 3 4 5 6 7 8 9 10

图 5 高效硅胶预制薄层板（HPTLC-Fertigplatten Nano-DURASIL-20，MN，批号：305123）

S₁. 黄柏酮对照品   S₂. 梣酮对照品
1. 白鲜皮（购自安徽）2. 白鲜皮（购自河北）3. 白鲜皮（购自辽宁）4. 白鲜皮（购自江西）5. 白鲜皮（购自湖南）
6. 白鲜皮（购自安徽）7. 白鲜皮（购自辽宁）8. 白鲜皮（购自东北）9. 白鲜皮（购自安徽）10. 白鲜皮（购自辽宁）

（上海中药标准化研究中心 郑瑞蓉）

板蓝根
ISATIDIS RADIX

t: 25℃ RH: 70%

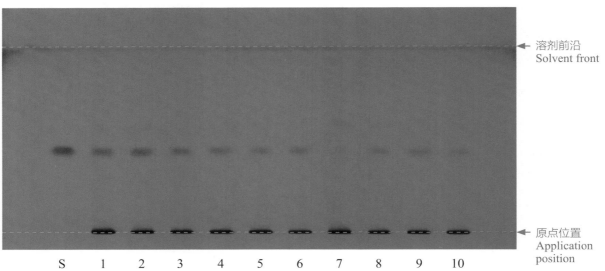

S. (*R,S*)- 告依春对照品
1. 板蓝根（产于安徽）
2. 板蓝根（产于山西）
3. 板蓝根（产于河北）
4. 板蓝根（购自江西）
5. 板蓝根（购自湖南）
6. 板蓝根（购自广东）
7. 板蓝根（购自安徽）
8. 板蓝根（产于安徽）
9. 板蓝根（产于东北）
10. 板蓝根（购自安徽）

S, (*R, S*)-goitrin CRS; tracks 1-10, Isatidis Radix (1 and 8, produced in Anhui; 2, produced in Shanxi; 3, produced in Hebei; 4, obtained from Jiangxi; 5, obtained from Hunan; 6, obtained from Guangdong; 7 and 10, obtained from Anhui; 9, produced in Northeast China, China)

供试品溶液 Test Solution	取本品粉末 1 g，加 80％甲醇 20 ml，超声处理 30 分钟，滤过，滤液蒸干，残渣加甲醇 1 ml 使溶解，作为供试品溶液。 To 0.1 g of the powder add 20 mL of 80% methanol, ultrasonicate for 30 minutes and filter. Evaporate the filtrate to dryness, dissolve the residue in 1 mL of methanol.
对照品溶液 Reference Solution	取（R,S）−告依春对照品，加甲醇制成每 1 ml 含 0.5 mg 的溶液，作为对照品的溶液。 Dissolve a quantity of (R, S)-goitrin CRS in methanol to produce a solution containing 0.5 mg per mL.
薄层板 Stationary Phase	硅胶 F$_{254}$ 预制薄层板（DC-Fertigplatten DURASIL-25/ UV$_{254}$，MN）。 TLC silica gel F$_{254}$ pre-coated plate (DC-Fertigplatten DURASIL-25/ UV$_{254}$, MN)
点样 Sample Application	供试品溶液 10 µl，对照品溶液 5 µl；条带状点样，条带宽度为 8 mm，条带间距为 4 mm，原点距底边 8 mm。 Apply separately to the plate 10 µL of the test solutions and 5 µL of the reference solution in band, band length 8 mm, track distance 4 mm, distance from lower edge of the plate 8 mm.
展开剂 Mobile Phase	石油醚（60～90℃）− 乙酸乙酯（1:1），20 ml。 Petroleum ether (60-90℃) and ethyl acetate (1:1), 20 mL.
展开缸 Developing Chamber	双槽展开缸，20 cm×10 cm。 Twin trough chamber, 20 cm×10 cm.
展开 Development	展开缸预平衡 20 分钟，上行展开，展距为 7.5 cm。 Equilibrate the chamber with the mobile phase for 20 minutes, develop vertically for 7.5 cm.
检视 Detection	置紫外光灯（254 nm）下检视。 Examine under ultraviolet light at 254 nm.
备注 Note	本 TLC 图谱为《中国药典》（2015 年版 一部）板蓝根药材鉴别（3）(R,S)− 告依春的鉴别，其鉴别（2）可参见《中华人民共和国药典中药材薄层色谱彩色图集》（第二册）。 In this monograph, only Identification (3) using (R, S)-goitrin CRS as the reference substance for authentication of Isatidis Radix was documented. For Identification (2) see the monograph of Isatidis Radix in "TLC Atlas of Chinese Crude Drugs" (Vol.2, Published in 2009).

t: 25℃ RH: 70%

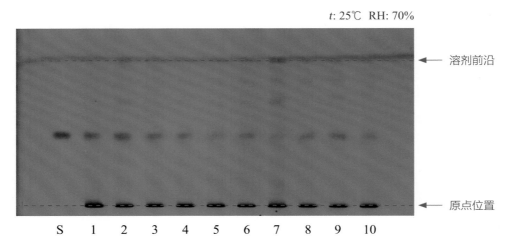

图 1 高效硅胶 GF$_{254}$ 预制薄层板（烟台市化学工业研究所，批号：110402）

t: 25℃ RH: 70%

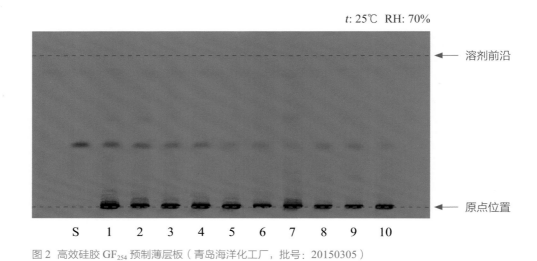

图 2 高效硅胶 GF$_{254}$ 预制薄层板（青岛海洋化工厂，批号：20150305）

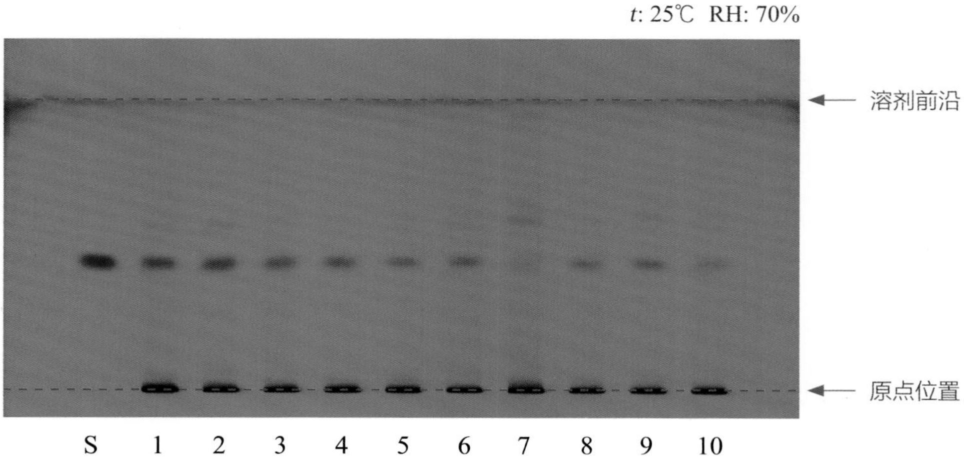

t: 25℃ RH: 70%

图 3 硅胶 F$_{254}$ 预制薄层板（DC-Fertigplatten DURASIL-20/ UV$_{254}$，MN，批号：302044）

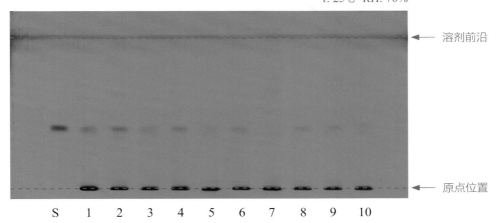

S 1 2 3 4 5 6 7 8 9 10

图 4 高效硅胶 F₂₅₄ 预制薄层板（HPTLC -Fertigplatten Nano-DURASIL-20 UV₂₅₄，MN，批号：305123）

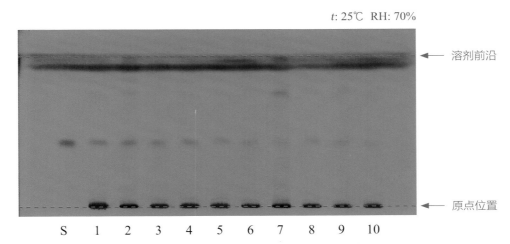

← 溶剂前沿

← 原点位置

S 1 2 3 4 5 6 7 8 9 10

图 5 高效硅胶 F₂₅₄ 预制薄层板（HPTLC Silica gel 60 F₂₅₄，Merck，批号：HX55154642）

S.（*R,S*)- 告依春
1. 板蓝根（产于安徽） 2. 板蓝根（产于山西） 3. 板蓝根（产于河北） 4. 板蓝根（购自江西） 5. 板蓝根（购自湖南）
6. 板蓝根（购自广东） 7. 板蓝根（购自安徽） 8. 板蓝根（产于安徽） 9. 板蓝根（产于东北） 10. 板蓝根（购自安徽）

（上海中药标准化研究中心　夏丽）

北刘寄奴
SIPHONOSTEGIAE HERBA

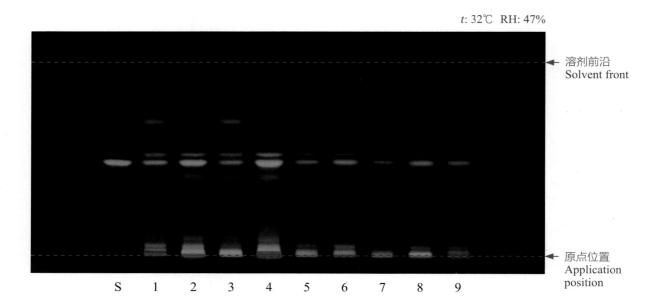

t: 32℃ RH: 47%

溶剂前沿
Solvent front

原点位置
Application
position

S   1   2   3   4   5   6   7   8   9

S. 木犀草素对照品　　5. 北刘寄奴（购自河南）

1. 北刘寄奴（购自浙江）　6. 北刘寄奴（购自河南）

2. 北刘寄奴（购自安徽）　7. 北刘寄奴（购自辽宁）

3. 北刘寄奴（购自浙江）　8. 北刘寄奴（购自河南）

4. 北刘寄奴（购自湖北）　9. 北刘寄奴（购自江苏）

S, luteolin CRS; tracks 1-9, Siphonostegiae Herba (1and 3, obtained from Zhejiang; 2, obtained from Anhui; 4, obtained from Hubei; 5-6, and 8, obtained from Henan; 7, obtained from Liaoning; 9, obtained from Jiangsu, China)

供试品溶液 Test Solution	取本品粉末 2 g，加甲醇 20 ml，超声处理 30 分钟，滤过，滤液浓缩至 1 ml，作为供试品溶液。 To 2 g of the powder, add 20 mL of methanol, ultrasonicate for 30 minutes, filter, and concentrate the filtrate to 1 mL.
对照品溶液 Reference Solution	取木犀草素对照品，加甲醇制成每 1 ml 含 1 mg 的溶液，作为对照品溶液。 Dissolve a quantity of luteolin CRS in methanol to produce a solution containing 1 mg per mL.
薄层板 Stationary Phase	硅胶 F_{254} 预制薄层板（DC-Fertigplatten DURASIL-25/UV_{254}，MN） TLC silica gel F_{254} pre-coated plate (DC-Fertigplatten DURASIL-25/ UV_{254}, MN).
点样 Sample Application	5 µl；条带状点样，条带宽度为 8 mm，条带间距为 6 mm，原点距底边 10 mm。 Apply separately to the plate 5 µL of each of the test solutions and the reference solution in band, band length 8 mm, track distance 6 mm, distance from lower edge of the plate 10 mm.
展开剂 Mobile Phase	甲苯 – 甲酸乙酯 – 甲酸（5∶4∶1），35 ml。 Toluene, ethyl formate and formic acid (5:4:1), 35 mL.
展开缸 Developing Chamber	双槽展开缸，20 cm × 10 cm。 Twin trough chamber, 20 cm × 10 cm.
展开 Development	展开缸预平衡 15 分钟，上行展开，展距为 7.5 cm。 Equilibrate the chamber with the mobile phase for 15 minutes, develop vertically for 7.5 cm.
显色 Derivatization	喷以 1% 三氯化铝试液，在 105℃加热数分钟。 Spray with 1% aluminum chloride TS, and heat at 105℃ for several minutes.
检视 Detection	置紫外光灯（365 nm）下检视。 Examine under ultraviolet light at 365 nm.

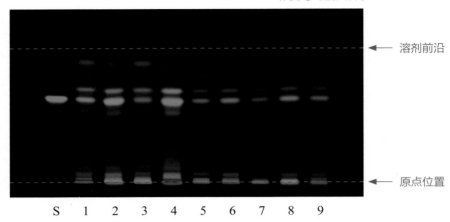

图 1 高效硅胶 GF$_{254}$ 预制薄层板（烟台市化学工业研究所，批号：20161124）

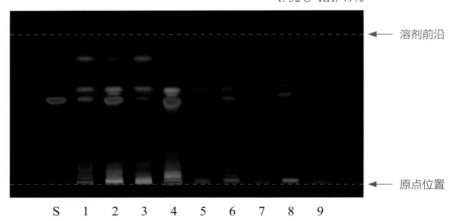

图 2 高效硅胶 GF$_{254}$ 预制薄层板（青岛海洋化工厂，批号：20160904）

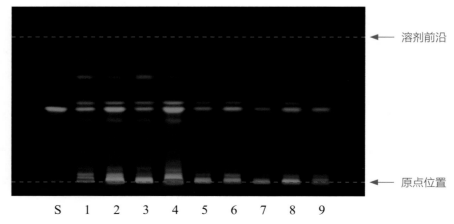

图 3 硅胶 F$_{254}$ 预制薄层板（DC-Fertigplatten DURASIL-25/UV$_{254}$，MN，批号：511327）

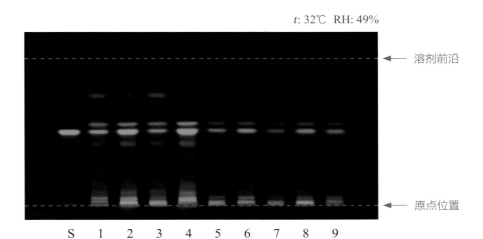

t: 32℃ RH: 49%

溶剂前沿

原点位置

S 1 2 3 4 5 6 7 8 9

图 4　高效硅胶 F_{254} 预制薄层板（HPTLC-Fertigplatten Nano-DURASIL-20 UV_{254}，MN，批号：305123）

S. 木犀草素对照品
1. 北刘寄奴（购自浙江）　2. 北刘寄奴（购自安徽）　3. 北刘寄奴（购自浙江）　4. 北刘寄奴（购自湖北）
5. 北刘寄奴（购自河南）　6. 北刘寄奴（购自河南）　7. 北刘寄奴（购自辽宁）　8. 北刘寄奴（购自河南）
9. 北刘寄奴（购自江苏）

（上海中药标准化研究中心　郑瑞蓉）

Cangzhu

苍术
ATRACTYLODIS RHIZOMA

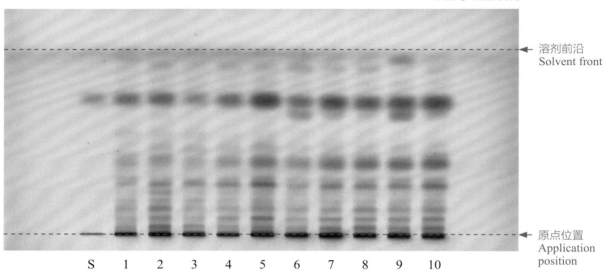

t: 23℃   RH: 30%

溶剂前沿
Solvent front

原点位置
Application
position

S   1   2   3   4   5   6   7   8   9   10

S. 苍术素对照品
1. 苍术对照药材（北苍术 *Atractylodes lancea*）
2. 苍术对照药材（茅苍术 *Atractylodes chinensis*, 120932-201407）
3. 苍术（购自内蒙古）
4. 苍术（购自安徽）
5. 苍术（购自内蒙古）
6. 苍术（购自江苏）
7. 苍术（购自内蒙古）
8. 苍术（购自河北）
9. 苍术（购自河北）
10. 苍术（购自内蒙古）

S, atractylodin CRS; track 1, Atractylodis Rhizoma reference drug (*Atractylodes lancea*); track 2, Atractylodis Rhizoma reference drug (*Atractylodes chinensis*); tracks 3-10, Atractylodis Rhizoma (3, 5, 7 and 10, obtained from Inner Mongolia; 4, obtained from Anhui; 6, obtained from Jiangsu; 8-9, obtained from Hebei, China)

供试品溶液 Test Solution	取本品粉末 0.8 g，加甲醇 10 ml，超声处理 15 分钟，滤过，取滤液作为供试品溶液。 To 0.8 g of the powder, add 10 mL of methanol, ultrasonicate for 15 minutes, and filter.
对照药材溶液 Reference Drug Solution	取苍术对照药材 0.8 g，同供试品溶液制备方法制成对照药材溶液。 Prepare a solution of 0.8 g of Atractylodis Rhizoma reference drug in the same manner as described in the test solution preparation.
对照品溶液 Reference Solution	取苍术素对照品，加甲醇制成每 1 ml 含 0.2 mg 的溶液，作为对照品溶液。 Dissolve a quantity of atractylodin CRS in methanol to produce a solution containing 0.2 mg per mL.
薄层板 Stationary Phase	硅胶 F_{254} 预制薄层板（DC-Fertigplatten DURASIL-25/UV$_{254}$，MN）。 TLC silica gel F_{254} pre-coated plate (DC-Fertigplatten DURASIL-25/UV$_{254}$, MN).
点样 Sample Application	供试品溶液和对照药材溶液 6 µl，对照品溶液 12 µl；条带状点样，条带宽度为 8 mm，条带间距为 4 mm，原点距底边 10 mm。 Apply separately to the plate 6 µL of each of the test solutions and the reference drug solutions, 12 µL of the reference solution, in band, band length 8 mm, track distance 4 mm, distance from lower edge of the plate 10 mm.
展开剂 Mobile Phase	石油醚（60~90℃）－丙酮（9:2），35 ml。 Petroleum ether (60-90℃) and acetone (9:2), 35 mL.
展开缸 Developing Chamber	双槽展开缸，20 cm × 10 cm。 Twin trough chamber, 20 cm × 10 cm.
展开 Development	放置展开缸中饱和 15 分钟，展至约 7.5 cm。 Equilibrate the chamber with the mobile phase for 15 minutes, develop vertically for 7.5 cm.
显色 Derivatization	喷以 10% 硫酸乙醇溶液，加热至斑点显色清晰。 Spray with a 10% solution of sulfuric acid in ethanol, and heat until the colours of the bands appear distinctly.
检视 Detection	置可见光下检视。 Examine in white light.

t: 23℃ RH: 30%

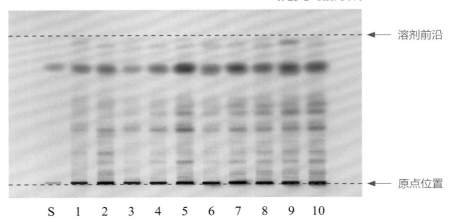

S 1 2 3 4 5 6 7 8 9 10

溶剂前沿

原点位置

图 1 高效硅胶 GF$_{254}$ 预制薄层板（烟台市化学工业研究所，生产日期：20161206）

t: 23℃ RH: 30%

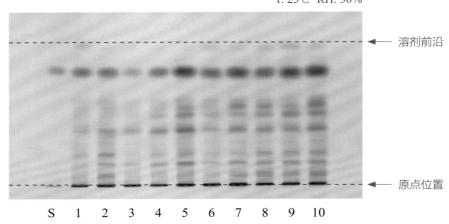

S 1 2 3 4 5 6 7 8 9 10

溶剂前沿

原点位置

图 2 高效硅胶 GF$_{254}$ 预制薄层板（青岛海洋化工厂，批号：20170209）

t: 23℃ RH: 30%

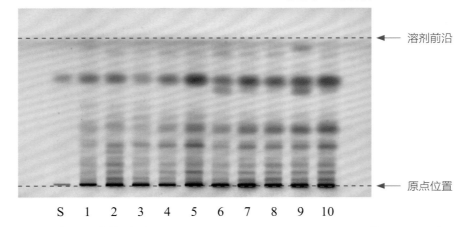

S 1 2 3 4 5 6 7 8 9 10

溶剂前沿

原点位置

图 3 硅胶 F$_{254}$ 预制薄层板（DC-Fertigplatten DURASIL-25/ UV$_{254}$，MN，批号：906175）

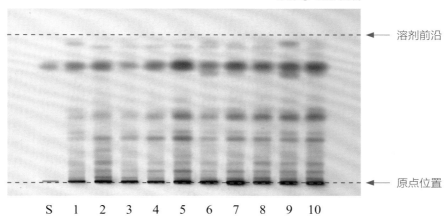

图 4 高效硅胶 F_{254} 预制薄层板（HPTLC-Fertigplatten Nano-DURASIL-20 UV$_{254}$，MN，批号：305123）

S. 苍术素对照品

1. 苍术对照药材（北苍术 *Atractylodes lancea*）

2. 苍术对照药材（茅苍术 *Atractylodes chinensis*, 120932-201407）

3. 苍术（购自内蒙古）　　4. 苍术（购自安徽）　　5. 苍术（购自内蒙古）　　6. 苍术（购自江苏）

7. 苍术（购自内蒙古）　　8. 苍术（购自河北）　　9. 苍术（购自河北）　　10. 苍术（购自内蒙古）

（上海中药标准化研究中心　郑瑞蓉）

草豆蔻
ALPINIAE KATSUMADAI SEMEN

t: 18℃ RH: 45%

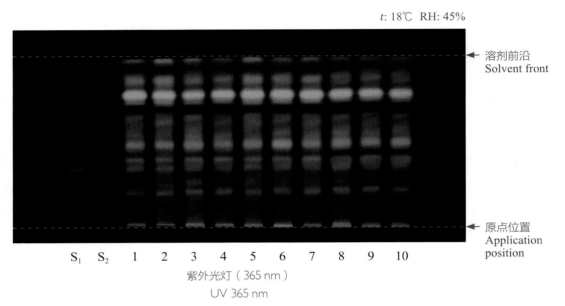

← 溶剂前沿 Solvent front

← 原点位置 Application position

S₁ S₂ 1 2 3 4 5 6 7 8 9 10

紫外光灯（365 nm）
UV 365 nm

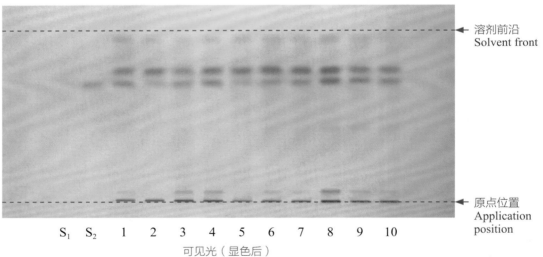

← 溶剂前沿 Solvent front

← 原点位置 Application position

S₁ S₂ 1 2 3 4 5 6 7 8 9 10

可见光（显色后）
A 5% ferric chloride solution in ethanol，White light

S₁. 山姜素对照品　　　　5. 草豆蔻（购自安徽）
S₂. 小豆蔻明对照品　　　6. 草豆蔻（购自广西）
1. 草豆蔻（购自广东）　　7. 草豆蔻（购自广东）
2. 草豆蔻（购自江西）　　8. 草豆蔻（购自海南）
3. 草豆蔻（购自广东）　　9. 草豆蔻（购自海南）
4. 草豆蔻（购自广西）　　10. 草豆蔻（购自海南）

S₁, alpinetin CRS; S₂, cardamonin CRS; tracks 1-10, Alpiniae Katsumadai Semen (1, 3, and 7, obtained from Guangdong; 2, obtained from Jiangxi; 4 and 6, obtained from Guangxi; 5, obtained from Anhui; 8-10, obtained from Hainan, China)

供试品溶液 Test Solution	取本品粉末 1 g，加甲醇 5 ml，置水浴中加热振摇 5 分钟，滤过，取滤液作为供试品溶液。 To 1 g of the powder, add 5 mL of methanol, heat on a water bath with shaking for 5 minutes, filter, and the filtrate used as the test solution.
对照品溶液 Reference Solution	取山姜素对照品、小豆蔻明对照品，分别加甲醇制成每 1ml 各含 2 mg 的溶液，作为对照品溶液。 Dissolve a quantity of alpinetin CRS and cardamonin CRS in methanol separately to produce two solutions, each containing 2 mg per mL.
薄层板 Stationary Phase	高效硅胶 GF$_{254}$ 预制薄层板（烟台市化学工业研究所）。 HPTLC silica gel GF$_{254}$ pre-coated plate (Yantai Chemical Industry Research Institute).
点样 Sample Application	5 µl；条带状点样，条带宽度为 8 mm，条带间距为 4 mm，原点距底边 10 mm。 Apply separately to the plate 5 µL of each of the test solutions and the reference solutions in band, band length 8 mm, track distance 4 mm, distance from lower edge of the plate 10 mm.
展开剂 Mobile Phase	甲苯－乙酸乙酯－甲醇（15∶4∶1），35 ml。 Toluene, ethyl acetate and methanol (15:4:1), 35 mL.
展开缸 Developing Chamber	双槽展开缸，20 cm×10 cm。 Twin trough chamber, 20 cm×10 cm.
展开 Development	放置展开缸中饱和 15 分钟，展至约 8 cm。 Equilibrate the chamber with the mobile phase for 15 minutes, develop vertically for 8 cm.
显色 Derivatization	喷以 5% 三氯化铁乙醇溶液。 Spray with a 5% ferric chloride solution in ethanol.
检视 Detection	显色前置紫外光灯（365 nm）下检视。显色后置可见光下检视。 Examine under ultraviolet light at 365 nm and then in white light after derivatization.

t: 18℃　RH: 45%

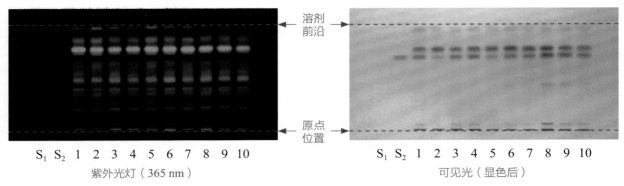

溶剂
前沿 →

← 原点
位置

S₁ S₂　1　2　3　4　5　6　7　8　9　10

紫外光灯（365 nm）　　　　可见光（显色后）

图 1　高效硅胶 GF₂₅₄ 预制薄层板（烟台市化学工业研究所，批号：20151214）

t: 17℃　RH: 46%

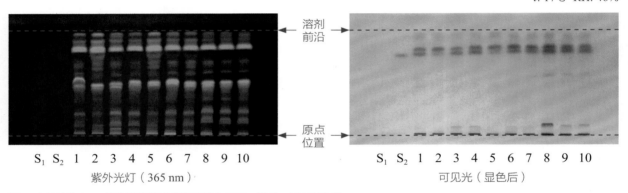

溶剂
前沿 →

← 原点
位置

S₁ S₂　1　2　3　4　5　6　7　8　9　10

紫外光灯（365 nm）　　　　可见光（显色后）

图 2　高效硅胶 GF₂₅₄ 预制薄层板（青岛海洋化工厂，批号：20150706）

t: 21℃　RH: 44%

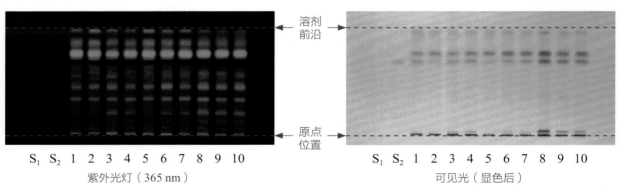

溶剂
前沿 →

← 原点
位置

S₁ S₂　1　2　3　4　5　6　7　8　9　10

紫外光灯（365 nm）　　　　可见光（显色后）

图 3　硅胶预制 F₂₅₄ 薄层板（DC-Fertigplatten DURASIL-25/UV₂₅₄，MN，批号：304116）

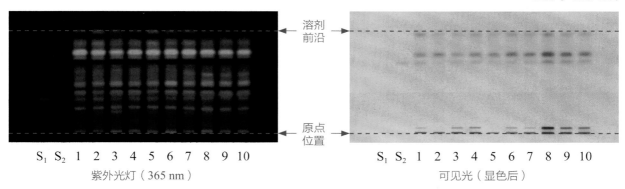

t: 20℃ RH: 46%

溶剂前沿

原点位置

S₁ S₂ 1 2 3 4 5 6 7 8 9 10

紫外光灯（365 nm）

S₁ S₂ 1 2 3 4 5 6 7 8 9 10

可见光（显色后）

图 4　高效硅胶 F₂₅₄ 预制薄层板（HPTLC-Fertigplatten Nano-DURASIL-20 UV₂₅₄，MN，批号：401003）

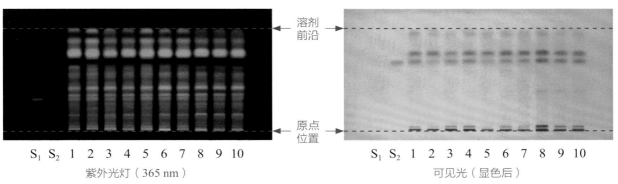

t: 20℃ RH: 45%

溶剂前沿

原点位置

S₁ S₂ 1 2 3 4 5 6 7 8 9 10

紫外光灯（365 nm）

S₁ S₂ 1 2 3 4 5 6 7 8 9 10

可见光（显色后）

图 5　高效硅胶 F₂₅₄ 预制薄层板（HPTLC Silica gel 60 F₂₅₄，Merck，批号：HX56026042）

S₁. 山姜素对照品
S₂. 小豆蔻明对照品
1. 草豆蔻（购自广东）　　2. 草豆蔻（购自江西）　　3. 草豆蔻（购自广东）　　4. 草豆蔻（购自广西）
5. 草豆蔻（购自安徽）　　6. 草豆蔻（购自广西）　　7. 草豆蔻（购自广东）　　8. 草豆蔻（购自海南）
9. 草豆蔻（购自海南）　　10. 草豆蔻（购自海南）

（上海中药标准化研究中心　郑瑞蓉）

车前草
PLANTAGINIS HERBA

t: 25 ℃ RH: 28%

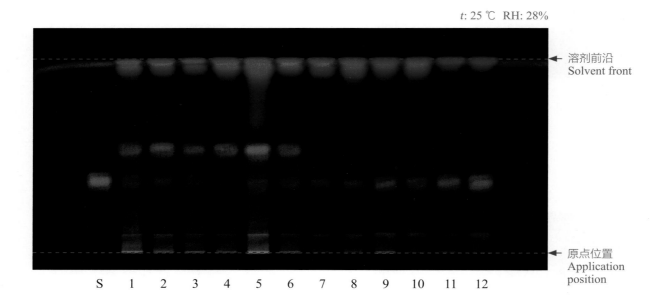

溶剂前沿
Solvent front

原点位置
Application
position

S   1   2   3   4   5   6   7   8   9   10   11   12

S. 大车前苷对照品

1. 车前草（平车前，产于河南）
2. 车前草（平车前，产于河南）
3. 车前草（平车前，产于内蒙古）
4. 车前草（平车前，产于山东）
5. 车前草（平车前，产于河北）
6. 车前草（平车前，产于内蒙古）

7. 车前草（车前，产于江西）
8. 车前草（车前，产于浙江）
9. 车前草（车前，产于安徽）
10. 车前草（车前，产于重庆）
11. 车前草（车前，自种于上海）
12. 车前草（车前，自种于上海）

S, plantamajoside CRS; tracks 1-6, herb of *Plantago depressa* (1 and 2, produced in Henan; 3 and 6, produced in Inner Mongolia; 4, produced in Shandong; 5, produced in Hebei, China); tracks 7-12, herb of *Plantago asiatica* (7, produced in Jiangxi; 8, produced in Zhejiang; 9, produced in Anhui; 10, produced in Chongqing; 11 and 12, produced in Shanghai, China)

供试品溶液 Test Solution	取本品粉末 1 g，加甲醇 10 ml，超声处理 30 分钟，滤过，取滤液作为供试品溶液。 To 1 g of the powder, add 10 mL of methanol, ultrasonicate for 30 minutes, and filter.
对照品溶液 Reference Solution	取大车前苷对照品，加甲醇制成每 1 ml 含 1 mg 的溶液。 Dissolve a quantity of plantamajoside CRS in methanol to produce a solution containing 1 mg per mL.
薄层板 Stationary Phase	高效硅胶预制薄层板（烟台市化学工业研究所）。 HPTLC silica gel pre-coated plate (Yantai Chemical Industry Research Institute).
点样 Sample Application	10 µl；条带状点样，条带宽度为 8 mm，条带间距为 6 mm，原点距底边 10 mm。 Apply separately to the plate 10 µL of each of the test solutions and the reference solution in band, band length 8 mm, track distance 6 mm, distance from lower edge of the plate 10 mm.
展开剂 Mobile Phase	乙酸乙酯－甲醇－甲酸－水（18∶3∶1.5∶1），35 ml。 Ethyl acetate, methanol, formic acid and water (18:3:1.5:1), 35 mL.
展开缸 Developing Chamber	双槽展开缸，20 cm×10 cm。 Twin trough chamber, 20 cm × 10 cm.
展开 Development	展开缸预平衡 15 分钟，上行展开，展距为 8 cm。 Equilibrate the chamber with the mobile phase for 15 minutes, develop vertically for 8 cm.
检视 Detection	置紫外光灯（365 nm）下检视。 Examine under ultraviolet light at 365 nm.

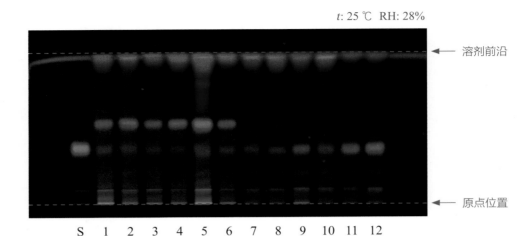

图 1　高效硅胶 GF₂₅₄ 预制薄层板（烟台市化学工业研究所，批号：20161208）

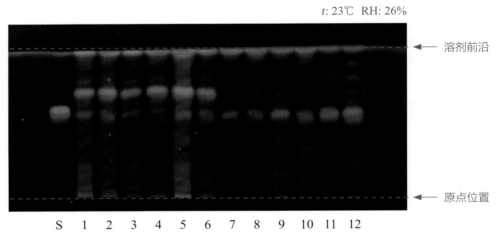

图 2　高效硅胶预制薄层板（青岛海洋化工厂，批号：20160904）

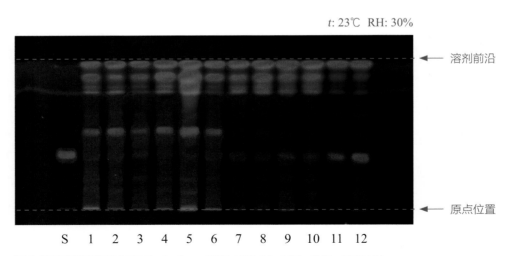

图 3　硅胶预制薄层板（DC-Fertigplatten DURASIL-25，MN，批号：908218）

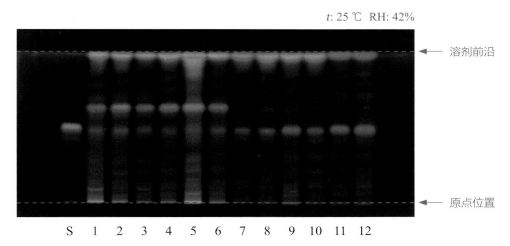

t: 25 ℃　RH: 42%

溶剂前沿

原点位置

S　1　2　3　4　5　6　7　8　9　10　11　12

图 4　高效硅胶预制薄层板（HPTLC-Fertigplatten Nano-DURASIL-20，MN，批号：401003）

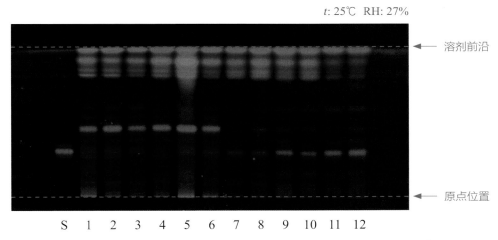

t: 25℃　RH: 27%

溶剂前沿

原点位置

S　1　2　3　4　5　6　7　8　9　10　11　12

图 5　高效硅胶 F_{254} 预制薄层板（HPTLC Silica gel 60 F_{254}，Merck，批号：HX55154642）

S. 大车前苷对照品
1. 车前草（平车前，产于河南）
2. 车前草（平车前，产于河南）
3. 车前草（平车前，产于内蒙古）
4. 车前草（平车前，产于山东）
5. 车前草（平车前，产于河北）
6. 车前草（平车前，产于内蒙古）
7. 车前草（车前，产于江西）
8. 车前草（车前，产于浙江）
9. 车前草（车前，产于安徽）
10. 车前草（车前，产于重庆）
11. 车前草（车前，自种于上海）
12. 车前草（车前，自种于上海）

（上海中药标准化研究中心　胡信权　郑瑞蓉）

车前子
PLANTAGINIS SEMEN

t: 20℃ RH: 41%

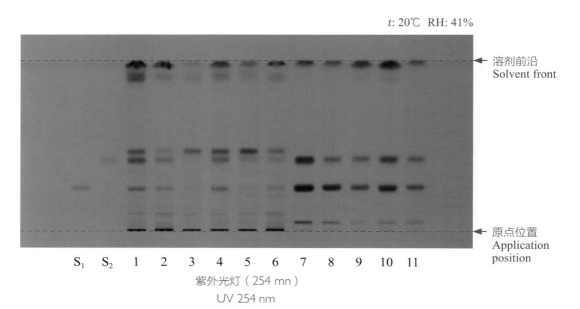

溶剂前沿
Solvent front

原点位置
Application
position

S₁ S₂ 1 2 3 4 5 6 7 8 9 10 11

紫外光灯（254 mn）
UV 254 nm

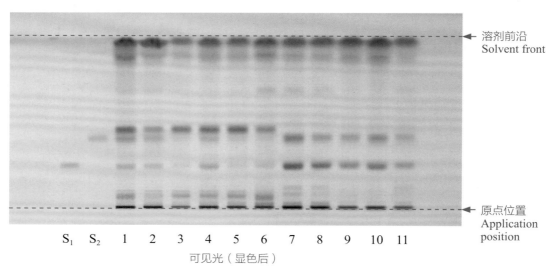

溶剂前沿
Solvent front

原点位置
Application
position

S₁ S₂ 1 2 3 4 5 6 7 8 9 10 11

可见光（显色后）
A 0.5% solution of vanillin in sulfuric acid, White light

S₁. 京尼平苷酸对照品
S₂. 毛蕊花糖苷对照品
1. 车前子（平车前，产于黑龙江）
2. 车前子（平车前，产于吉林）
3. 车前子（平车前，产于东北）
4. 车前子（平车前，产于黑龙江）
5. 车前子（平车前，产于河北）
6. 车前子（平车前，产于河南）
7. 车前子（车前，产于江西）
8. 车前子（车前，产于江西）
9. 车前子（车前，产于重庆）
10. 车前子（车前，产于河南）
11. 车前子（车前，产于东北）

S₁, geniposidic acid CRS; S₂, verbascoside CRS; tracks 1-6, seed of *Plantago depressa* (1 and 4, produced in Heilongjiang; 2, produced in Jilin; 3, produced in Northeast China; 5, produced in Hebei; 6, produced in Henan, China); tracks 7-11, seed of *Plantago asiatica* (7 and 8, produced in Jiangxi; 9, produced in Chongqing; 10, produced in Henan; 11, produced in Northeast China, China)

供试品溶液 Test Solution	取本品粗粉 1 g，加甲醇 10 ml，超声处理 30 分钟，滤过，滤液蒸干，残渣加甲醇 2 ml 使溶解，作为供试品溶液。 To 1 g of the coarse powder add 10 mL of methanol, ultrasonicate for 30 minutes, filter. Evaporate the filtrate to dryness, and dissolve the residue in 2 mL of methanol.
对照品溶液 Reference Solution	取京尼平苷酸对照品、毛蕊花糖苷对照品，加甲醇分别制成每 1 ml 含 1 mg 的溶液，作为对照品溶液。 Dissolve a quantity of geniposidic acid CRS and verbascoside CRS in methanol separately to produce two solutions, each containing 1 mg per mL.
薄层板 Stationary Phase	高效硅胶 GF$_{254}$ 预制薄层板（烟台市化学工业研究所）。 HPTLC silica gel GF$_{254}$ pre-coated plate (Yantai Chemical Industry Research Institute).
点样 Sample Application	供试品溶液、对照品溶液各 5 µl；条带状点样，条带宽度为 8 mm，条带间距为 6 mm，原点距底边 10 mm。 Apply separately to the plate 5 µL of each of the test solutions and the reference solutions in band, band length 8 mm, track distance 6 mm, distance from lower edge of the plate 10 mm.
展开剂 Mobile Phase	乙酸乙酯－甲醇－甲酸－水（18:2:1.5:1），35 ml。 Ethyl acetate, methanol, formic acid and water (18:2:1.5:1), 35 mL.
展开缸 Developing Chamber	双槽展开缸，20 cm×10 cm。 Twin trough chamber, 20 cm×10 cm.
展开 Development	展开缸预平衡 20 分钟，上行展开，展距为 8 cm。 Equilibrate the chamber with the mobile phase for 20 minutes, develop vertically for 8 cm.
显色 Derivatization	喷以 0.5% 香草醛硫酸溶液，在 105℃加热至斑点显色清晰。 spray with a 0.5% solution of vanillin in sulfuric acid, heat at 105℃ until the colours of the bands appear distinctly.
检视 Detection	显色前置紫外光灯（254 nm）下检视，显色后置可见光下检视。 Examine under ultraviolet light at 254 nm, then in white light after derivatization.

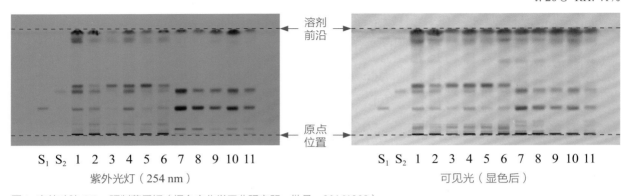

图 1 高效硅胶 GF₂₅₄ 预制薄层板（烟台市化学工业研究所，批号：20161208）

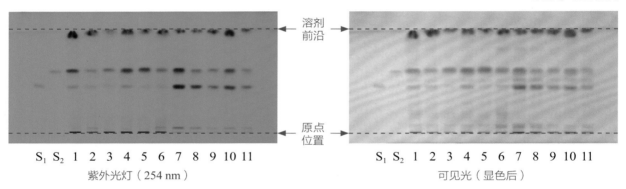

图 2 高效硅胶 GF₂₅₄ 预制薄层板（青岛海洋化工厂，批号：20160919）

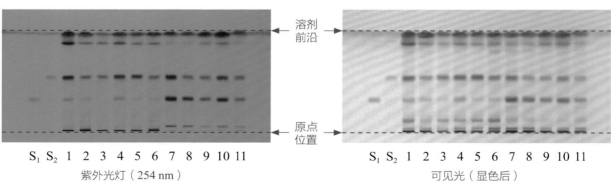

图 3 硅胶预制 F₂₅₄ 薄层板（DC-Fertigplatten DURASIL-20/UV₂₅₄，MN，批号：511327）

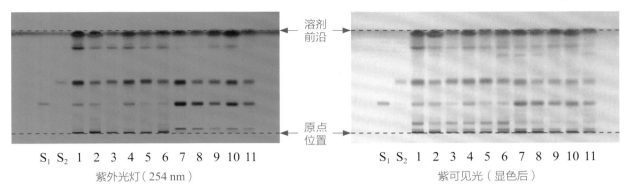

t: 21℃ RH: 29%

溶剂前沿

原点位置

S₁ S₂ 1 2 3 4 5 6 7 8 9 10 11　　紫外光灯（254 nm）

S₁ S₂ 1 2 3 4 5 6 7 8 9 10 11　　紫可见光（显色后）

图 4　高效硅胶 F₂₅₄ 预制薄层板（HPTLC -Fertigplatten Nano-DURASIL-20 UV₂₅₄，MN，批号：305123）

S₁. 京尼平苷酸对照品
S₂. 毛蕊花糖苷对照品

1. 车前子（平车前，产于黑龙江）　　2. 车前子（平车前，产于吉林）　　3. 车前子（平车前，产于东北）

4. 车前子（平车前，产于黑龙江）　　5. 车前子（平车前，产于河北）　　6. 车前子（平车前，产于河南）

7. 车前子（车前，产于江西）　　8. 车前子（车前，产于江西）　　9. 车前子（车前，产于重庆）

10. 车前子（车前，产于河南）　　11. 车前子（车前，产于东北）

（上海中药标准化研究中心　夏丽）

茺蔚子
LEONURI FRUCTUS

t: 21℃ RH: 43%

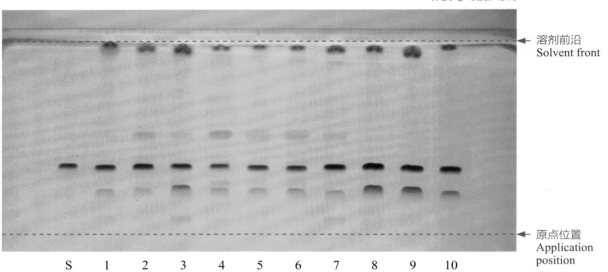

溶剂前沿
Solvent front

原点位置
Application
position

S 1 2 3 4 5 6 7 8 9 10

S. 盐酸水苏碱对照品　　5. 茺蔚子（购自河南）
　　（110712-201614）　6. 茺蔚子（购自山东）
1. 茺蔚子（购自安徽）　7. 茺蔚子（购自安徽）
2. 茺蔚子（购自安徽）　8. 茺蔚子（购自河南）
3. 茺蔚子（购自安徽）　9. 茺蔚子（购自河南）
4. 茺蔚子（购自安徽）　10. 茺蔚子（购自山东）

S, stachydrine hydrochloride CRS; tracks 1-10, Leonuri Fructus (1-4, and 7 obtained from Anhui; 5 and 8-9, obtained from Henan; 6 and 10, obtained from Shandong, China)

供试品溶液 Test Solution	取本品粉末 3 g，加乙醇 30 ml，加热回流 1 小时，放冷，滤过，滤液用正己烷振摇提取 2 次，每次 90 ml，分取下层溶液，蒸干，残渣加乙醇 1 ml 使溶解，作为供试品溶液。 To 3 g of the powder add 30 mL of ethanol, heat under reflux for 1 hour. Allow to cool, filter, partition with two 90-mL quantities of *n*-hexane by shaking, and discard the *n*-hexane extract. Evaporate the lower layer to dryness, and dissolve the residue in 1 mL of ethanol.
对照品溶液 Reference Solution	取盐酸水苏碱对照品，加乙醇制成每 1 ml 含 5 mg 的溶液，作为对照品溶液。 Dissolve a quantity of stachydrine hydrochloride CRS in ethanol to produce a solution containing 5 mg per mL.
薄层板 Stationary Phase	硅胶 F$_{254}$ 预制薄层板（TLC Silica gel 60 F$_{254}$，Merck）。 TLC silica gel F$_{254}$ pre-coated plate (TLC Silica gel 60 F$_{254}$，Merck).
点样 Sample Application	供试品溶液 8~10 µl，对照品溶液 2 µl；条带状点样，条带宽度为 8 mm，条带间距为 6 mm，原点距底边 10 mm。 Apply separately to the plate 8-10 µL of the test solutions and 2 µL of the reference solution in band, band length 8 mm, track distance 6 mm, distance from lower edge of the plate 10 mm.
展开剂 Mobile Phase	乙酸乙酯 - 乙醇 - 甲酸（10∶4∶5），20 ml。 Ethyl acetate, ethanol and formic acid (10:4:5), 20mL.
展开缸 Developing Chamber	双槽展开缸，20 cm×10 cm。 Twin trough chamber, 20 cm × 10 cm.
展开 Development	薄层板预饱和 20 分钟，上行展开，展距为 7.5 cm。 Pre-condition the plate in the chamber with the mobile phase for 20 minutes, develop vertically for 7.5 cm.
显色 Derivatization	浸渍于改良碘化铋钾试剂和碘 - 碘化钾试剂混合溶液（碘化钾 55.3 g，加适量水使溶解，加入次硝酸铋 4.1 g，碘 3.8 g，磷酸 225 ml，加水定容至 500 ml，混匀）。 Dip in the mixture of modified Dragendorff's-Wagner's reagent (dissolve 55.3 g of potassium iodide in some water, add bismuth subnitrate 4.1g, iodine 3.8 g, phosphoric acid 225 mL, add water to 500 ml, mix well).
检视 Detection	置可见光下检视。 Examine in white light.
备注 Note	本 TLC 图谱对《中国药典》（2015 年版一部）中茺蔚子药材的薄层色谱鉴别项，包括供试品溶液的制备、展开剂和显色剂，进行了全面修订，图谱重现性和斑点清晰度均得到改善。 In this monograph, the TLC Identification method was integrally revised including the preparation of the test solution, the mobile phase and the derivatization reagent to get better reproducibility and visibility of the marker stachydrine hydrochloride, instead of using the method described in *ChP* (2015 edition).

不同薄层板薄层色谱图的比较

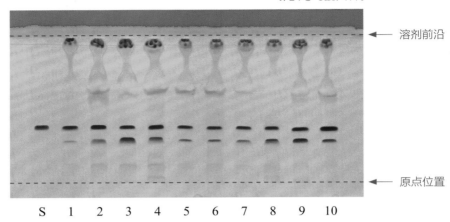

t: 24℃ RH: 47%
溶剂前沿
原点位置

S 1 2 3 4 5 6 7 8 9 10

图 1　高效硅胶 GF₂₅₄ 预制薄层板（烟台市化学工业研究所，批号：20190505）

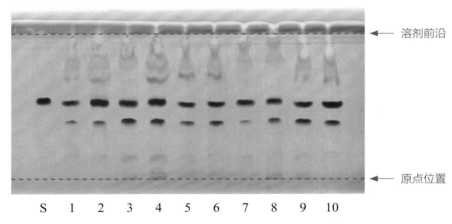

t: 24℃ RH: 48%
溶剂前沿
原点位置

S 1 2 3 4 5 6 7 8 9 10

图 2　高效硅胶 GF₂₅₄ 预制薄层板（青岛海洋化工厂，批号：20181212）

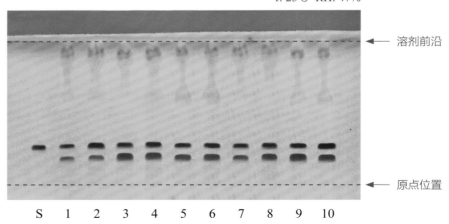

t: 23℃ RH: 47%
溶剂前沿
原点位置

S 1 2 3 4 5 6 7 8 9 10

图 3　硅胶 F₂₅₄ 预制薄层板（DC-Fertigplatten DURASIL-25/UV₂₅₄，MN 批号：812007）

t: 23℃ RH: 47%

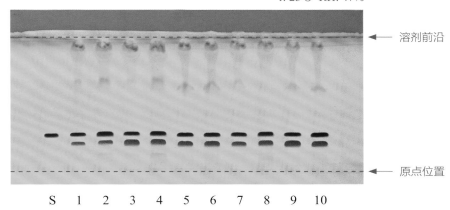

←溶剂前沿

←原点位置

S 1 2 3 4 5 6 7 8 9 10

图 4 高效硅胶预制薄层板（HPTLC -Fertigplatten Nano-DURASIL-20，MN 批号：812014）

t: 21℃ RH: 43%

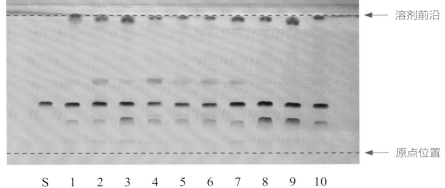

←溶剂前沿

←原点位置

S 1 2 3 4 5 6 7 8 9 10

图 5 硅胶 GF_{254} 预制薄层板（TLC Silica gel 60 F_{254}，Merck 批号：HX61216821）

t: 24℃ RH: 46%

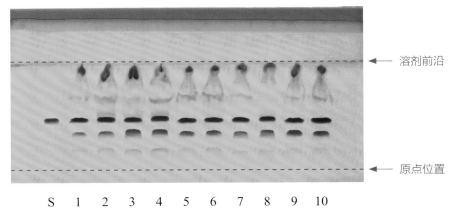

←溶剂前沿

←原点位置

S 1 2 3 4 5 6 7 8 9 10

图 6 高效 硅胶 GF_{254} 预制薄层板（HPTLC Silica gel 60 F_{254}，Merck 批号：HX68850041）

S. 盐酸水苏碱对照品（110712-201614）

1. 茺蔚子（购自安徽）　　　2. 茺蔚子（购自安徽）　　　3. 茺蔚子（购自安徽）　　　4. 茺蔚子（购自安徽）

5. 茺蔚子（购自河南）　　　6. 茺蔚子（购自山东）　　　7. 茺蔚子（购自安徽）　　　8. 茺蔚子（购自河南）

9. 茺蔚子（购自河南）　　　10. 茺蔚子（购自山东）

（上海中药标准化研究中心　张娜　李玥　冯海燕　苗雨）

楮实子
BROUSSONETIAE FRUCTUS

t: 18℃　RH: 79%

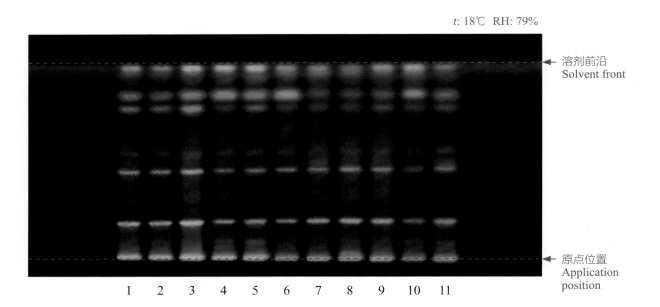

溶剂前沿
Solvent front

原点位置
Application
position

1　2　3　4　5　6　7　8　9　10　11

---

1. 楮实子对照药材
2. 楮实子（购自安徽）
3. 楮实子（购自安徽）
4. 楮实子（购自河南）
5. 楮实子（购自河南）
6. 楮实子（购自安徽）
7. 楮实子（购自贵州）
8. 楮实子（购自江苏）
9. 楮实子（购自上海）
10. 楮实子（购自山东）
11. 楮实子（购自河南）

Track1, Broussonetiae Fructus reference drug; tracks 2-11, Broussonetiae Fructus (2, 3 and 6, obtained from Anhui; 4, 5 and 11, obtained from Henan; 7, obtained from Guizhou; 8, obtained from Jiangsu; 9, obtained from Shanghai; 10, obtained from Shandong, China)

供试品溶液 Test Solution	取本品粉末 2 g，置具塞锥形瓶中，加入石油醚（60～90℃）50 ml，密塞，超声处理 30 分钟，滤过，弃去滤液，重复操作 3 次，残渣挥干，加入甲醇 50 ml，超声处理 30 分钟，滤过，滤液蒸干，残渣加甲醇 1 ml 使溶解，作为供试品溶液。 Place 2 g of the powder in a stoppered conical flask, add 50 mL of petroleum ether (60-90℃), stopper tightly and ultrasonicate for 30 minutes, filter and discard the filtrate. After repeating the above operation for 3 times, evaporate the residue to dryness, add 50 mL of methanol and ultrasonicate for 30 minutes, filter, evaporate the filtrate to dryness and dissolve the residue in 1 mL of methanol.
对照药材溶液 Reference Drug Solution	取楮实子对照药材 2 g，同供试品溶液制备方法制成对照药材溶液。 Prepare a solution of 2 g of Broussonetiae Fructus reference drug in the same manner as described in the test solution preparation.
薄层板 Stationary Phase	高效硅胶 F_{254} 预制薄层板（HPTLC Silica gel 60 F_{254}，Merck）。 HPTLC silica gel F_{254} pre-coated plate (HPTLC Silica gel 60 F_{254}, Merck).
点样 Sample Application	8 µl；条带状点样，条带宽度为 8 mm，条带间距为 4 mm，原点距底边 10 mm。 Apply separately to the plate 8 µL of each of the test solutions and the reference drug solution in band, band length 8 mm, track distance 4 mm, distance from lower edge of the plate 10 mm.
展开剂 Mobile Phase	甲苯－乙酸乙酯－甲酸（10:8:1.3），35 ml。 Toluene, ethyl acetate and formic acid (10:8:1.3), 35 mL.
展开缸 Developing Chamber	双槽展开缸，20 cm × 10 cm。 Twin trough chamber, 20 cm × 10 cm.
展开 Development	展开缸预平衡 20 分钟，上行展开，展距为 7.5 cm。 Equilibrate the chamber with the mobile phase for 20 minutes, develop vertically for 7.5 cm.
显色 Derivatization	喷以 10% 硫酸乙醇溶液，在 105℃加热至斑点显色清晰。 Spray with a 10% solution of sulfuric acid in ethanol, and heat at 105℃ until the colours of the bands appear distinctly.
检视 Detection	置紫外光灯（365 nm）下检视。 Examine under ultraviolet light at 365 nm.

不同薄层板薄层色谱图的比较

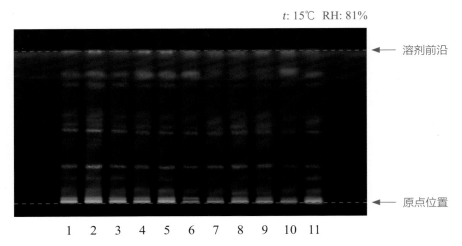

t: 15℃ RH: 81%

图 1 高效硅胶 GF$_{254}$ 预制薄层板（烟台市化学工业研究所，批号：20160621）

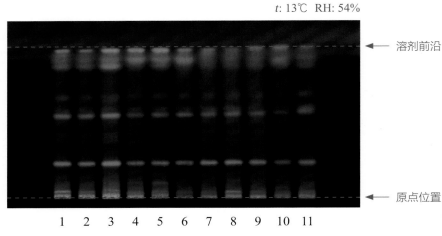

t: 13℃ RH: 54%

图 2 高效硅胶 GF$_{254}$ 预制薄层板（青岛海洋化工厂，批号：20160904）

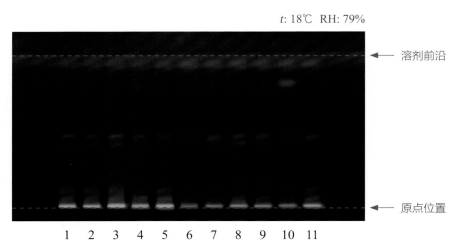

t: 18℃ RH: 79%

图 3 硅胶 F$_{254}$ 预制薄层板（DC-Fertigplatten DURASIL-25/UV$_{254}$，MN，批号：512337）

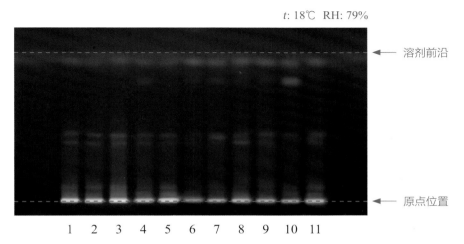

t: 18℃ RH: 79%

溶剂前沿

原点位置

1　2　3　4　5　6　7　8　9　10　11

图 4　高效硅胶 F$_{254}$ 预制薄层板（HPTLC-Fertigplatten Nano-DURASIL-20 UV$_{254}$，MN，批号：602032）

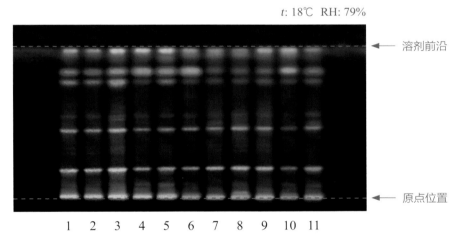

t: 18℃ RH: 79%

溶剂前沿

原点位置

1　2　3　4　5　6　7　8　9　10　11

图 5　高效硅胶 F$_{254}$ 预制薄层板（HPTLC Silica gel 60 F$_{254}$，Merck，批号：HX808025）

1. 楮实子对照药材　　　2. 楮实子（购自安徽）　　　3. 楮实子（购自安徽）　　　4. 楮实子（购自河南）
5. 楮实子（购自河南）　　6. 楮实子（购自安徽）　　　7. 楮实子（购自贵州）　　　8. 楮实子（购自江苏）
9. 楮实子（购自上海）　　10. 楮实子（购自山东）　　11. 楮实子（购自河南）

（上海中药标准化研究中心　张娜）

川贝母
FRITILLARIAE CIRRHOSAE BULBUS

t: 27℃ RH: 46%

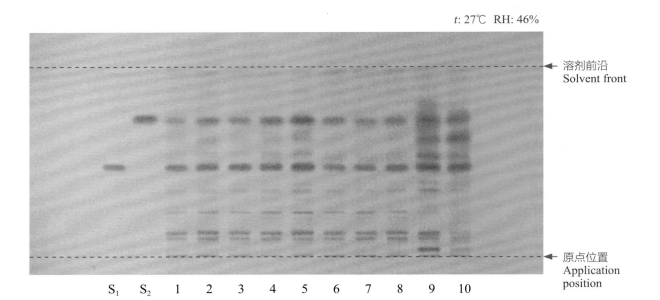

溶剂前沿
Solvent front

原点位置
Application position

S₁ S₂ 1 2 3 4 5 6 7 8 9 10

S₁. 贝母辛对照品（111892-201402）

S₂. 贝母素乙对照品（110751-201110）

1. 川贝母（产于四川）
2. 川贝母（产于四川）
3. 川贝母（产于四川）
4. 川贝母（产于四川）
5. 川贝母（产于四川）
6. 川贝母（产于四川）
7. 川贝母（购自广东）
8. 川贝母（产于四川）
9. 川贝母（产于四川）
10. 川贝母（产于四川）

S₁, peimisine CRS; S₂, peinine CRS; tracks 1-10, Fritillariae Cirrhosae Bulbus (7, obtained from Guangdong, the others were all produced in Sichuan, China)

供试品溶液 Test Solution	取本品粉末 10 g，加浓氨试液 10 ml，密塞，浸泡 1 小时，加二氯甲烷 40 ml，超声处理 1 小时，滤过，滤液蒸干，残渣加甲醇 0.5 ml 使溶解，作为供试品溶液。 To 10 g of the powder, add 10 mL of concentrated ammonia TS, stopper tightly, soak for 1 hour, add 40 mL of dichloromethane, ultrasonicate for 1 hour and filter. Evaporate the filtrate to dryness, and dissolve the residue in 0.5 mL of methanol.
对照品溶液 Reference Solution	取贝母辛对照品、贝母素乙对照品，分别加甲醇制成每 1 ml 各含 1 mg 的溶液，作为对照品溶液。 Dissolve a quantity of peimisine CRS and peinine CRS in methanol separately to produce two solutions, each containing 1 mg per mL.
薄层板 Stationary Phase	高效硅胶 GF$_{254}$ 预制薄层板（烟台市化学工业研究所）。 HPTLC silica gel GF$_{254}$ pre-coated plate (Yantai Chemical Industry Research Institute).
点样 Sample Application	供试品溶液 6～12 µl，对照品溶液 2 µl；条带状点样，条带宽度为 8 mm，条带间距为 4 mm，原点距底边 10 mm。 Apply separately to the plate 6-12 µL of the test solutions and 2 µL of the reference solutions in band, band length 8 mm, track distance 4 mm, distance from lower edge of the plate 10 mm.
展开剂 Mobile Phase	乙酸乙酯－甲醇－浓氨试液－水（18∶2∶1∶0.1），35 ml。 Ethyl acetate, methanol, concentrated ammonia TS and water (18:2:1:0.1), 35mL.
展开缸 Developing Chamber	双槽展开缸，20 cm × 10 cm。 Twin trough chamber, 20 cm × 10 cm.
展开 Development	展开缸预平衡 20 分钟，上行展开，展距为 7.5 cm。 Equilibrate the chamber with the mobile phase for 20 minutes, develop vertically for 7.5 cm.
显色 Derivatization	依次喷以稀碘化铋钾试液和亚硝酸钠乙醇试液。 Spray successively with dilute potassium iodobismuthate TS and sodium nitrite in ethanol TS.
检视 Detection	置可见光下检视。 Examine in white light.

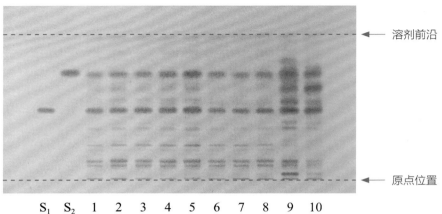

图 1　高效硅胶 GF$_{254}$ 预制薄层板（烟台市化学工业研究所，批号：20160411）

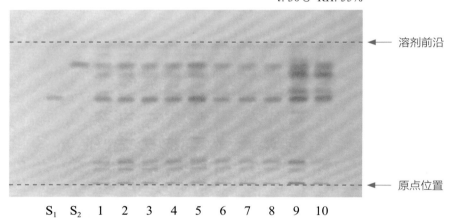

图 2　高效硅胶预制薄层板（青岛海洋化工厂，批号：20160509）

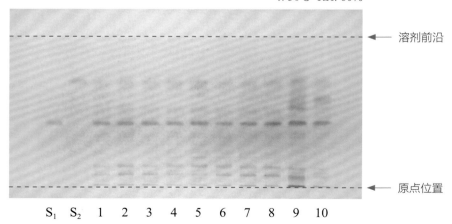

图 3　硅胶预制薄层板（DC-Fertigplatten DURASIL-25，MN，批号：304116）

t: 30℃ RH: 60%

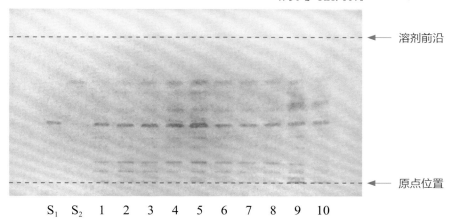

←溶剂前沿

←原点位置

S₁ S₂ 1 2 3 4 5 6 7 8 9 10

图 4 高效硅胶预制薄层板（HPTLC-Fertigplatten Nano-DURASIL-20，MN，批号：401003）

t: 30℃ RH: 60%

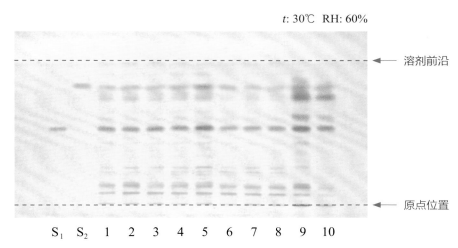

←溶剂前沿

←原点位置

S₁ S₂ 1 2 3 4 5 6 7 8 9 10

图 5 高效硅胶 F₂₅₄ 预制薄层板（HPTLC Silica gel 60 F₂₅₄，Merck，批号：HX57415942）

S₁. 贝母辛对照品（111892-201402）
S₂. 贝母素乙对照品（110751-201110）

1. 川贝母（产于四川）　　2. 川贝母（产于四川）　　3. 川贝母（产于四川）　　4. 川贝母（产于四川）
5. 川贝母（产于四川）　　6. 川贝母（产于四川）　　7. 川贝母（购自广东）　　8. 川贝母（产于四川）
9. 川贝母（产于四川）　　10. 川贝母（产于四川）

（上海中药标准化研究中心　夏丽）

Chuanlianzi

川楝子
TOOSENDAN FRUCTUS

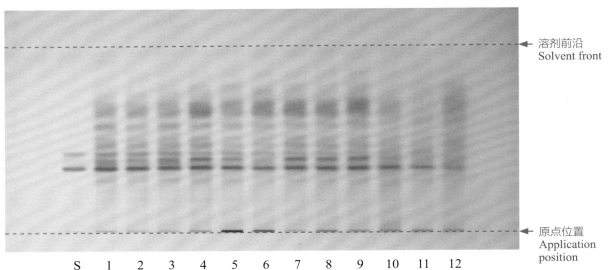

t: 19℃ RH: 47%

溶剂前沿
Solvent front

原点位置
Application
position

S 1 2 3 4 5 6 7 8 9 10 11 12

S. 川楝素对照品
1. 川楝子对照药材（121464-201102）
2. 川楝子（产于四川）
3. 川楝子（产于云南）
4. 川楝子（购自安徽）
5. 川楝子（购自安徽）
6. 川楝子（产于四川）
7. 川楝子（购自安徽）
8. 川楝子（购自安徽）
9. 川楝子（购自安徽）
10. 川楝子（产于贵州）
11. 川楝子（产于云南）
12. 川楝子（产于四川）

S, toosendanin CRS; track 1, Toosendan Fructus reference drug; tracks 2-12, Toosendan Fructus (2, 6, and 12, produced in Sichuan; 3, and 11, produced in Yunnan; 4, 5, 7-9, obtained from Anhui; 10, produced in Guizhou, China)

供试品溶液 Test Solution	取本品粉末 2 g，加水 80 ml，超声处理 1 小时，放冷，离心，取上清液，用二氯甲烷振摇提取 3 次，每次 25 ml，合并二氯甲烷液，蒸干，残渣加甲醇 2 ml 使溶解，作为供试品溶液。 To 2 g of the powder, add 80 mL of water, ultrasonicate for 1 hour, allow to cool, centrifuge, partition the supernatant by shaking with three 25-mL quantities of dichloromethane. Combine the dichloromethane solutions, evaporate to dryness, and dissolve the residue in 2 mL of methanol.
对照药材溶液 Reference Drug Solution	取川楝子对照药材 2 g，同供试品溶液制备方法制成对照药材溶液。 Prepare a solution of 2 g of Toosendan Fructus reference drug in the same manner as described in the test solution preparation.
对照品溶液 Reference Solution	取川楝素对照品，加甲醇制成每 1 ml 含 1 mg 的溶液，作为对照品溶液。 Dissolve toosendanin CRS in methanol to produce a solution containing 1 mg per mL.
薄层板 Stationary Phase	硅胶预制薄层板（DC-Fertigplatten DURASIL-25，MN）。 TLC silica gel pre-coated plate (DC-Fertigplatten DURASIL-25, MN).
点样 Sample Application	10 μl；条带状点样，条带宽度为 8 mm，条带间距为 4 mm，原点距底边 10 mm。 Apply separately to the plate 10 μL of each of the test solutions, the reference drug solution and the reference solution in band, band length 8 mm, track distance 4 mm, distance from lower edge of the plate 10 mm.
展开剂 Mobile Phase	二氯甲烷 – 甲醇（16:1），20 ml。 Dichloromethane and methanol (16:1), 20 mL.
展开缸 Developing Chamber	双槽展开缸，20 cm × 10 cm。 Twin trough chamber, 20 cm × 10 cm.
展开 Development	展开缸和薄层板预平衡 20 分钟，上行展开，展距为 7.5 cm。 Pre-condition the plate in the chamber with the mobile phase for 20 minutes, develop vertically for 7.5 cm.
显色 Derivatization	喷以对二甲氨基苯甲醛试液，在 105℃加热至斑点显色清晰。 Spray with paradimethylaminobenzaldehyde TS and heat at 105℃ until the colours of the bands appear distinctly.
检视 Detection	置可见光下检视。 Examine in white light.
备注 Note	川楝素存在互变异构体，故展开后对照品显两个条带。 Toosendanin shows two bands due to the existence of tautomeric forms.

t: 20℃ RH: 56%

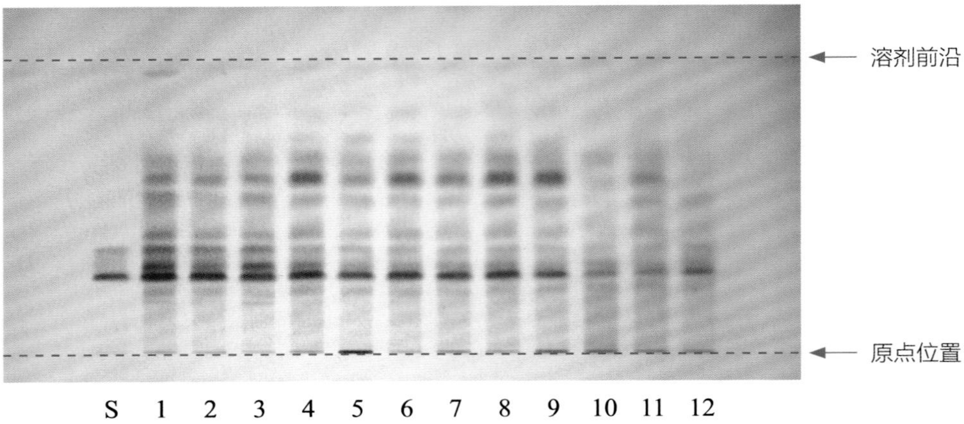

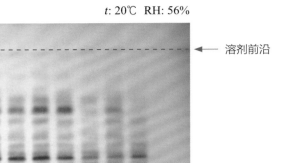

←溶剂前沿

←原点位置

S 1 2 3 4 5 6 7 8 9 10 11 12

图 1 高效硅胶预制薄层板（烟台市化学工业研究所，批号：20160729）

t: 19℃ RH: 70%

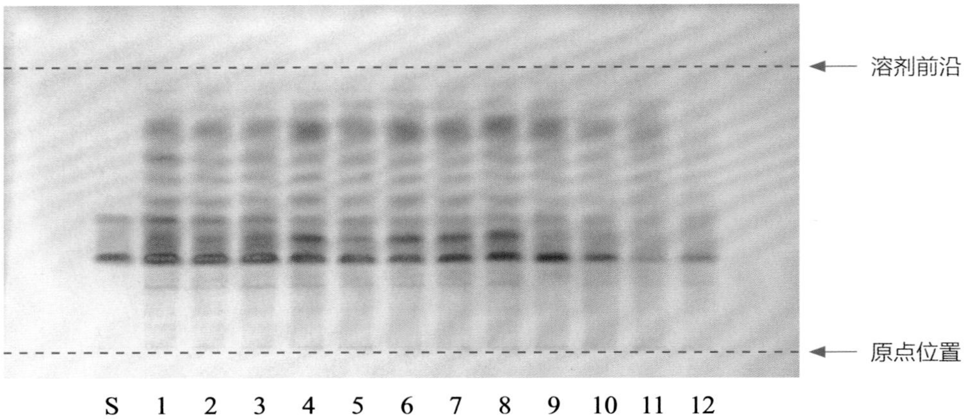

←溶剂前沿

←原点位置

S 1 2 3 4 5 6 7 8 9 10 11 12

图 2 高效硅胶预制薄层板（青岛海洋化工厂，批号：20160904）

t: 19℃ RH: 47%

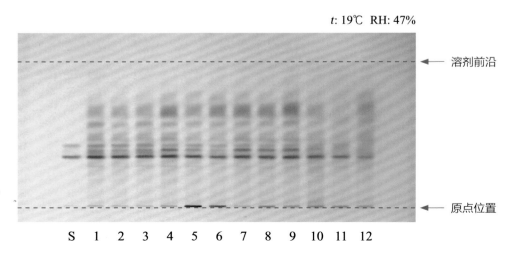

←溶剂前沿

←原点位置

S 1 2 3 4 5 6 7 8 9 10 11 12

图 3 硅胶预制薄层板（DC-Fertigplatten DURASIL-25，MN，批号：304116）

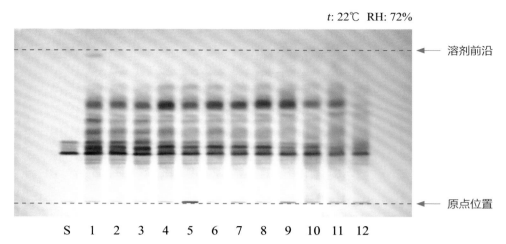

t: 22℃ RH: 72%

溶剂前沿

原点位置

S 1 2 3 4 5 6 7 8 9 10 11 12

图 4 高效硅胶预制薄层板（HPTLC-Fertigplatten Nano-DURASIL-20，MN，批号：605125）

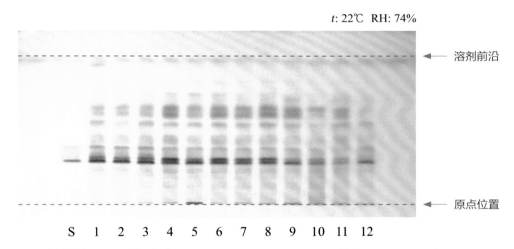

t: 22℃ RH: 74%

溶剂前沿

原点位置

S 1 2 3 4 5 6 7 8 9 10 11 12

图 5 高效硅胶 F$_{254}$ 预制薄层板（HPTLC Silica gel 60 F$_{254}$，Merck，批号：HX69819242）

S. 川楝素对照品

1. 川楝子对照药材（121464-201102） 2. 川楝子（产于四川） 3. 川楝子（产于云南） 4. 川楝子（购自安徽）

5. 川楝子（购自安徽） 6. 川楝子（产于四川） 7. 川楝子（购自安徽） 8. 川楝子（购自安徽）

9. 川楝子（购自安徽） 10. 川楝子（产于贵州） 11. 川楝子（产于云南） 12. 川楝子（产于四川）

（上海中药标准化研究中心　夏丽）

Chuanwu
川乌
ACONITI RADIX

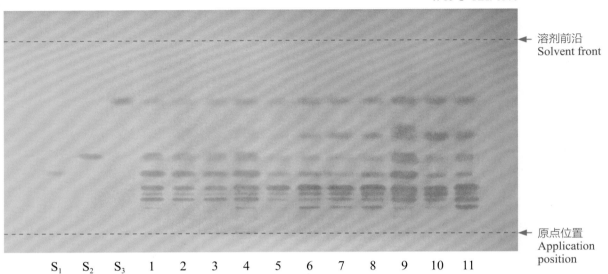

t: 15℃ RH: 65%

溶剂前沿
Solvent front

原点位置
Application
position

S₁ S₂ S₃ 1 2 3 4 5 6 7 8 9 10 11

S₁. 新乌头碱对照品
S₂. 乌头碱对照品
S₃. 次乌头碱对照品
1. 川乌（购自四川）
2. 川乌（产于四川）
3. 川乌（产于四川）
4. 川乌（产于四川）

5. 川乌（购自安徽）
6. 川乌（产于四川）
7. 川乌（购自安徽）
8. 川乌（购自安徽）
9. 川乌（产于陕西）
10. 川乌（购自安徽）
11. 川乌（产于四川）

S₁, hypaconitine CRS; S₂, aconitine CRS; S₃, mesaconitine CRS; tracks 1-11, Aconiti Radix (1, obtained from Sichuan; 2-4, 6, and 11, produced in Sichuan; 5, 7-8, and 10, obtained from Anhui; 9, produced in Shaanxi, China)

供试品溶液 Test Solution	取本品粉末 2 g，加氨试液 2 ml 润湿，加乙醚 20 ml，超声处理 30 分钟，滤过，滤液挥干，残渣加二氯甲烷 1 ml 使溶解，作为供试品溶液。 Moisten 2 g of the powder with 2 mL of ammonia TS, add 20 mL of ether, ultrasonicate for 30 minutes and filter. Evaporate the filtrate to dryness, and dissolve the residue in 1 mL of dichloromethane.
对照品溶液 Reference Solution	取乌头碱对照品、次乌头碱对照品及新乌头碱对照品，分别加异丙醇 – 三氯甲烷（1:1）混合溶液制成每 1 ml 各含 1 mg 的溶液，作为对照品溶液。 Dissolve a quantity of aconitine CRS, mesaconitine CRS and hypaconitine CRS in a mixture of isopropanol and chloroform (1:1) separately to produce three solutions, each containing 1 mg per ml.
薄层板 Stationary Phase	高效硅胶预制薄层板（青岛海洋化工厂）。 HPTLC silica gel pre-coated plate (Qingdao Haiyang Chemical Co. Ltd.).
点样 Sample Application	5 µl；条带状点样，条带宽度为 8 mm，条带间距为 4 mm，原点距底边 10 mm。 Apply separately to the plate 5 µl of each of the test solutions and the reference solutions in band, band length 8 mm, track distance 4 mm, distance from lower edge of the plate 10 mm.
展开剂 Mobile Phase	正己烷 – 乙酸乙酯 – 甲醇（6.4:3.6:1），35 ml。 *n*-Hexane, ethyl acetate and methanol (6.4:3.6:1), 35 mL.
展开缸 Developing Chamber	双槽展开缸，20 cm × 10 cm。 Twin trough chamber, 20 cm × 10 cm.
展开 Development	薄层板置氨蒸气饱和 20 分钟的展开缸内，上行展开，展距为 7.5 cm。 Equilibrate the chamber with the vapour of ammonia for 20 minutes, develop vertically for 7.5 cm.
显色 Derivatization	喷以稀碘化铋钾试液 – 三氯化铁试液（10:1）混合溶液。 Spray with a mixture of dilute potassium iodobismuthate TS and ferric chloride TS (10:1).
检视 Detection	置可见光下检视。 Examine in white light.
备注 Note	本 TLC 图谱将《中国药典》（2015 年版 一部）中该鉴别项的显色剂 "稀碘化铋钾试液" 修订为 "稀碘化铋钾试液 – 三氯化铁试液（10:1）混合溶液"。 In this monograph, a mixture of dilute potassium iodobismuthate TS and ferric chloride TS (10:1) was used for derivatization to get better visualization, instead of dilute potassium iodobismuthate TS as described in *ChP* (2015 edition).

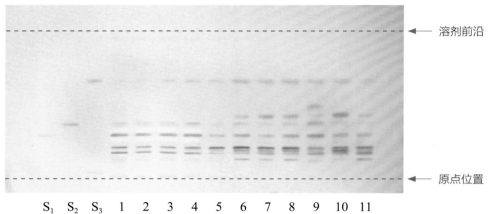

图 1　高效硅胶预制薄层板（烟台市化学工业研究所，批号：20160729）

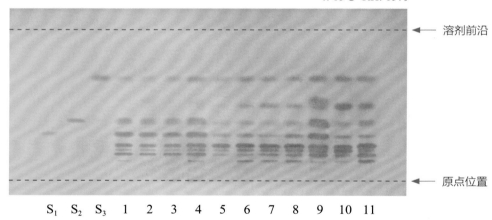

图 2　高效硅胶预制薄层板（青岛海洋化工厂，批号：20160904）

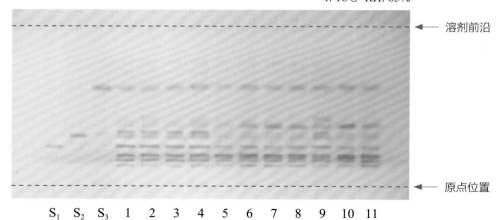

图 3　硅胶预制薄层板（DC-Fertigplatten DURASIL-25，MN，批号：304116）

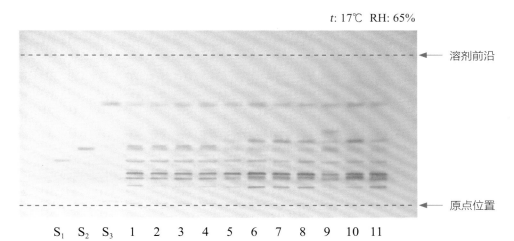

t: 17℃ RH: 65%

溶剂前沿

原点位置

S₁ S₂ S₃ 1 2 3 4 5 6 7 8 9 10 11

图 4 高效硅胶预制薄层板（HPTLC-Fertigplatten Nano-DURASIL-20，MN，批号：605125）

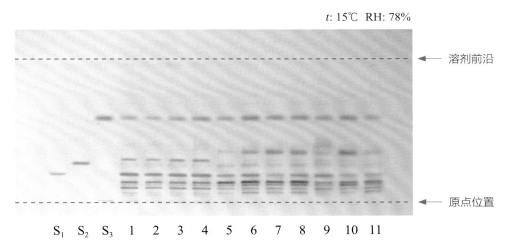

t: 15℃ RH: 78%

溶剂前沿

原点位置

S₁ S₂ S₃ 1 2 3 4 5 6 7 8 9 10 11

图 5 高效硅胶 F₂₅₄ 预制薄层板（HPTLC Silica gel 60 F₂₅₄，Merck，批号：HX69819242）

S₁. 新乌头碱对照品
S₂. 乌头碱对照品
S₃. 次乌头碱对照品
1. 川乌（购自四川）　　2. 川乌（产于四川）　　3. 川乌（产于四川）　　4. 川乌（产于四川）　　5. 川乌（购自安徽）
6. 川乌（产于四川）　　7. 川乌（购自安徽）　　8. 川乌（购自安徽）　　9. 川乌（产于陕西）　　10. 川乌（购自安徽）
11. 川乌（产于四川）

（上海中药标准化研究中心　夏丽）

垂盆草
SEDI HERBA

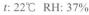

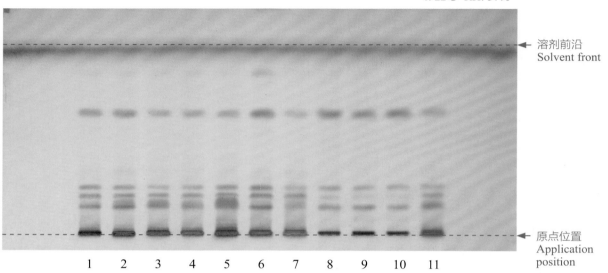

t: 22℃ RH: 37%

溶剂前沿
Solvent front

原点位置
Application
position

1　2　3　4　5　6　7　8　9　10　11

---

1. 垂盆草对照药材（121434-201203）
2. 垂盆草（购自安徽）
3. 垂盆草（购自河南）
4. 垂盆草（购自安徽）
5. 垂盆草（购自浙江）
6. 垂盆草（购自河北）
7. 垂盆草（购自安徽）
8. 垂盆草（购自安徽）
9. 垂盆草（购自陕西）
10. 垂盆草（购自四川）
11. 垂盆草（购自四川）

Track 1, Sedi Herba reference drug; tracks 2-11, Sedi Herba (2, 4, 7 and 8, obtained from Anhui; 3, obtained from Henan; 5, obtained from Zhejiang; 6, obtained from Hebei; 9, obtained from shaanxi; 10 and 11, obtained from Sichuan, China)

供试品溶液 Test Solution	取本品粉末 3 g，加甲醇 20 ml，超声处理 30 分钟，滤过，取滤液作为供试品溶液。 To 3 g of the powder, add 20 mL of methanol, ultrasonicate for 30 minutes, and filter.
对照药材溶液 Reference Drug Solution	取垂盆草对照药材 3 g，同供试品溶液制备方法制成对照药材溶液。 Prepare a solution of 3 g of Sedi Herba reference drug in the same manner as described in the test solution preparation.
薄层板 Stationary Phase	高效硅胶预制薄层板（烟台市化学工业研究所）。 HPTLC silica gel pre-coated plate (Yantai Chemical Industry Research Institute).
点样 Sample Application	3 µl，条带状点样，条带宽度为 8 mm，条带间距为 5.6 mm，原点距底边 10 mm。 Apply separately to the plate 3 µL of each of the test solutions and the reference drug solution in band, band length 8 mm, track distance 5.6 mm, distance from lower edge of the plate 10 mm.
展开剂 Mobile Phase	环己烷－乙酸乙酯（10:1），35 ml。 Cyclohexane and ethyl acetate (10:1), 35 mL.
展开缸 Developing Chamber	双槽展开缸，20 cm × 10 cm。 Twin trough chamber, 20 cm × 10 cm.
展开 Development	展开缸预平衡 15 分钟，上行展开，展距为 7.5 cm。 Equilibrate the chamber with the mobile phase for 15 minutes, develop vertically for 7.5 cm.
显色 Derivatization	喷以 5% 磷钼酸乙醇溶液，在 105℃加热至斑点显色清晰。 Spray with a 5% solution of phosphomolybdic acid in ethanol, and heat at 105℃ until the colours of the bands appear distinctly.
检视 Detection	置可见光下检视。 Examine in white light.
备注 Note	本 TLC 图谱将《中国药典》（2015 年版 一部）中该鉴别项的展开剂"环己烷－乙酸乙酯（40:1）"修订为"环己烷－乙酸乙酯（10:1）"，使展开后条带的 R_f 值适中，色谱质量得到明显改善。 In this monograph, the mobile phase was revised into a mixture of cyclohexane and ethyl acetate (10:1) for moderate R_f values of the bands, instead of using a mixture of cyclohexane and ethyl acetate (40:1) as described in *ChP* (2015 edition).

不同薄层板薄层色谱图的比较

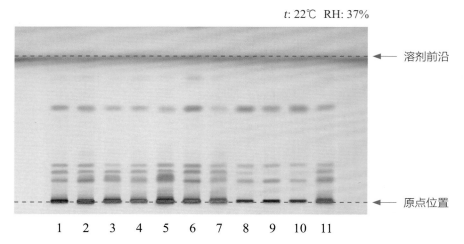

图 1　高效硅胶预制薄层板（烟台市化学工业研究所，批号：20160729）

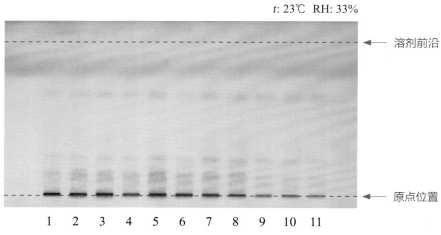

图 2　高效硅胶预制薄层板（青岛海洋化工厂，批号：20160904）

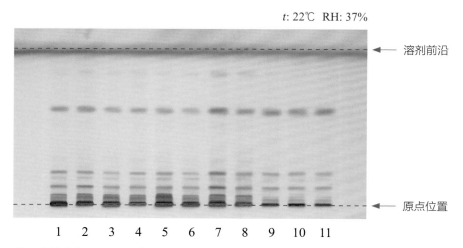

图 3　高效硅胶预制薄层板（DC-Fertigplatten DURASIL-25，MN，批号：503063）

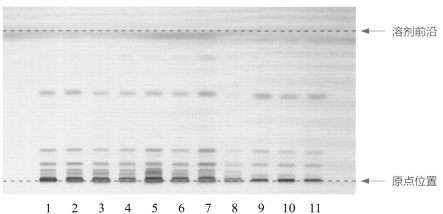

图 4　高效硅胶预制薄层板（HPTLC-Fertigplatten Nano-DURASIL-20，MN，批号：602032）

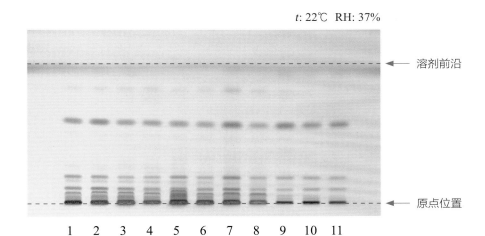

图 5　高效硅胶 F_{254} 预制薄层板（HPTLC Silica gel 60 F_{254}，Merck，批号：HX69819242）

1. 垂盆草对照药材（121434-201203）　2. 垂盆草（购自安徽）　　3. 垂盆草（购自河南）　　4. 垂盆草（购自安徽）

5. 垂盆草（购自浙江）　　　　　　　　6. 垂盆草（购自河北）　　7. 垂盆草（购自安徽）　　8. 垂盆草（购自安徽）

9. 垂盆草（购自陕西）　　　　　　　　10. 垂盆草（购自四川）　　11. 垂盆草（购自四川）

（上海中药标准化研究中心　郑瑞蓉）

Dadouhuangjuan

大豆黄卷

SOJAE SEMEN GERMINATUM

鉴别
Identification
1

t: 22℃　RH: 48%

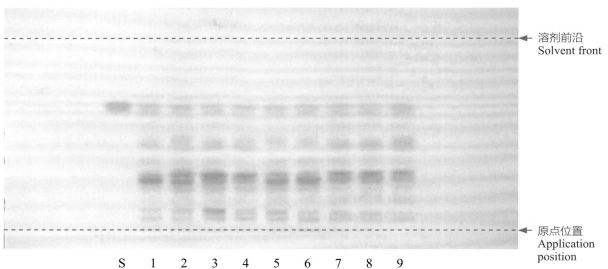

溶剂前沿
Solvent front

原点位置
Application position

S　1　2　3　4　5　6　7　8　9

S. 亮氨酸对照品（110876-200204）

1. 大豆黄卷（产于安徽）

2. 大豆黄卷（产于安徽）

3. 大豆黄卷（产于河南）

4. 大豆黄卷（产于江苏）

5. 大豆黄卷（产于河北）

6. 大豆黄卷（产于河北）

7. 大豆黄卷（产于安徽）

8. 大豆黄卷（产于安徽）

9. 大豆黄卷（产于安徽）

S, L-leucine CRS; tracks 1-9, Sojae Semen Germinatum (1, 2, 7-9, produced in Anhui; 3, produced in Henan; 4, produced in Jiangsu; 5 and 6, produced in Hebei, China)

供试品溶液 Test Solution	取本品粉末1g，加稀乙醇30 ml，超声处理30分钟，离心（转速为每分钟3000转）10分钟，滤过，滤液蒸干，残渣加稀乙醇1 ml使溶解，放置，取上清液作为供试品溶液。 To 1 g of the powder, add 30 mL of dilute ethanol, ultrasonicate for 30 minutes, centrifuge (at 3000 rpm) for 10 minutes, filter, and evaporate the filtrate to dryness. Dissolve the residue in 1 mL of dilute ethanol, allow to stand, and use the supernatant.
对照品溶液 Reference Solution	取亮氨酸对照品，加稀乙醇制成每1 ml含0.5 mg的溶液，作为对照品溶液。 Dissolve a quantity of L-leucine CRS in dilute ethanol to produce a solution containing 0.5 mg per mL.
薄层板 Stationary Phase	高效硅胶预制薄层板（烟台市化学工业研究所）。 HPTLC silica gel pre-coated plate (Yantai Chemical Industry Research Institute).
点样 Sample Application	2 µl；条带状点样，条带宽度为8 mm，条带间距为4 mm，原点距底边10 mm。 Apply separately to the plate 2 µL of each of the test solutions and the reference solution in band, band length 8 mm, track distance 4 mm, distance from lower edge of the plate 10 mm.
展开剂 Mobile Phase	正丁醇－冰醋酸－水（19∶5∶5），35 ml。 n-Butanol, glacial acetic acid and water (19:5:5), 35 mL.
展开缸 Developing Chamber	双槽展开缸，20 cm×10 cm。 Twin trough chamber, 20cm×10cm.
展开 Development	展开缸预平衡30分钟，上行展开，展距为8 cm。 Equilibrate the chamber with the mobile phase for 30 minutes, develop vertically for 7.5 cm.
显色 Derivatization	喷以茚三酮试液，在105℃加热至斑点显色清晰。 Spray with ninhydrin TS and heat at 105℃ until the colours of the bands appear distinctly.
检视 Detection	置可见光下检视。 Examine in white light.

t: 23℃ RH: 49%

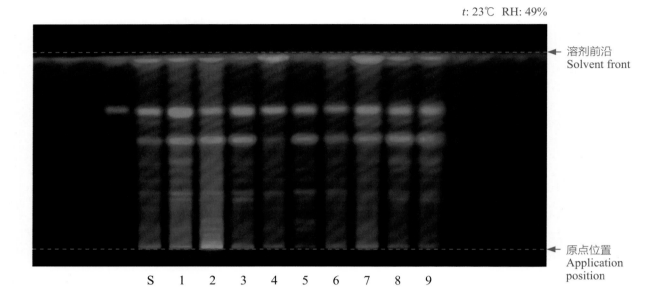

溶剂前沿
Solvent front

原点位置
Application
position

S 1 2 3 4 5 6 7 8 9

S. 染料木苷对照品（111709-
　　201702）

1. 大豆黄卷（产于安徽）

2. 大豆黄卷（产于河北）

3. 大豆黄卷（产于安徽）

4. 大豆黄卷（产于安徽）

5. 大豆黄卷（产于江苏）

6. 大豆黄卷（产于河北）

7. 大豆黄卷（产于安徽）

8. 大豆黄卷（产于河南）

9. 大豆黄卷（产于安徽）

10. 大豆黄卷（产于安徽）

S, genistin CRS; tracks 1-10, Sojae Semen Germinatum
(1, 3, 4, 7, 9 and 10, produced in Anhui; 2 and 6,
produced in Hebei; 5, produced in Jiangsu; 8, produced
in Henan, China)

供试品溶液 Test Solution	取本品粉末 2 g，加 80％乙醇 30 ml，超声处理 30 分钟，滤过，滤液蒸干，残渣加 80％乙醇 1 ml 使溶解，静置，取上清液作为供试品溶液。 To 2 g of the powder, add 30 mL of 80% ethanol, ultrasonicate for 30 minutes, filter, and evaporate the filtrate to dryness. Dissolve the residue in 1 mL of 80% ethanol, allow to stand and use the supernatant as the test solution.
对照品溶液 Reference Solution	取染料木苷对照品，加 80％乙醇制成每 1 ml 含 1 mg 的溶液，作为对照品溶液。 Dissolve a quantity of genistin CRS in 80% ethanol to produce a solution containing 1 mg per mL.
薄层板 Stationary Phase	高效硅胶预制薄层板（HPTLC-Fertigplatten Nano-DURASIL-20，MN）。 HPTLC silica gel pre-coated plate (HPTLC-Fertigplatten Nano-DURASIL-20, MN).
点样 Sample Application	供试品溶液 7 µl，对照品溶液 2 µl；条带状点样，条带宽度为 8 mm，条带间距为 4 mm，原点距底边 10 mm。 Apply separately to the plate 7 µL of the test solutions and 2 µL of the reference solution in band, band length 8 mm, track distance 4 mm, distance from lower edge of the plate 10 mm.
展开剂 Mobile Phase	乙酸乙酯－甲醇－水（10:1.7:1.3），35 ml。 Ethyl acetate, methanol and water (10:1.7:1.3), 35 mL.
展开缸 Developing Chamber	双槽展开缸，20 cm×10 cm。 Twin trough chamber, 20cm×10cm.
展开 Development	展开缸预平衡 15 分钟，上行展开，展距为 7.5 cm。 Equilibrate the chamber with the mobile phase for 15 minutes, develop vertically for 7.5 cm.
显色 Derivatization	喷以 2％三氯化铝乙醇溶液，在 105℃加热数分钟至显色清晰。 Spray with a 2% solution of aluminum chloride in ethanol, and heat at 105℃ until the colours of the bands appear distinctly.
检视 Detection	置紫外光灯（365 nm）下检视。 Examine under ultraviolet light at 365 nm.

鉴别（1）
Identification (1)

t: 22℃ RH: 48%

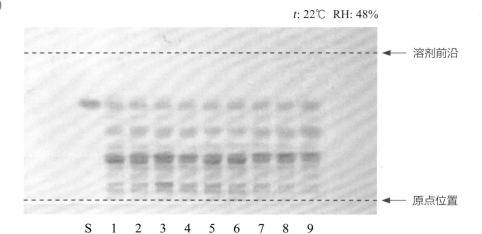

S 1 2 3 4 5 6 7 8 9

图 1 高效硅胶预制薄层板（烟台市化学工业研究所，批号：20151214）

t: 22℃ RH: 54%

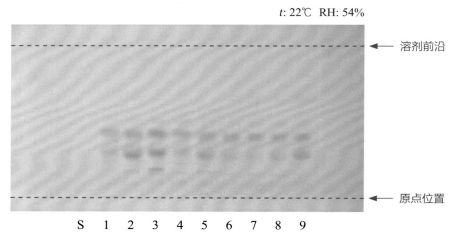

S 1 2 3 4 5 6 7 8 9

图 2 高效硅胶预制薄层板（青岛海洋化工厂，批号：20150306）

t: 22℃ RH: 54%

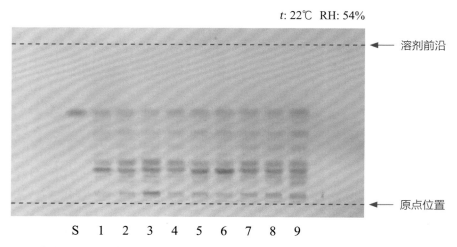

S 1 2 3 4 5 6 7 8 9

图 3 硅胶预制薄层板（DC-Fertigplatten SIL G-25，MN，批号：503063）

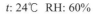

t: 24℃ RH: 60%

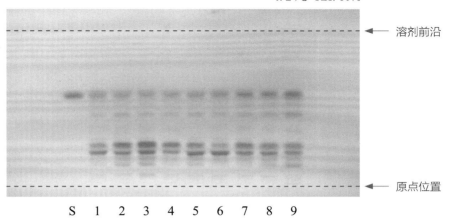

溶剂前沿

原点位置

S 1 2 3 4 5 6 7 8 9

图 4 高效硅胶预制薄层板（HPTLC- plate Nano-DURASIL-20，MN，批号：401003）

t: 22℃ RH: 51%

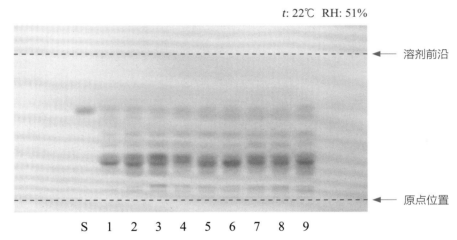

溶剂前沿

原点位置

S 1 2 3 4 5 6 7 8 9

图 5 高效硅胶 F_{254} 预制薄层板（HPTLC Silica gel 60 F_{254}，Merck，批号：HX56026042）

S. 亮氨酸对照品（110876-200204）

1. 大豆黄卷（产于安徽）　　2. 大豆黄卷（产于安徽）　　3. 大豆黄卷（产于河南）　　4. 大豆黄卷（产于江苏）

5. 大豆黄卷（产于河北）　　6. 大豆黄卷（产于河北）　　7. 大豆黄卷（产于安徽）　　8. 大豆黄卷（产于安徽）

9. 大豆黄卷（产于安徽）

鉴别（2）
Identification (2)

t: 23℃　RH: 49%

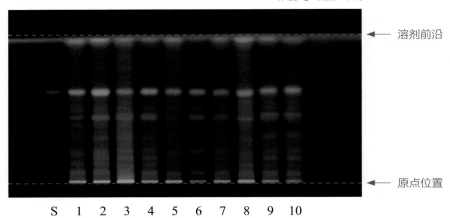

→ 溶剂前沿

→ 原点位置

S　1　2　3　4　5　6　7　8　9　10

图 1　高效硅胶预制薄层板（烟台市化学工业研究所，批号：20160729）

t: 23℃　RH: 49%

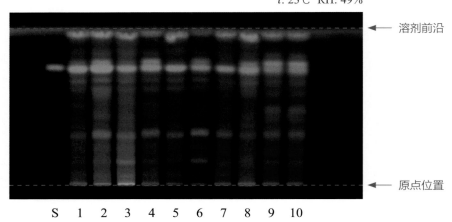

→ 溶剂前沿

→ 原点位置

S　1　2　3　4　5　6　7　8　9　10

图 2　高效硅胶预制薄层板（青岛海洋化工厂，批号：20160904）

t: 23℃　RH: 49%

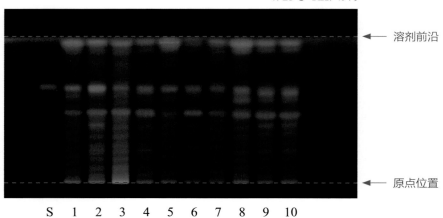

→ 溶剂前沿

→ 原点位置

S　1　2　3　4　5　6　7　8　9　10

图 3　硅胶预制薄层板（DC-Fertigplatten DURASIL-25，MN，批号：503063）

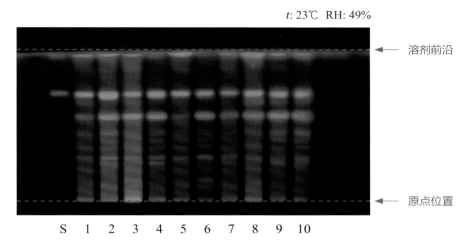

t: 23℃ RH: 49%

溶剂前沿

原点位置

S 1 2 3 4 5 6 7 8 9 10

图 4 高效硅胶预制薄层板（HPTLC-Fertigplatten Nano-DURASIL-20，MN，批号：602032）

S. 染料木苷对照品（111709-201702）
1. 大豆黄卷（产于安徽）　　2. 大豆黄卷（产于河北）　　3. 大豆黄卷（产于安徽）　　4. 大豆黄卷（产于安徽）
5. 大豆黄卷（产于江苏）　　6. 大豆黄卷（产于河北）　　7. 大豆黄卷（产于安徽）　　8. 大豆黄卷（产于河南）
9. 大豆黄卷（产于安徽）　　10. 大豆黄卷（产于安徽）

（上海中药标准化研究中心　潘丽　郑瑞蓉）

大青叶
ISATIDIS FOLIUM

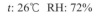

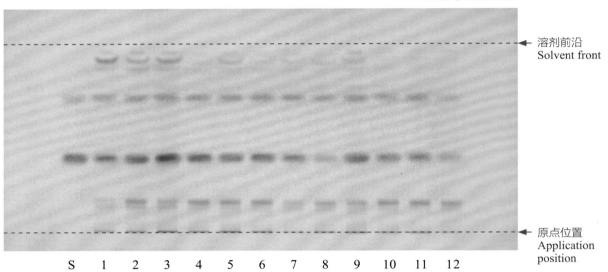

S. 靛玉红和靛蓝混合对
照品

1. 大青叶（产于安徽）
2. 大青叶（产于河南）
3. 大青叶（购自江西）
4. 大青叶（购自广州）
5. 大青叶（产于安徽）

6. 大青叶（购自安徽）
7. 大青叶（产于东北）
8. 大青叶（购自安徽）
9. 大青叶（产于黑龙江）
10. 大青叶（产于甘肃）
11. 大青叶（产于甘肃）
12. 大青叶（产于河北）

S, indirubin CRS and indigo CRS (increasing R_f); tracks 1-12, Isatidis Folium (1 and 5, produced in Anhui; 2, produced in Henan; 3, obtained from Jiangxi; 4, obtained from Guangdong; 6 and 8, obtained from Anhui; 7, produced in Northeast China; 9, produced in Heilongjiang; 10 and 11, produced in Gansu; 11, produced in Hebei, China)

供试品溶液 Test Solution	取本品粉末 0.5 g，加三氯甲烷 20 ml，加热回流 1 小时，滤过，滤液浓缩至 1 ml，作为供试品溶液。 To 0.5 g of the powder add 20 mL of chloroform, heat under reflux for 1 hour, filter and evaporate the filtrate to 1 mL.
对照品溶液 Reference Solution	取靛蓝对照品、靛玉红对照品，加三氯甲烷制成每 1 ml 分别含靛蓝 2 mg 和靛玉红 1 mg 的混合溶液，作为对照品溶液。 Dissolve quantities of indigo CRS and indirubin CRS in chloroform to a mixture containing 2 mg of indigo and 1 mg of indirubin per mL, respectively.
薄层板 Stationary Phase	高效硅胶 GF$_{254}$ 预制薄层板（烟台市化学工业研究所）。 HPTLC silica gel F$_{254}$ pre-coated plate (Yantai Chemical Industry Research Institute).
点样 Sample Application	5 µl；条带状点样，条带宽度为 8 mm，条带间距为 4 mm，原点距底边 10 mm。 Apply separately to the plate 5 µL of each of the test solutions and the reference solution in band, band length 8 mm, track distance 4 mm, distance from lower edge of the plate 10 mm.
展开剂 Mobile Phase	环己烷 – 三氯甲烷 – 丙酮（5∶4∶2），35 ml。 Cyclohexane, chloroform and acetone (5:4:2), 35 mL.
展开缸 Developing Chamber	双槽展开缸，20 cm × 10 cm。 Twin trough chamber, 20 cm × 10 cm.
展开 Development	展开缸预平衡 20 分钟，上行展开，展距为 7.5 cm。 Equilibrate the chamber with the mobile phase for 20 minutes, develop vertically for 7.5 cm.
检视 Detection	置可见光下检视。 Examine in white light.
备注 Note	混合对照品色谱中自下而上依次是靛玉红、靛蓝。 Bands in the chromatogram obtained with the reference solution are indirubin and indigo with increasing R_f.

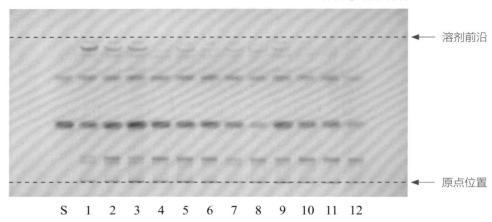

t: 26℃ RH: 72%

图 1 高效硅胶 GF$_{254}$ 预制薄层板（烟台市化学工业研究所，批号：20160411）

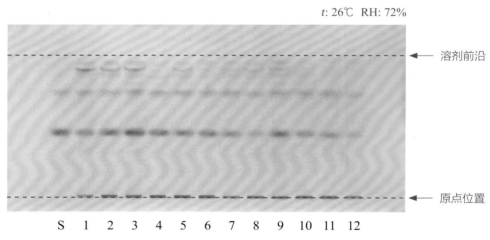

t: 26℃ RH: 72%

图 2 高效硅胶 GF$_{254}$ 预制薄层板（青岛海洋化工厂，批号：20160511）

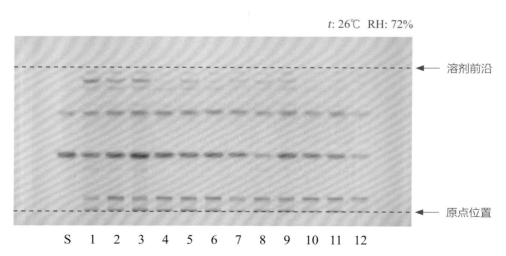

t: 26℃ RH: 72%

图 3 硅胶预制薄层板（DC-Fertigplatten DURASIL-25，MN，批号：503063）

t: 26℃　RH: 72%

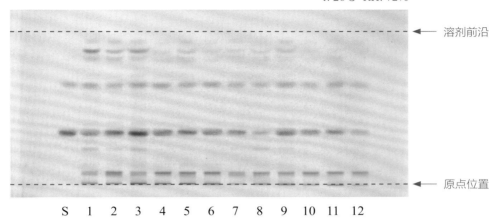
← 溶剂前沿

← 原点位置

S　1　2　3　4　5　6　7　8　9　10　11　12

图 4　高效硅胶预制薄层板（HPTLC-Fertigplatten Nano-DURASIL-20，MN，批号：401003）

t: 26℃　RH: 72%

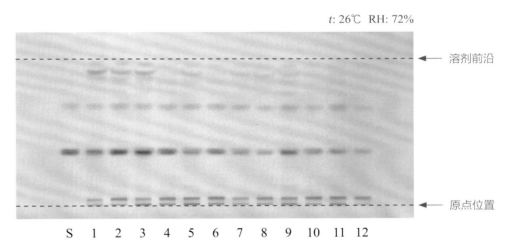
← 溶剂前沿

← 原点位置

S　1　2　3　4　5　6　7　8　9　10　11　12

图 5　高效硅胶 F_{254} 预制薄层板（HPTLC Silica gel 60 F_{254}，Merck，批号：HX56026042）

S. 靛玉红与靛蓝混合对照品
1. 大青叶（产于安徽）　　2. 大青叶（产于河南）　　3. 大青叶（购自江西）　　4. 大青叶（购自广州）
5. 大青叶（产于安徽）　　6. 大青叶（购自安徽）　　7. 大青叶（产于东北）　　8. 大青叶（购自安徽）
9. 大青叶（产于黑龙江）　10. 大青叶（产于甘肃）　11. 大青叶（产于甘肃）　12. 大青叶（产于河北）

（上海中药标准化研究中心　夏丽）

大叶紫珠
CALLICARPAE MACROPHYLLAE FOLIUM

t: 21℃ RH: 42%

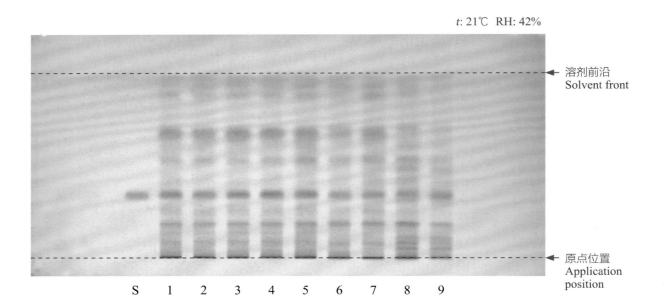

溶剂前沿
Solvent front

原点位置
Application
position

S   1   2   3   4   5   6   7   8   9

S. 熊果酸对照品	5. 大叶紫珠（购自安徽）
1. 大叶紫珠（购自安徽）	6. 大叶紫珠（购自安徽）
2. 大叶紫珠（购自安徽）	7. 大叶紫珠（产于广西）
3. 大叶紫珠（购自安徽）	8. 大叶紫珠（产于福建）
4. 大叶紫珠（购自安徽）	9. 大叶紫珠（购自湖南）

S, ursolic acid CRS; tracks 1-9, Callicarpae Macrophyllae Folium (1-6, obtained from Anhui; 7, produced in Guangxi; 8, produced in Fujian; 9, obtained from Hunan, China)

供试品溶液 Test Solution	取本品粉末 1 g，加乙醚 30 ml，加热回流 30 分钟，滤过，滤液蒸干，残渣加甲醇 2 ml 使溶解，静置，取上清液作为供试品溶液。 To 1 g of the powder, add 30 mL of ether, heat under reflux for 30 minutes. Filter and evaporate the filtrate to dryness, dissolve the residue in 2 ml of methanol, allow to stand and use the supernatant.
对照品溶液 Reference Solution	取熊果酸对照品，加甲醇制成每 1 ml 含 1 mg 的溶液，作为对照品溶液。 Dissolve ursolic acid CRS in methanol to produce a solution containing 1 mg per mL.
薄层板 Stationary Phase	高效硅胶预制薄层板（HPTLC-Fertigplatten Nano-DURASIL-20，MN）。 HPTLC silica gel pre-coated plate (HPTLC-Fertigplatten Nano-DURASIL-20, MN)
点样 Sample Application	供试品溶液 3 µl、对照品溶液 1 µl；条带状点样，条带宽度为 8 mm，条带间距为 4 mm，原点距底边 10 mm。 Apply separately to the plate 3 µL of the test solutions, 1µL of the reference solution in band, band length 8 mm, track distance 4 mm, distance from lower edge of the plate 10 mm.
展开剂 Mobile Phase	环己烷－三氯甲烷－乙酸乙酯－冰醋酸（20∶5∶8∶0.1），35 ml。 Cyclohexane, chloroform, ethyl acetate and glacial acetic acid (20:5:8:0.1), 35 mL.
展开缸 Developing Chamber	双槽展开缸，20 cm×10 cm。 Twin trough chamber, 20 cm × 10 cm.
展开 Development	展开缸预平衡 20 分钟，上行展开，展距为 7.5 cm。 Equilibrate the chamber with the mobile phase for 20 minutes, develop vertically for 7.5 cm.
显色 Derivatization	喷以 10% 硫酸乙醇溶液，在 105℃加热至斑点显色清晰。 Spray with a 10% solution of sulfuric acid in ethanol, and heat at 105℃ until the colours of the bands appear distinctly.
检视 Detection	置可见光下检视。 Examine in white light.

t: 21℃　RH: 42%

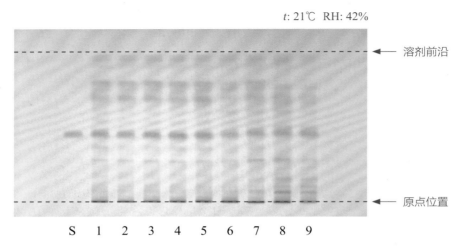

图 1　高效硅胶预制薄层板（烟台市化学工业研究所，批号：20160907）

t: 23℃　RH: 37%

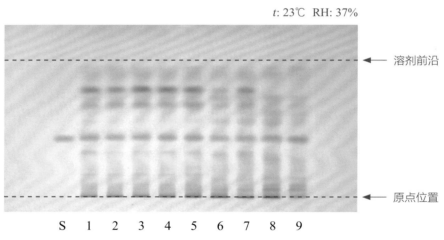

图 2　高效硅胶预制薄层板（青岛海洋化工厂，批号：20170209）

t: 21℃　RH: 33%

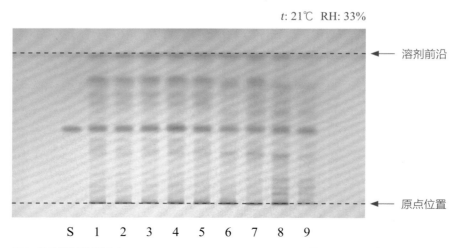

图 3　硅胶预制薄层板（DC-Fertigplatten DURASIL-25，MN，批号：511314）

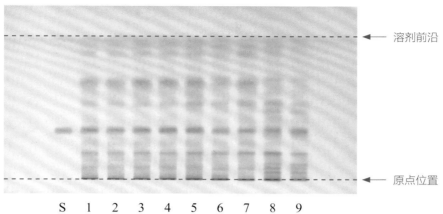

图 4　高效硅胶预制薄层板（HPTLC-Fertigplatten Nano-DURASIL-20，MN，批号：605125）

S. 熊果酸对照品
1. 大叶紫珠（购自安徽）　　2. 大叶紫珠（购自安徽）　　3. 大叶紫珠（购自安徽）　　4. 大叶紫珠（购自安徽）
5. 大叶紫珠（购自安徽）　　6. 大叶紫珠（购自安徽）　　7. 大叶紫珠（产于广西）　　8. 大叶紫珠（产于福建）
9. 大叶紫珠（购自湖南）

（上海中药标准化研究中心　宋利婷）

丹参

SALVIAE MILTIORRHIZAE RADIX ET RHIZOMA

t: 32℃ RH: 53%

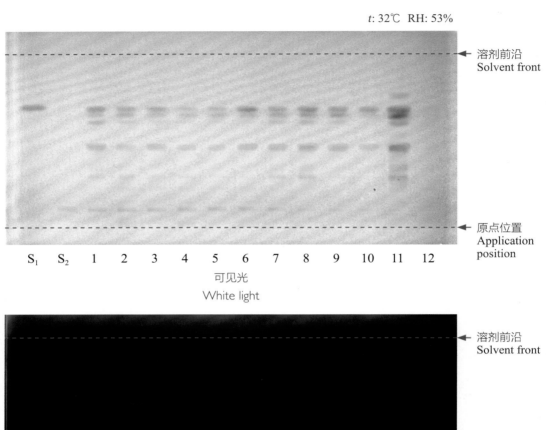

← 溶剂前沿
Solvent front

← 原点位置
Application position

S₁ S₂ 1 2 3 4 5 6 7 8 9 10 11 12

可见光
White light

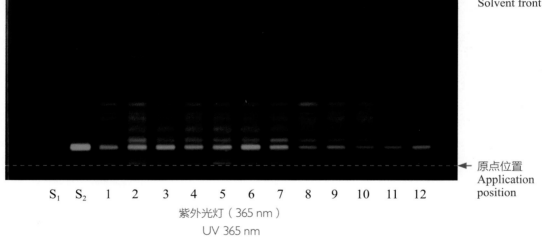

← 溶剂前沿
Solvent front

← 原点位置
Application position

S₁ S₂ 1 2 3 4 5 6 7 8 9 10 11 12

紫外光灯（365 nm）
UV 365 nm

S₁. 丹参酮 Ⅱ_A 对照品
S₂. 丹酚酸 B 对照品
1. 丹参对照药材（120923-201414）
2. 丹参（购自安徽）
3. 丹参（购自山东）
4. 丹参（购自山东）
5. 丹参（购自湖南）
6. 丹参（购自广东）
7. 丹参（购自山东）
8. 丹参（购自上海）
9. 丹参（购自江苏）
10. 丹参（购自山东）
11. 丹参（购自山东）
12. 丹参（购自山东）

S₁, tanshinone Ⅱ_A CRS; S₂, salvianolic acid B CRS; track 1, Salviae Miltiorrhizae Radix et Rhizoma reference drug; tracks 2-12, Salviae Miltiorrhizae Radix et Rhizoma (2, obtained from Anhui; 3-4, 7, and 10-12, obtained from Shandong; 5, obtained from Hunan; 6, obtained from Guangdong; 8, obtained from Shanghai; 9, obtained from Jiangsu, China)

供试品溶液 Test Solution	取本品粉末 1 g，加乙醇 5 ml，超声处理 15 分钟，离心，取上清液作为供试品溶液。 To 1 g of the powder, add 5 mL of ethanol, ultrasonicate for 15 minutes, centrifuge, and use the supernatant.
对照药材溶液 Reference Drug Solution	取丹参对照药材 1 g，同供试品溶液制备方法制成对照药材溶液。 Prepare a solution of 1 g of Salviae Miltiorrhizae Radix et Rhizoma reference drug in the same manner as described in the test solution preparation.
对照品溶液 Reference Solution	取丹参酮 II_A 对照品、丹酚酸 B 对照品，分别加乙醇制成每 1 ml 含 0.5 mg 和 1.5 mg 的溶液，作为对照品溶液。 Dissolve a quantity of tanshinone II_A CRS and salvianolic acid B CRS, separately, in ethanol to produce two solutions containing tanshinone II_A 0.5 mg and salvianolic acid B 1.5 mg per mL respectively.
薄层板 Stationary Phase	硅胶预制薄层板（DC-Fertigplatten DURASIL-25，MN）。 TLC silica gel pre-coated plate (DC-Fertigplatten DURASIL-25，MN).
点样 Sample Application	5 µl；条带状点样，条带宽度为 8 mm，条带间距为 4 mm，原点距底边 10 mm。 Apply separately to the plate 5 µL of each of the test solutions, the reference drug solution and the reference solutions in band, band length 8 mm, track distance 4 mm, distance from lower edge of the plate 10 mm.
展开剂 Mobile Phase	（1）甲苯 – 三氯甲烷 – 乙酸乙酯 – 甲醇 – 甲酸（4:6:8:1:4），35 ml； （2）石油醚（60~90℃）– 乙酸乙酯（4:1），35 ml。 (1) Toluene, chloroform, ethyl acetate, methanol and fomic acid (4:6:8:1:4), 35mL; (2) Petroleum ether and ethyl acetate (4:1), 35 mL.
展开缸 Developing Chamber	双槽展开缸，20 cm × 10 cm。 Twin trough chamber, 20 cm × 10 cm.
展开 Development	展开缸预平衡 15 分钟，上行展开，以展开剂（1）展开，展至约 4 cm，取出，晾干，再以展开剂（2）预平衡展开缸 15 分钟，上行展开，展至约 8 cm。 Equilibrate the chamber with the mobile phase (1) for 15 minutes, develop vertically for 4 cm, remove the plate, and dry in air. Equilibrate the chamber with the mobile phase (2) for 15 minutes, develop vertically for 8 cm.
检视 Detection	分别置可见光及紫外光灯（365 nm）下检视。 Examine in white light and under ultraviolet light at 365 nm.

不同薄层板薄层色谱图的比较

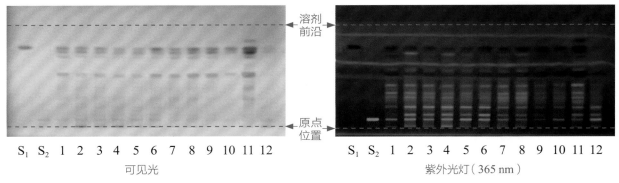

t: 30℃　RH: 46%

溶剂
前沿

原点
位置

S₁ S₂ 1 2 3 4 5 6 7 8 9 10 11 12

可见光

S₁ S₂ 1 2 3 4 5 6 7 8 9 10 11 12

紫外光灯（365 nm）

图1　硅胶预制薄层板（烟台市化学工业研究所，批号：20160411）

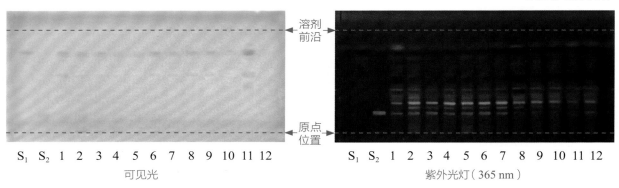

t: 32℃　RH: 51%

溶剂
前沿

原点
位置

S₁ S₂ 1 2 3 4 5 6 7 8 9 10 11 12

可见光

S₁ S₂ 1 2 3 4 5 6 7 8 9 10 11 12

紫外光灯（365 nm）

图2　高效硅胶预制薄层板（青岛海洋化工厂，批号：20160511）

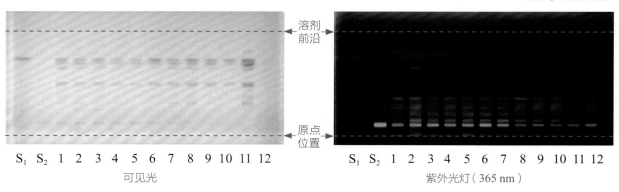

t: 32℃　RH: 53%

溶剂
前沿

原点
位置

S₁ S₂ 1 2 3 4 5 6 7 8 9 10 11 12

可见光

S₁ S₂ 1 2 3 4 5 6 7 8 9 10 11 12

紫外光灯（365 nm）

图3　硅胶预制薄层板（DC-Fertigplatten DURASIL-25，MN，批号：603063）

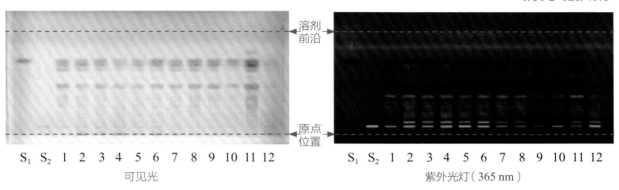

t: 30℃ RH: 48%

溶剂前沿

原点位置

S₁ S₂ 1 2 3 4 5 6 7 8 9 10 11 12　　　　S₁ S₂ 1 2 3 4 5 6 7 8 9 10 11 12

可见光　　　　　　　　　　　　　　　紫外光灯（365 nm）

图 4　高效硅胶预制薄层板（HPTLC-Fertigplatten Nano-DURASIL-20，MN，批号：401003）

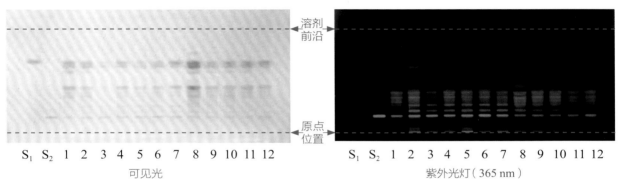

t: 26℃ RH: 45%

溶剂前沿

原点位置

S₁ S₂ 1 2 3 4 5 6 7 8 9 10 11 12　　　　S₁ S₂ 1 2 3 4 5 6 7 8 9 10 11 12

可见光　　　　　　　　　　　　　　　紫外光灯（365 nm）

图 5　高效硅胶 F₂₅₄ 预制薄层板（HPTLC Silica gel 60 F₂₅₄，Merck，批号：HX69213042）

S₁. 丹参酮 II_A 对照品

S₂. 丹酚酸 B 对照品

1. 丹参对照药材（120923-201414）　　2. 丹参（购自安徽）　　3. 丹参（购自山东）　　4. 丹参（购自山东）

5. 丹参（购自湖南）　　　　　　　　6. 丹参（购自广东）　　7. 丹参（购自山东）　　8. 丹参（购自上海）

9. 丹参（购自江苏）　　　　　　　　10. 丹参（购自山东）　　11. 丹参（购自山东）　　12. 丹参（购自山东）

（上海中药标准化研究中心　郑瑞蓉）

地骨皮
LYCII CORTEX

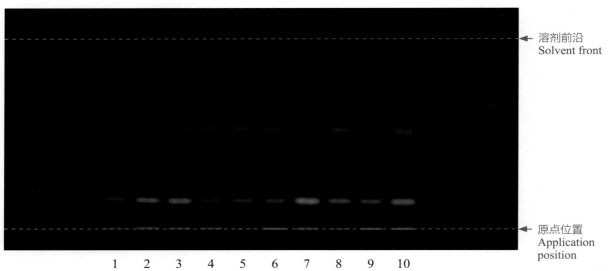

t: 26℃ RH: 47%

溶剂前沿
Solvent front

原点位置
Application
position

1　2　3　4　5　6　7　8　9　10

---

1. 地骨皮对照药材
　（121087-201306）
2. 地骨皮（购自山西）
3. 地骨皮（购自河南）
4. 地骨皮（购自湖南）
5. 地骨皮（购自广东）

6. 地骨皮（购自安徽）
7. 地骨皮（购自山西）
8. 地骨皮（购自甘肃）
9. 地骨皮（购自安徽）
10. 地骨皮（购自河南）

Track 1, Lycii Cortex reference drug; tracks 2-10, Lycii Cortex (2 and 7, obtained from Shanxi; 3 and 10, obtained from Henan; 4, obtained from Hunan; 5, obtained from Guangdong; 6 and 9, obtained from Anhui; 8, obtained from Gansu, China)

供试品溶液 Test Solution	取本品粉末 1.5 g，加甲醇 15 ml，超声处理 30 分钟，滤过，滤液蒸干，残渣加甲醇 1 ml 使溶解，作为供试品溶液。 To 1.5 g of the powder, add 15 mL of methanol, ultrasonicate for 30 minutes and filter. Evaporate the filtrate to dryness, and dissolve the residue in 1 mL of methanol.
对照药材溶液 Reference Drug Solution	取地骨皮对照药材 1.5 g，同供试品溶液制备方法制成对照药材溶液。 Prepare a solution of 1.5 g of Lycii Cortex reference drug in the same manner as described in the test solution preparation.
薄层板 Stationary Phase	硅胶预制薄层板（DC-Fertigplatten DURASIL-25, MN）。 TLC silica gel pre-coated plate (DC-Fertigplatten DURASIL-25, MN).
点样 Sample Application	5 µl；条带状点样，条带宽度为 8 mm，条带间距为 4 mm，原点距底边 10 mm。 Apply separately to the plate 5 µL of each of the test solutions and the reference drug solution in band, band length 8 mm, track distance 4 mm, distance from lower edge of the plate 10 mm.
展开剂 Mobile Phase	甲苯－丙酮－甲酸（10∶1∶0.1），35 ml。 Toluene, acetone and formic acid (10:1:0.1), 35 mL.
展开缸 Developing Chamber	双槽展开缸，20 cm × 10 cm。 Twin trough chamber, 20 cm × 10 cm.
展开 Development	展开缸预平衡 15 分钟，上行展开，展距为 7.5 cm。 Equilibrate the chamber with the mobile phase for 15 minutes, develop vertically for 7.5 cm.
检视 Detection	置紫外光（365 nm）下检视。 Examine under ultraviolet light at 365 nm.

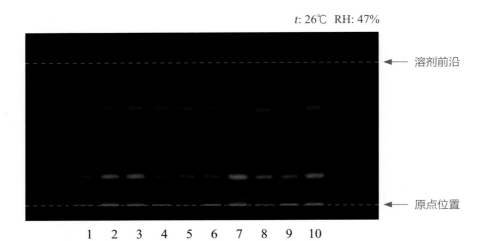

t: 26℃ RH: 47%

图 1 高效硅胶 GF₂₅₄ 预制薄层板（烟台市化学工业研究所，批号：131216）

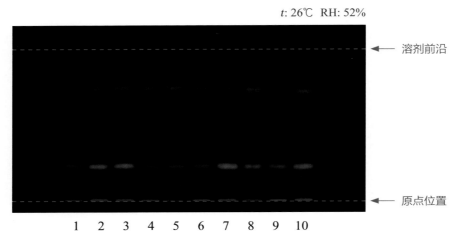

t: 26℃ RH: 52%

图 2 高效硅胶预制薄层板（青岛海洋化工厂，批号：20150305）

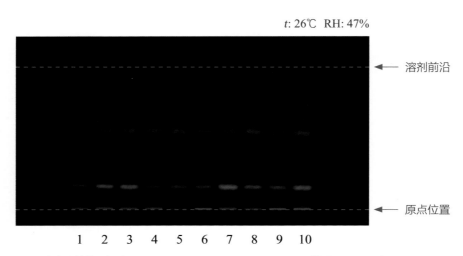

t: 26℃ RH: 47%

图 3 硅胶预制薄层板（DC-Fertigplatten DURASIL-25，MN，批号：304116）

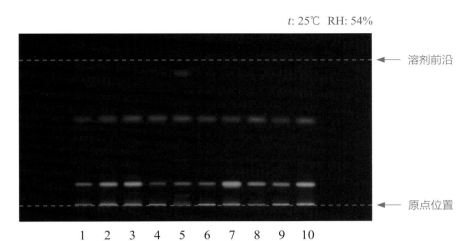

t: 25℃ RH: 54%

← 溶剂前沿

← 原点位置

1　2　3　4　5　6　7　8　9　10

图 4　高效硅胶预制薄层板（HPTLC-Fertigplatten Nano-DURASIL-20，MN，批号：401003）

1．地骨皮对照药材（121087-201306）　2．地骨皮（购自山西）　3．地骨皮（购自河南）　4．地骨皮（购自湖南）

5．地骨皮（购自广东）　6．地骨皮（购自安徽）　7．地骨皮（购自山西）　8．地骨皮（购自甘肃）

9．地骨皮（购自安徽）　10．地骨皮（购自河南）

（上海中药标准化研究中心　郑瑞蓉）

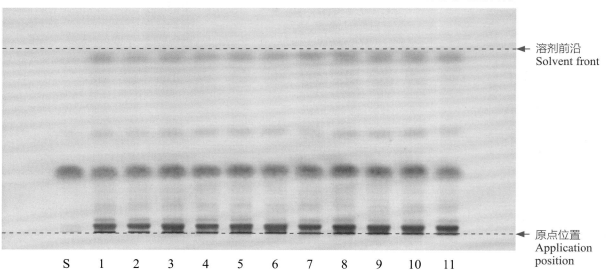

t: 25℃ RH: 50%

← 溶剂前沿 Solvent front

← 原点位置 Application position

S   1   2   3   4   5   6   7   8   9   10   11

S. 丁香酚对照品
（110725-201615）

1. 丁香（产于广西）
2. 丁香（产于云南）
3. 丁香（产于浙江）
4. 丁香（购自江西）
5. 丁香（购自湖南）
6. 丁香（购自广东）
7. 丁香（购自安徽）
8. 丁香（产于广东）
9. 丁香（产于广西）
10. 丁香（购自安徽）
11. 丁香（购自安徽）

S, eugenol CRS; tracks 1-11, Caryophylli Flos (1 and 9, produced in Guangxi; 2, produced in Yunnan; 3, produced in Zhejiang; 4, obtained from Jiangxi; 5, obtained from Hunan; 6, obtained from Guangdong; 7, 10 and 11, obtained from Anhui; 8, produced in Guangdong, China)

供试品溶液 Test Solution	取本品粉末 0.5 g，加乙醚 5 ml，振摇数分钟，滤过，滤液作为供试品溶液。 To 0.5 g of the powder add 5 mL of ether, shake for several minutes and filter.
对照品溶液 Reference Solution	取丁香酚对照品，加乙醚制成每 1 ml 含 16 μl 的溶液，作为对照品溶液。 Dissolve eugenol CRS in ether to produce a solution containing 16 μL per mL.
薄层板 Stationary Phase	硅胶预制薄层板（DC-Fertigplatten DURASIL-25，MN）。 TLC silica gel pre-coated plate (DC-Fertigplatten DURASIL-25，MN).
点样 Sample Application	5 μl；条带状点样，条带宽度为 8 mm，条带间距为 5 mm，原点距底边 10 mm。 Apply separately to the plate 5 μL of each of the test solutions and the reference solution in band, band length 8 mm, track distance 5 mm, distance from lower edge of the plate 10 mm.
展开剂 Mobile Phase	石油醚（60~90℃）−乙酸乙酯（9:1），20 ml。 Petroleum ether (60-90℃) and ethyl acetate (9:1), 20 mL.
展开缸 Developing Chamber	双槽展开缸，20 cm × 10 cm。 Twin trough chamber, 20 cm × 10 cm.
展开 Development	展开缸预平衡 20 分钟，上行展开，展距为 7.5 cm。 Equilibrate the chamber with the mobile phase for 20 minutes, develop vertically for 7.5 cm.
显色 Derivatization	喷以 5% 香草醛硫酸溶液，在 105℃加热 3 分钟。 Spray with a 5% solution of vanillin in sulfuric acid and heat at 105℃ for 3 minutes.
检视 Detection	置可见光下检视。 Examine in white light.

t: 26℃ RH: 49%

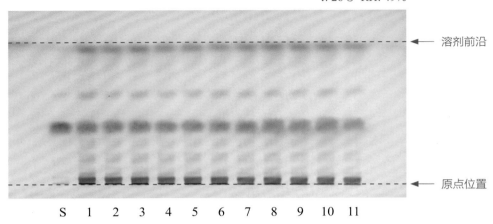

图 1 高效硅胶预制薄层板（烟台市化学工业研究所，批号：150422）

t: 26℃ RH: 52%

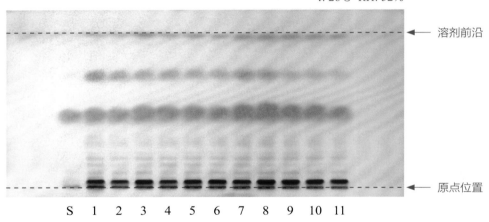

图 2 高效硅胶 GF$_{254}$ 预制薄层板（青岛海洋化工厂，批号：20160511）

t: 25℃ RH: 50%

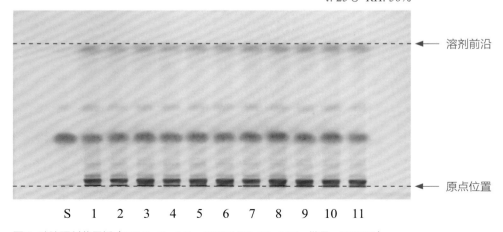

图 3 硅胶预制薄层板（DC-Fertigplatten DURASIL-25，MN，批号：309253）

t: 25℃ RH: 46%

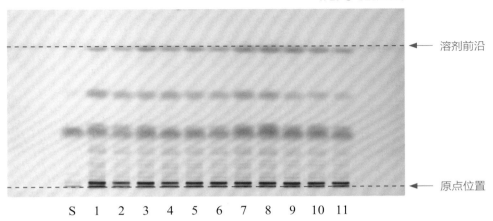

← 溶剂前沿

← 原点位置

S 1 2 3 4 5 6 7 8 9 10 11

图 4 高效硅胶预制薄层板（HPTLC-Fertigplatten Nano-DURASIL-20，MN，批号：401003）

t: 24℃ RH: 47%

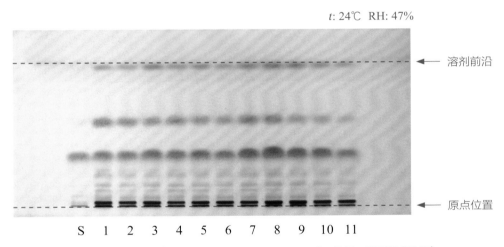

← 溶剂前沿

← 原点位置

S 1 2 3 4 5 6 7 8 9 10 11

图 5 高效硅胶 F_{254} 预制薄层板（HPTLC Silica gel 60 F_{254}，Merck，批号：HX55154642）

S. 丁香酚对照品（110725-201615）

1. 丁香（购自安徽）　　2. 丁香（购自山西）　　3. 丁香（购自河南）　　4. 丁香（购自江西）　　5. 丁香（购自湖南）

6. 丁香（购自广东）　　7. 丁香（购自安徽）　　8. 丁香（购自上海）　　9. 丁香（购自安徽）　　10. 丁香（购自上海）

11. 丁香（购自安徽）

（上海中药标准化研究中心　夏丽）

Duhuo

独活
ANGELICAE PUBESCENTIS RADIX

t: 26℃ RH: 50%

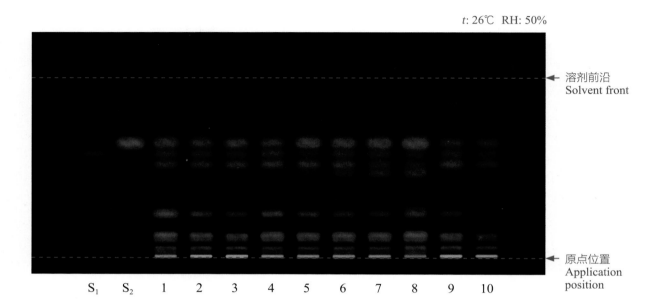

溶剂前沿
Solvent front

原点位置
Application position

S₁ S₂ 1 2 3 4 5 6 7 8 9 10

S₁. 蛇床子素对照品

S₂. 二氢欧山芹醇当归酸酯对照品

1. 独活对照药材（120940-201111）

2. 独活（购自四川）

3. 独活（购自河南）

4. 独活（购自甘肃）

5. 独活（购自安徽）

6. 独活（购自四川）

7. 独活（购自湖南）

8. 独活（购自四川）

9. 独活（购自广东）

10. 独活（购自湖北）

S₁, osthol CRS; S₂, columbianadin CRS; track 1, Angelicae Pubescentis Radix reference drug; tracks 2-10, Angelicae Pubescentis Radix (2, 6, and 8, obtained from Sichuan; 3, obtained from Henan; 4, obtained from Gansu; 5, obtained from Anhui; 7, obtained from Hunan; 9, obtained from Guangdong; 10, obtained from Hubei, China)

供试品溶液 Test Solution	取本品粉末 1 g，加甲醇 10 ml，超声处理 15 分钟，滤过，取滤液作为供试品溶液。 To 1 g of the powder, add 10 mL of methanol, ultrasonicate for 15 minutes, and filter.
对照药材溶液 Reference Drug Solution	取独活对照药材 1 g，同供试品溶液制备方法制成对照药材溶液。 Prepare a solution of 1 g of Angelicae Pubescentis Radix reference drug in the same manner as described in the test solution preparation.
对照品溶液 Reference Solution	取蛇床子素对照品、二氢欧山芹醇当归酸酯对照品，分别加甲醇制成每 1 ml 含 0.4 mg 的溶液。 Dissolve a quantity of osthol CRS and columbianadin CRS, respectively, in methanol to produce two solutions, each containing 0.4 mg per mL.
薄层板 Stationary Phase	高效硅胶 GF$_{254}$ 预制薄层板（烟台市化学工业研究所）。 HPTLC silica gel GF$_{254}$ pre-coated plate (Yantai Chemical Industry Research Institute).
点样 Sample Application	供试品溶液和对照药材溶液 8 µl，对照品溶液 4 µl；条带状点样，条带宽度为 8 mm，条带间距为 5.6 mm，原点距底边 10 mm。 Apply separately to the plate 8 µL of each of the test solutions and the reference drug solution, 4 µL of the reference solutions in band, band length 8 mm, track distance 5.6 mm, distance from lower edge of the plate 10 mm.
展开剂 Mobile Phase	石油醚（60～90℃)－乙酸乙酯（7∶3），35 ml。 Petroleum ether (60-90℃) and ethyl acetate (7∶3), 35 mL.
展开缸 Developing Chamber	双槽展开缸，20 cm×10 cm。 Twin trough chamber, 20 cm×10 cm.
展开 Development	展开缸预平衡 15 分钟，上行展开，展距为 7.5 cm。 Equilibrate the chamber with the mobile phase for 15 minutes, develop vertically for 7.5 cm.
检视 Detection	置紫外光灯（365 nm）下检视。 Examine under ultraviolet light at 365 nm.

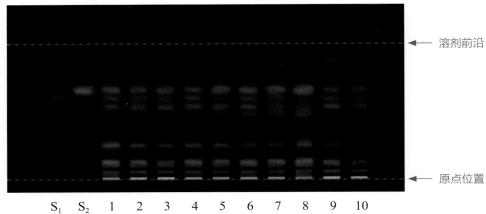

图 1　高效硅胶 GF$_{254}$ 预制薄层板（烟台市化学工业研究所，批号：20160411）

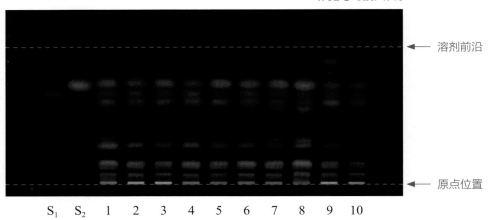

图 2　高效硅胶 GF$_{254}$ 预制薄层板（青岛海洋化工厂，批号：20160511）

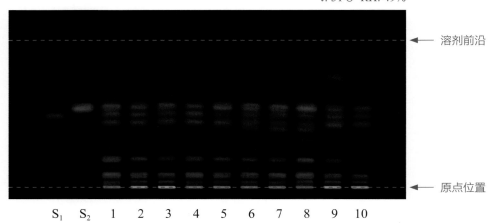

图 3　硅胶预制薄层板（DC-Fertigplatten DURASIL-25，MN，批号：503063）

t: 31℃ RH: 48%

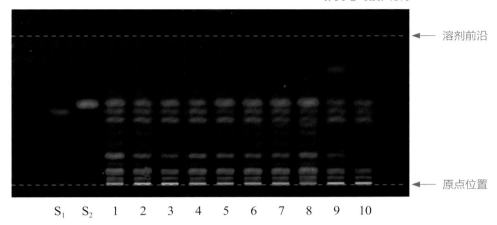

← 溶剂前沿

← 原点位置

S₁ S₂ 1 2 3 4 5 6 7 8 9 10

图 4 高效硅胶预制薄层板（HPTLC-Fertigplatten Nano-DURASIL-20，MN，批号：401003）

t: 34℃ RH: 46%

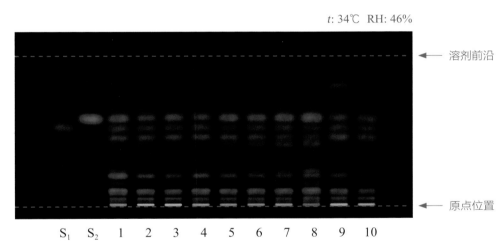

← 溶剂前沿

← 原点位置

S₁ S₂ 1 2 3 4 5 6 7 8 9 10

图 5 高效硅胶 F₂₅₄ 预制薄层板（HPTLC Silica gel 60 F₂₅₄，Merck，批号：HX69213942）

S₁. 蛇床子素对照品
S₂. 二氢欧山芹醇当归酸酯对照品
1. 独活对照药材（120940-201111）　　2. 独活（购自四川）　　3. 独活（购自河南）　　4. 独活（购自甘肃）
5. 独活（购自安徽）　　6. 独活（购自四川）　　7. 独活（购自湖南）　　8. 独活（购自四川）
9. 独活（购自广东）　　10. 独活（购自湖北）

（上海中药标准化研究中心　郑瑞蓉）

杜仲
EUCOMMIAE CORTEX

t: 24℃ RH: 41%

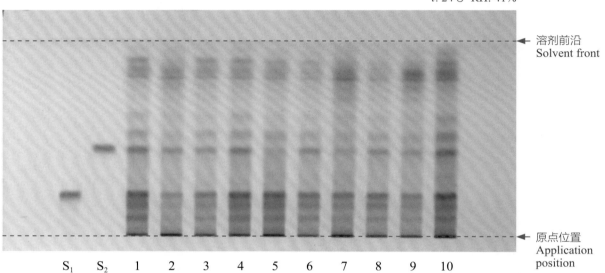

溶剂前沿
Solvent front

原点位置
Application
position

S₁ S₂ 1 2 3 4 5 6 7 8 9 10

S₁. 松脂醇二葡萄糖苷对照品
（111537-201605）

S₂. 京尼平苷酸对照品（111828-
201604）

1. 杜仲（购自四川）

2. 杜仲（购自四川）

3. 杜仲（购自四川）

4. 杜仲（购自安徽）

5. 杜仲（购自四川）

6. 杜仲（购自安徽）

7. 杜仲（购自安徽）

8. 杜仲（购自贵州）

9. 杜仲（购自贵州）

10. 杜仲（购自河北）

S₁, pinoresinol diglucoside CRS; S₂, geniposidic acid CRS; tracks 1-10, Eucommiae Cortex (1-3, and 5, obtained from Sichuan; 4, 6 and 7, obtained from Anhui; 8 and 9, obtained from Guizhou; 10, obtained from Hebei, China)

供试品溶液 Test Solution	取本品粉末约 1 g，加甲醇 50 ml，加热回流 1 小时，放冷，滤过，滤液蒸干，残渣用水 5 ml 转移至置亲水亲脂平衡共聚物材料固相萃取小柱（200 mg）中，以水 6 ml 洗脱，弃去水洗脱液，再以 40% 甲醇 6 ml 洗脱，收集 40% 甲醇洗脱液，蒸干，残渣加甲醇 1 ml 使溶解，作为供试品溶液。 To 1 g of the powder, add 50 mL of methanol, heat under reflux for 1 hour, cool, filter, and evaporate the filtrate to dryness. Dissolve the residue in 5 ml of water, apply to a hydrophilic-lipophilic balanced copolymer solid phase extraction column (200 mg), elute with 6 mL of water, discard the eluate, then elute with 6 mL of 40% methanol, and collect the eluate. Evaporate the eluate to dryness and dissolve the residue in 1 mL of methanol.
对照品溶液 Reference Solution	取松脂醇二葡萄糖苷对照品，加甲醇制成每 1 ml 含 2 mg 的溶液；另取京尼平苷酸对照品，加甲醇制成每 1 ml 含 1 mg 的溶液，作为对照品溶液。 Dissolve a quantity of pinoresinol diglucoside CRS in methanol to produce a solution containing 2 mg per mL, and dissolve a quantity of geniposidic acid CRS in methanol to produce a solution containing 1 mg per mL.
薄层板 Stationary Phase	高效硅胶 GF$_{254}$ 预制薄层板（烟台市化学工业研究所）。 HPTLC silica gel GF$_{254}$ pre-coated plate (Yantai Chemical Industry Research Institute).
点样 Sample Application	供试品溶液 10 μl；对照品溶液 4 μl；条带状点样，条带宽度为 8 mm，条带间距为 5.3 mm，原点距底边 10 mm。 Apply separately to the plate 10 μL of the test solutions and 4 μL of the reference solutions in band, band length 8 mm, track distance 5.3 mm, distance from lower edge of the plate 10 mm.
展开剂 Mobile Phase	二氯甲烷 - 乙酸乙酯 - 甲醇 - 甲酸（4:4:2.5:0.1），35 ml。 Dichloromethane, ethyl acetate, methanol and formic acid (4:4:2.5:0.1), 35 mL.
展开缸 Developing Chamber	双槽展开缸，20 cm × 10 cm。 Twin trough chamber, 20 cm × 10 cm.
展开 Development	展开缸预平衡 15 分钟，上行展开，展距为 7.5 cm。 Equilibrate the chamber with the mobile phase for 15 minutes, develop vertically for 7.5 cm.
显色 Derivatication	喷以 10% 硫酸乙醇溶液，105℃加热至斑点显色清晰。 Spray with a 10% solution of sulfuric acid in ethanol and heat at 105 ℃ until the colours of the bands appear distinctly.
检视 Detection	置可见光下检视。 Examine in white light.
备注 Note	本 TLC 图谱以松脂醇二葡萄糖苷和京尼平苷酸为对照品，新增杜仲药材的薄层色谱鉴别项。 A new TLC Identification method of Eucommiae Cortex was established by using pinoresinol diglucoside and geniposidic acid as reference substances.

不同薄层板薄层色谱图的比较

t: 24℃ RH: 41%

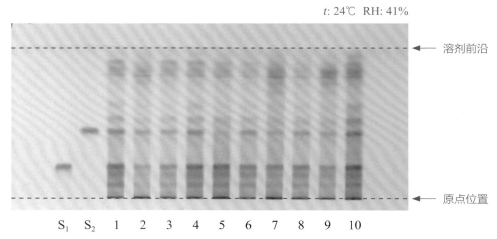

图 1　高效硅胶 GF$_{254}$ 预制薄层板（烟台市化学工业研究所，批号：20171018）

t: 24℃ RH: 41%

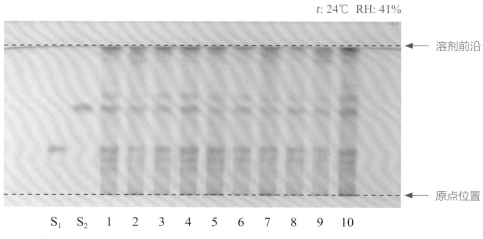

图 2　高效硅胶预制薄层板（青岛海洋化工厂，批号：20170219）

t: 24℃ RH: 41%

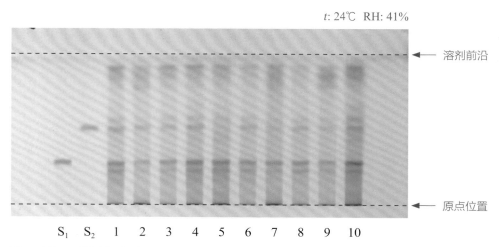

图 3　硅胶 F$_{254}$ 预制薄层板（DC-Fertigplatten SIL G-25/ UV$_{254}$，MN，批号：601026）

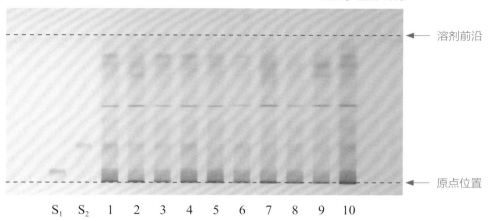

t: 24℃　RH: 41%

←溶剂前沿

←原点位置

S₁　S₂　1　2　3　4　5　6　7　8　9　10

图 4　高效硅胶预制薄层板（HPTLC -Fertigplatten Nano-DURASIL-20，MN，批号 305145）

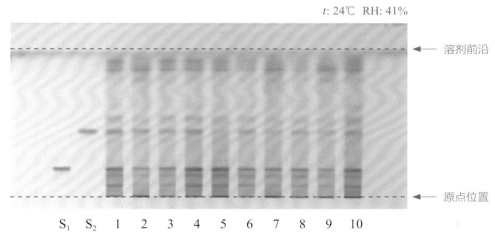

t: 24℃　RH: 41%

←溶剂前沿

←原点位置

S₁　S₂　1　2　3　4　5　6　7　8　9　10

图 5　高效硅胶 F₂₅₄ 预制薄层板（HPTLC Silica gel 60 F₂₅₄，Merck，批号：HX814555）

S₁. 松脂醇二葡萄糖苷对照品（111537-201605）

S₂. 京尼平苷酸对照品（111828-201604）

1．杜仲（购自四川）　　2．杜仲（购自四川）　　3．杜仲（购自四川）　　4．杜仲（购自安徽）　　5．杜仲（购自四川）

6．杜仲（购自安徽）　　7．杜仲（购自安徽）　　8．杜仲（购自贵州）　　9．杜仲（购自贵州）　　10．杜仲（购自河北）

（上海中药标准化研究中心　施希卿）

莪术

CURCUMAE RHIZOMA

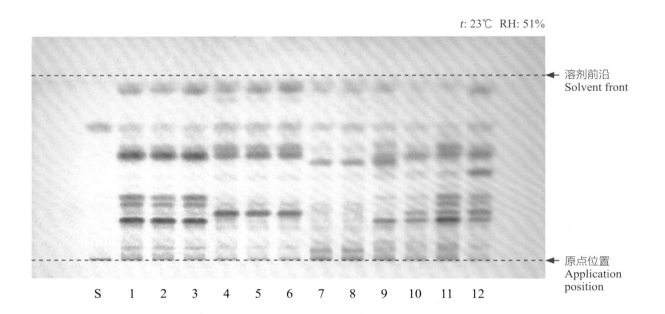

t: 23℃ RH: 51%

溶剂前沿
Solvent front

原点位置
Application position

S   1   2   3   4   5   6   7   8   9   10   11   12

S. 吉马酮对照品

1. 莪术（产于四川）
2. 莪术（产于四川）
3. 莪术（产于四川）
4. 莪术（产于浙江）
5. 莪术（产于广西）
6. 莪术（产于广西）
7. 莪术（购自安徽）
8. 莪术（产于浙江）
9. 莪术（购自湖南）
10. 莪术（产于四川）
11. 莪术（产于福建）
12. 莪术（产于广西）

S, germacrone CRS; tracks 1-12, Curcumae Rhizoma (1-3, and 10, produced in Sichuan; 4 and 8, produced in Zhejiang; 5-6, and 12, produced in Guangxi; 7, obtained from Anhui; 9, obtained from Hunan; 11, produced in Fujian, China)

供试品溶液 Test Solution	取本品粉末 0.5 g，置具塞离心管中，加石油醚（30～60℃）10 ml，超声处理 20 分钟，滤过，滤液挥干，残渣加无水乙醇 1 ml 使溶解，作为供试品溶液。 To 0.5 g of the powder, add 10 mL of petroleum ether (30-60℃) in a stopper centrifuge tube, ultrasonicate for 20 minutes. Filter, evaporate the filtrate to dryness, and dissolve the residue in 1 mL of dehydrated ethanol.
对照品溶液 Reference Solution	取吉马酮对照品，加无水乙醇制成每 1 ml 含 0.4 mg 的溶液，作为对照品溶液。 Dissolve a quantity of germacrone CRS in dehydrated ethanol to produce a solution containing 0.4 mg per mL.
薄层板 Stationary Phase	硅胶预制薄层板（DC-Fertigplatten DURASIL-25，MN）。 TLC silica gel pre-coated plate (DC-Fertigplatten DURASIL-25, MN).
点样 Sample Application	10 μl；条带状点样，条带宽度为 8 mm，条带间距为 4 mm，原点距底边 10 mm。 Apply separately to the plate 10 μL of each of the test solutions and the reference solution in band, band length 8 mm, track distance 5 mm, distance from lower edge of the plate 10 mm.
展开剂 Mobile Phase	环己烷 - 乙酸乙酯（9:1），35 ml。 Cyclohexane and ethyl acetate (9:1), 35 mL.
展开缸 Developing Chamer	双槽展开缸，20 cm×10 cm。 Twin trough chamber, 20 cm×10 cm.
展开 Development	展开缸预平衡 15 分钟，上行展开，展距为 7.5 cm。 Equilibrate the chamber with the mobile phase for 15 minutes, develop vertically for 7.5 cm.
显色 Derivatization	喷以 1% 香草醛硫酸溶液，在 105℃加热至斑点显色清晰。 Spray with a 1% solution of vanillin in sulfuric acid and heat at 105℃ until the colours of the bands appear distinctly.
检视 Detection	置可见光下检视。 Examine in white light.
备注 Note	本 TLC 图谱将《中国药典》（2015 年版一部）中该鉴别项的展开剂"石油醚（30～60℃）- 丙酮 - 乙酸乙酯（94:5:1）"修订为"环己烷 - 乙酸乙酯（9:1）"，使对照品斑点的 R_f 值调整至合适的范围。 In this monograph, a mixture of cyclohexane and ethyl acetate (9:1) was used as the mobile phase to get better resolutions and a moderate R_f value of the reference substance germacrone, instead of using a mixture of petroleum ether (30-60℃), acetone and ethyl acetate (94:5:1) as described in ChP (2015 edition).

不同薄层板薄层色谱图的比较

t: 23℃ RH: 65%

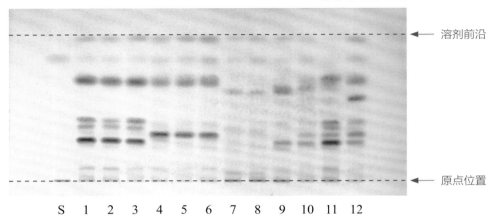

溶剂前沿

原点位置

S 1 2 3 4 5 6 7 8 9 10 11 12

图 1 高效硅胶预制薄层板（烟台市化学工业研究所，批号：20160729）

t: 23℃ RH: 78%

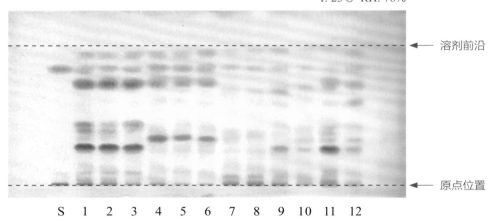

溶剂前沿

原点位置

S 1 2 3 4 5 6 7 8 9 10 11 12

图 2 高效硅胶预制薄层板（青岛海洋化工厂，批号：20160906）

t: 23℃ RH: 51%

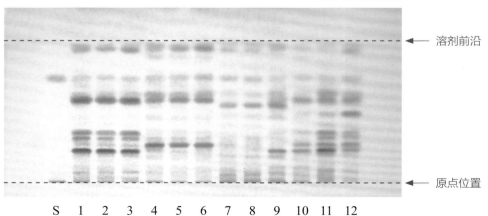

溶剂前沿

原点位置

S 1 2 3 4 5 6 7 8 9 10 11 12

图 3 硅胶预制薄层板（DC-Fertigplatten DURASIL-25，MN，批号：503063）

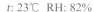
t: 23℃ RH: 82%

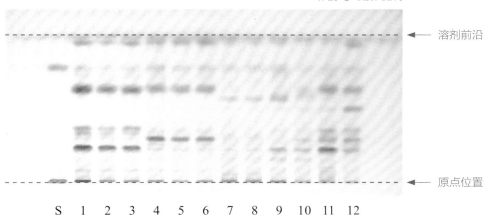

← 溶剂前沿

← 原点位置

S 1 2 3 4 5 6 7 8 9 10 11 12

图 4 高效硅胶预制薄层板（HPTLC -Fertigplatten Nano-DURASIL-20，MN，批号：401003）

t: 22℃ RH: 80%

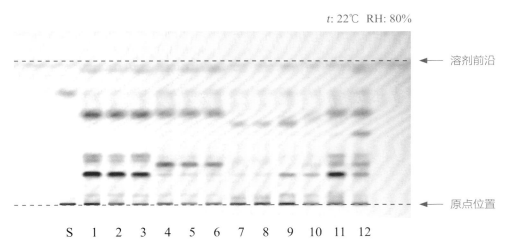

← 溶剂前沿

← 原点位置

S 1 2 3 4 5 6 7 8 9 10 11 12

图 5 高效硅胶 F_{254} 预制薄层板（HPTLC Silica gel 60 F_{254}，Merck，批号：HX69213942）

S. 吉马酮对照品
1. 莪术（产于四川）　　2. 莪术（产于四川）　　3. 莪术（产于四川）　　4. 莪术（产于浙江）　　5. 莪术（产于广西）
6. 莪术（产于广西）　　7. 莪术（购自安徽）　　8. 莪术（产于浙江）　　9. 莪术（购自湖南）　　10. 莪术（产于四川）
11. 莪术（产于福建）　　12. 莪术（产于广西）

（上海中药标准化研究中心　夏丽）

茯苓
PORIA

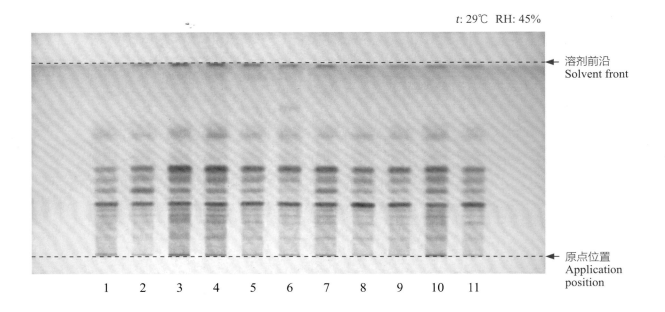

t: 29℃ RH: 45%

溶剂前沿
Solvent front

原点位置
Application
position

1　2　3　4　5　6　7　8　9　10　11

---

1. 茯苓对照药材
　　（121117-201308）
2. 茯苓（产于云南）
3. 茯苓（产于安徽）
4. 茯苓（产于云南）
5. 茯苓（产于安徽）

6. 茯苓（产于湖南）
7. 茯苓（产于云南）
8. 茯苓（产于安徽）
9. 茯苓（产于安徽）
10. 茯苓（产于安徽）
11. 茯苓（产于安徽）

Track 1, Poria reference drug; tracks 2-11, Poria (2, 4 and 7, produced in Yunnan; 3, 5, and 8-11, produced in Anhui; 6, produced in Hunan, China)

供试品溶液 Test Solution	取本品粉末 1 g，加乙醚 50 ml，超声处理 10 分钟，滤过，滤液蒸干，残渣加甲醇 1 ml 使溶解，作为供试品溶液。 To 1 g of the powder, add 50 mL of ether, ultrasonicate for 10 minutes, filter, and evaporate the filtrate to dryness. Dissolve the residue in 1 mL of methanol.
对照药材溶液 Reference Drug Solution	取茯苓对照药材 1 g，同供试品溶液制备方法制成对照药材溶液。 Prepare a solution of 1 g of Poria reference drug in the same manner as described in the test solution preparation.
薄层板 Stationary Phase	高效硅胶预制薄层板（烟台市化学工业研究所）。 HPTLC silica gel pre-coated plate (Yantai Chemical Industry Research Institute).
点样 Sample Application	2 µl；条带状点样，条带宽度为 8 mm，条带间距为 4 mm，原点距底边 10 mm。 Apply separately 2 µL of each of the test solutions and the reference drug solution in band, band length 8 mm, track distance 4 mm, distance from lower edge of the plate 10 mm.
展开剂 Mobile Phase	甲苯 – 乙酸乙酯 – 甲酸（20∶5∶0.5），35 ml。 Toluene, ethyl acetate and formic acid (20:5:0.5), 35 mL.
展开缸 Developing Chamber	双槽展开缸，20 cm×10 cm。 Twin trough chamber, 20 cm×10 cm.
展开 Development	展开缸预平衡 20 分钟，上行展开，展距为 7.5 cm。 Equilibrate the chamber with the mobile phase for 20 minutes, develop vertically for 7.5 cm.
显色 Derivatization	喷以 2% 香草醛的硫酸溶液 – 乙醇（4∶1）混合溶液，在 105℃ 加热至斑点显色清晰。 Spray with a 2% solution of vanillin in a mixture of sulfuric acid and ethanol (4:1), and heat at 105 ℃ until the colours of the bands appear distinctly.
检视 Detection	置可见光下检视。 Examine in white light.

t: 29℃ RH: 45%

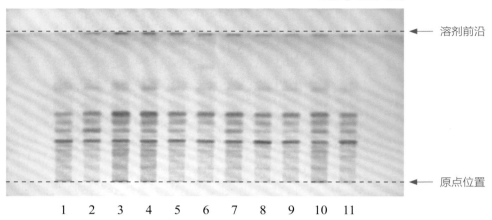

图 1 高效硅胶预制薄层板（烟台市化学工业研究所，批号：20151214）

t: 29℃ RH: 45%

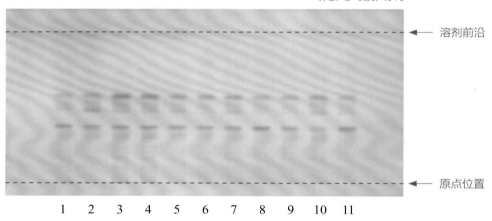

图 2 高效硅胶预制薄层板（青岛海洋化工厂，批号：20150706）

t: 29℃ RH: 45%

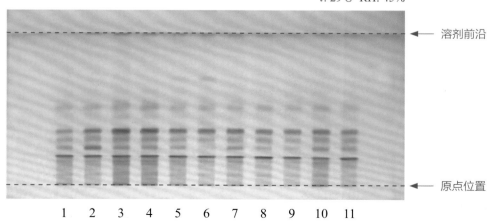

图 3 硅胶预制薄层板（DC-Fertigplatten DURASIL-25，MN，批号：112340）

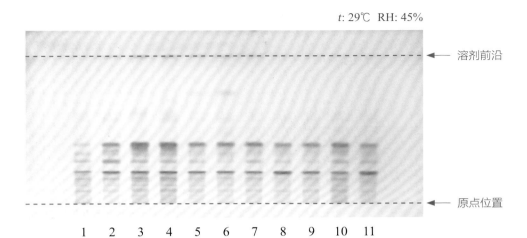

t: 29℃ RH: 45%

溶剂前沿

原点位置

1　2　3　4　5　6　7　8　9　10　11

图 4　高效硅胶预制薄层板（HPTLC-Fertigplatten Nano-DURASIL-20，MN，批号：401003）

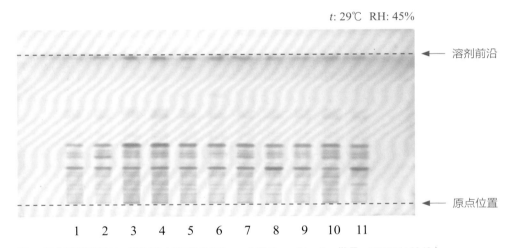

t: 29℃ RH: 45%

溶剂前沿

原点位置

1　2　3　4　5　6　7　8　9　10　11

图 5　高效硅胶预制 F_{254} 薄层板（HPTLC Silica gel 60 F_{254}，Merck，批号：HX57415942）

1. 茯苓对照药材（121117-201308）　　2. 茯苓（产于云南）　　3. 茯苓（产于安徽）　　4. 茯苓（产于云南）
5. 茯苓（产于安徽）　　6. 茯苓（产于湖南）　　7. 茯苓（产于云南）　　8. 茯苓（产于安徽）
9. 茯苓（产于安徽）　　10. 茯苓（产于安徽）　　11. 茯苓（产于安徽）

（上海中药标准化研究中心　宋利婷）

覆盆子
RUBI FRUCTUS

t: 28℃ RH: 46%

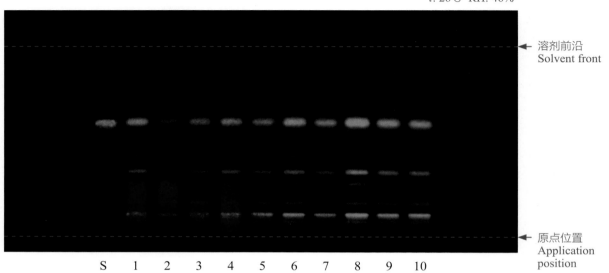

溶剂前沿
Solvent front

原点位置
Application
position

S   1   2   3   4   5   6   7   8   9   10

S. 椴树苷对照品
1. 覆盆子（产于安徽）
2. 覆盆子（产于浙江）
3. 覆盆子（购自安徽）
4. 覆盆子（产于浙江）
5. 覆盆子（产于浙江）
6. 覆盆子（购自安徽）
7. 覆盆子（产于浙江）
8. 覆盆子（产于浙江）
9. 覆盆子（产于浙江）
10. 覆盆子（产于浙江）

S, tiliroside CRS; tracks 1-10, Rubi Fructus (1, produced in Anhui; 3 and 6, obtained from Anhui; the others were produced in Zhejiang, China)

供试品溶液 Test Solution	取本品粉末（过四号筛）约 1 g，加入 70％甲醇 50 ml，加热回流提取 1 小时，放冷，摇匀，滤过，取滤液 25 ml，蒸干，残渣加水 20 ml 使溶解，用石油醚（30~60℃）振摇提取 3 次，每次 20 ml，弃去石油醚液，再用水饱和正丁醇振摇提取 3 次，每次 20 ml，合并正丁醇液，蒸干，残渣加甲醇 5 ml 使溶解，即得。 To 1 g of the power (through No. 4 sieve), add 50 mL of 70% methanol, heat under reflux for 1 hour, allow to cool, shake and filter, measure 25 mL of the filtrate to dryness. Dissolve the residue in 20 mL of water, extracted with three 20-mL quantities of petroleum ether (30-60℃) by shaking, and discard the petroleum ether solution. Extract the water layer again with three 20-mL quantities of *n*-butanol saturated with water. Combine the *n*-butanol solutions, evaporate to dryness, and dissolve the residue in 5 mL of methanol.
对照品溶液 Reference Solution	取椴树苷对照品，加甲醇制成每 l ml 含 0.1 mg 的溶液，作为对照品溶液。 Dissolve tiliroside CRS in methanol to produce a solution containing 0.1 mg per mL.
薄层板 Stationary Phase	高效硅胶 F_{254} 预制薄层板（HPTLC Silica gel 60 F_{254}，Merck）。 HPTLC silica gel F_{254} pre-coated plate (HPTLC Silica gel 60 F_{254}，Merck).
点样 Sample Application	供试品溶液 5 µl，对照品溶液 2 µl；条带状点样，条带宽度为 8 mm，条带间距为 4 mm，原点距底边 10 mm。 Apply separately to the plate 5 µL of the test solutions and 2 µL of the reference solution in band, band length 8 mm, track distance 4 mm, distance from lower edge of the plate 10 mm.
展开剂 Mobile Phase	乙酸乙酯－甲醇－水－甲酸（90:4:4:0.5），35 ml。 Ethyl acetate, methanol, water and formic acid (90:4:4:0.5), 35 mL.
展开缸 Developing Chamber	双槽展开缸，20 cm×10 cm。 Twin trough chamber, 20 cm × 10 cm.
展开 Development	展开缸预平衡 20 分钟，上行展开，展距为 7.5 cm。 Equilibrate the chamber with the mobile phase for 20 minutes, develop vertically for 7.5 cm.
显色 Derivatization	喷以三氯化铝试液，在 105℃加热 5 分钟。 Spray with aluminium chloride TS and heat at 105℃ for 5 minutes.
检视 Detection	置紫外光灯（365 nm）下检视。 Examine under ultraviolet light at 365 nm.

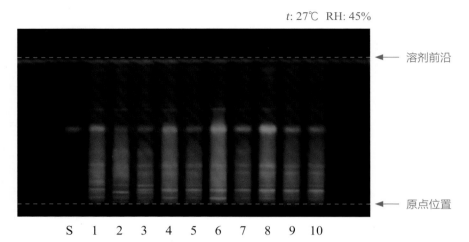

图 1　高效硅胶 GF$_{254}$ 预制薄层板（烟台市化学工业研究所，批号：20160411）

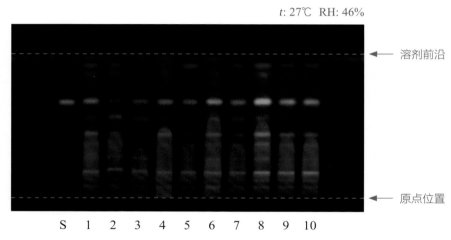

图 2　高效硅胶预制薄层板（青岛海洋化工厂，批号：20160509）

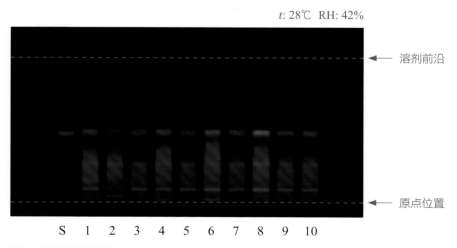

图 3　硅胶预制薄层板（DC-Fertigplatten DURASIL-25，MN，批号：304116）

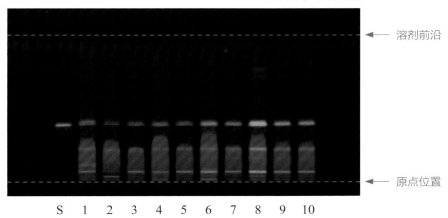

图 4　高效硅胶预制薄层板（HPTLC-Fertigplatten Nano-DURASIL-20，MN，批号：401003）

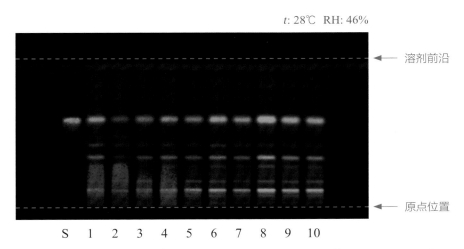

图 5　高效硅胶预 F$_{254}$ 制薄层板（HPTLC Silica gel 60 F$_{254}$，Merck，批号：HX57415942）

S. 椴树苷对照品
1. 覆盆子（产于安徽）　　2. 覆盆子（产于浙江）　　3. 覆盆子（购自安徽）　　4. 覆盆子（产于浙江）
5. 覆盆子（产于浙江）　　6. 覆盆子（购自安徽）　　7. 覆盆子（产于浙江）　　8. 覆盆子（产于浙江）
9. 覆盆子（产于浙江）　　10. 覆盆子（产于浙江）

（上海中药标准化研究中心　夏丽）

t: 17℃ RH: 42%

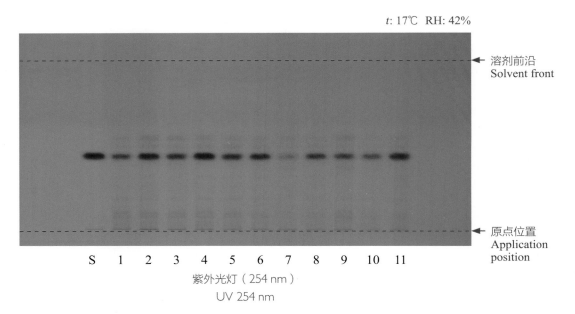

溶剂前沿
Solvent front

原点位置
Application position

S 1 2 3 4 5 6 7 8 9 10 11

紫外光灯（254 nm）
UV 254 nm

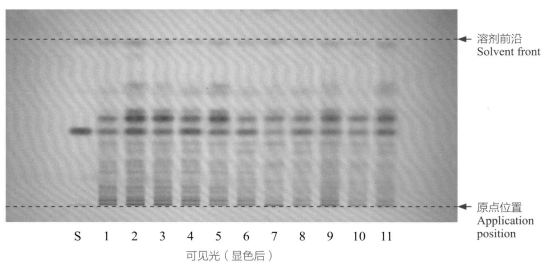

溶剂前沿
Solvent front

原点位置
Application position

S 1 2 3 4 5 6 7 8 9 10 11

可见光（显色后）
A 0.5% solution of vanillin in sulfuric acid，White light

S. 甘松新酮对照品
（111832-201102）

1. 甘松对照药材
（121402-201403）

2. 甘松（产于广西）

3. 甘松（购自安徽）

4. 甘松（产于四川）

5. 甘松（产于四川）

6. 甘松（购自湖南）

7. 甘松（产于四川）

8. 甘松（产于四川）

9. 甘松（产于四川）

10. 甘松（产于四川）

11. 甘松（产于安徽）

S, nardosinone CRS; track 1, Nardostachyos Radix et Rhizoma reference drug; tracks 2-11, Nardostachyos Radix et Rhizoma (2, produced in Guangxi; 3, obtained from Anhui; 4-5 and 7-10, produced in Sichuan; 6, obtained from Hunan; 11, produced in Anhui, China)

供试品溶液 Test Solution	取本品粉末 0.5 g，加石油醚（60～90℃）20 ml，超声处理 30 分钟，滤过，滤液蒸干，残渣加石油醚 5 ml 使溶解，作为供试品溶液。 To 0.5 g of the powder, add 20 mL of petroleum ether (60-90℃), ultrasonicate for 30 minutes and filter. Evaporate the filtrate to dryness, and dissolve the residue in 5 mL of petroleum ether.
对照药材溶液 Reference Drug Solution	取甘松对照药材 0.5 g，同供试品溶液制备方法制成对照药材溶液。 Prepare a solution of 0.5 g of Nardostachyos Radix et Rhizoma reference drug in the same manner as described in the test solution preparation.
对照品溶液 Reference Solution	取甘松新酮对照品，加三氯甲烷制成每 1 ml 含 2 mg 的溶液，作为对照品溶液。 Dissolve a quantity of nardosinone CRS in chloroform to produce a solution containing 2 mg per mL.
薄层板 Stationary Phase	高效硅胶 F_{254} 预制薄层板（HPTLC-Fertigplatten Nano-DURASIL-20 UV$_{254}$，MN）。 HPTLC silica gel 60 F_{254} pre-coated plate (HPTLC-Fertigplatten Nano-DURASIL-20 UV$_{254}$, MN).
点样 Sample Application	供试品溶液和对照药材溶液各 15 µl，对照品溶液 7 µl；条带状点样，条带宽度为 8 mm，条带间距为 4 mm，原点距底边 10 mm。 Apply separately to the plate 15 µL of each of the test solutions and the reference drug solution, 7 µL of the reference solution in band, band length 8 mm, track distance 4 mm, distance from lower edge of the plate 10 mm.
展开剂 Mobile Phase	石油醚（60～90℃）－乙酸乙酯（4:1），20 ml。 Petroleum ether（60-90℃）and ethyl acetate (4:1), 20 mL.
展开缸 Developing Chamber	双槽展开缸，20 cm × 10 cm。 Twin trough chamber, 20 cm × 10 cm.
展开 Development	展开缸预平衡 15 分钟，上行展开，展距为 8 cm。 Equilibrate the chamber with the mobile phase for 15 minutes, develop vertically for 8 cm.
显色 Derivatization	喷以 0.5% 香草醛硫酸溶液，在 105℃加热至斑点显色清晰。 Spray with a 0.5% solution of vanillin in sulfuric acid, and heat at 105 ℃ until the colours of the bands appear distinctly.
检视 Detection	置紫外光灯（254 nm）下检视，显色后置可见光下检视。 Examine under ultraviolet light at 254 nm, and then in white light after derivatization.

t: 17℃　RH: 42%

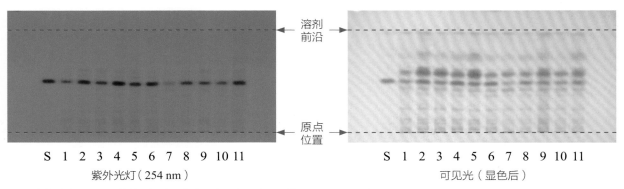

S　1　2　3　4　5　6　7　8　9　10　11

紫外光灯（254 nm）

S　1　2　3　4　5　6　7　8　9　10　11

可见光（显色后）

图 1　高效硅胶 GF₂₅₄ 预制薄层板（烟台市化学工业研究所，批号：20160411）

t: 17℃　RH: 42%

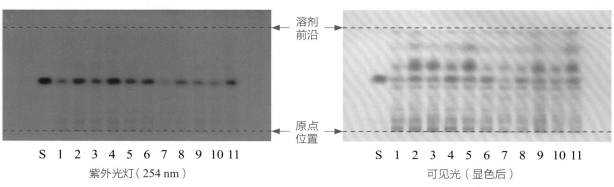

S　1　2　3　4　5　6　7　8　9　10　11

紫外光灯（254 nm）

S　1　2　3　4　5　6　7　8　9　10　11

可见光（显色后）

图 2　高效硅胶 GF₂₅₄ 预制薄层板（青岛海洋化工厂，批号：20150706）

t: 17℃　RH: 42%

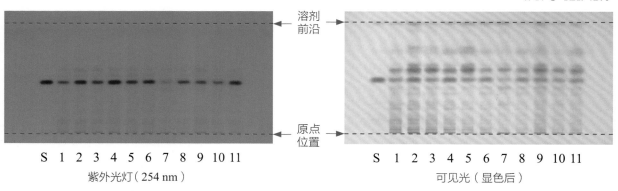

S　1　2　3　4　5　6　7　8　9　10　11

紫外光灯（254 nm）

S　1　2　3　4　5　6　7　8　9　10　11

可见光（显色后）

图 3　硅胶预制 F₂₅₄ 薄层板（DC-Fertigplatten DURASIL-20 UV₂₅₄，MN，批号：907208）

t: 17℃ RH: 42%

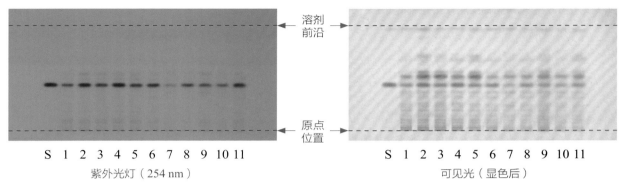

图 4 高效硅胶 F₂₅₄ 预制薄层板（HPTLC -Fertigplatten Nano-DURASIL-20 UV₂₅₄，MN，批号：305123）

S. 甘松新酮对照品（111832-201102）

1. 甘松对照药材（121402-201403）　2. 甘松（产于广西）　　3. 甘松（购自安徽）　　4. 甘松（产于四川）

5. 甘松（产于四川）　　　　　　　6. 甘松（购自湖南）　　7. 甘松（产于四川）　　8. 甘松（产于四川）

9. 甘松（产于四川）　　　　　　　10. 甘松（产于四川）　　11. 甘松（产于安徽）

（上海中药标准化研究中心　宋利婷）

干姜

ZINGIBERIS RHIZOMA

t: 20℃ RH: 30%

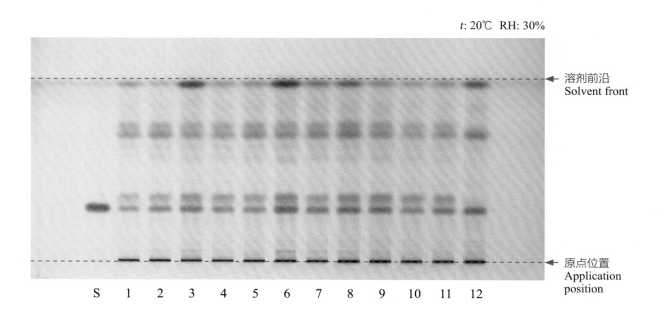

溶剂前沿
Solvent front

原点位置
Application
position

S 1 2 3 4 5 6 7 8 9 10 11 12

S. 6-姜辣素对照品

1. 干姜对照药材（120942-201309）

2. 干姜（购自四川）

3. 干姜（购自云南）

4. 干姜（购自四川）

5. 干姜（购自江西）

6. 干姜（购自湖北）

7. 干姜（购自广东）

8. 干姜（购自安徽）

9. 干姜（购自山东）

10. 干姜（购自河北）

11. 干姜（购自安徽）

12. 干姜（购自四川）

S, 6-gingerol CRS; track 1, Zingiber Rhizoma reference drug; tracks 2-12, Zingiber Rhizoma (2, 4 and 12, obtained from Sichuan; 3, obtained from Yunnan; 5, obtained from Jiangxi; 6, obtained from Hubei; 7, obtained from Guangdong; 8 and 11, obtained from Anhui; 9, obtained from Shandong; and 10, obtained from Hebei, China)

供试品溶液 Test Solution	取本品粉末1 g，加乙酸乙酯20 ml，超声10分钟，滤过，取滤液作为供试品溶液。 To 1 g of the powder add 20 mL of ethyl acetate, ultrasonicate for 10 minutes and filter.
对照药材溶液 Reference Drug Solution	取干姜对照药材1 g，同供试品溶液制备方法制成对照药材溶液。 Prepare a solution of 1 g of Zingiberis Rhizoma reference drug in the same manner as described in the test solution preparation.
对照品溶液 Reference Solution	取6−姜辣素对照品，加乙酸乙酯制成每1 ml含0.5 mg的溶液，作为对照品溶液。 Dissolve a quantity of 6-gingerol CRS in ethyl acetate to produce a solution containing 0.5 mg per mL.
薄层板 Stationary Phase	高效硅胶预制薄层板（HPTLC-Fertigplatten Nano-DURASIL-20，MN）。 HPTLC silica gel pre-coated plate (HPTLC-Fertigplatten Nano-DURASIL-20, MN).
点样 Sample Application	6 µl；条带状点样，条带宽度为8 mm，条带间距为4 mm，原点距底边10 mm。 Apply separately to the plate 6 µL of each of the test solutions, the reference drug solution and the reference solution in band, band length 8 mm, track distance 4 mm, distance from lower edge of the plate 10 mm.
展开剂 Mobile Phase	石油醚（60~90℃）−三氯甲烷−乙酸乙酯（2∶1∶1），35 ml。 Petroleum ether (60-90℃), chloroform and ethyl acetate (2:1:1), 35 mL.
展开缸 Developing Chamber	双槽展开缸，20 cm×10 cm。 Twin trough chamber, 20 cm × 10 cm.
展开 Development	展开缸预平衡15分钟，上行展开，展距为8 cm。 Equilibrate the chamber with the mobile phase for 15 minutes, develop vertically for 8 cm.
显色 Derivatication	喷以2%香草醛硫酸试液，在105℃加热至斑点显色清晰。 Spray with 2% vanillin in sulfuric acid TS, heat at 105℃ until the colours of the bands appear distinctly.
检视 Detection	置可见光下检视。 Examine in white light.

t: 25℃ RH: 50%

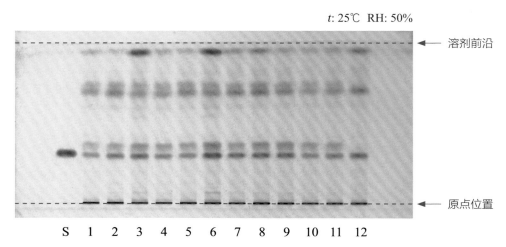

← 溶剂前沿

← 原点位置

S 1 2 3 4 5 6 7 8 9 10 11 12

图 1 高效硅胶预制薄层板（烟台市化学工业研究所，批号：131216）

t: 19℃ RH: 25%

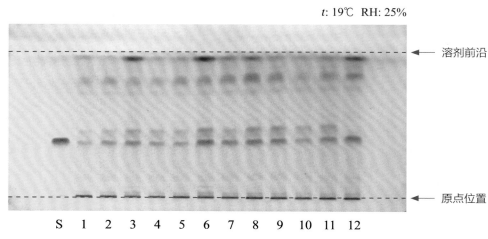

← 溶剂前沿

← 原点位置

S 1 2 3 4 5 6 7 8 9 10 11 12

图 2 高效硅胶 GF$_{254}$ 预制薄层板（青岛海洋化工厂，批号：20160509）

t: 20℃ RH: 30%

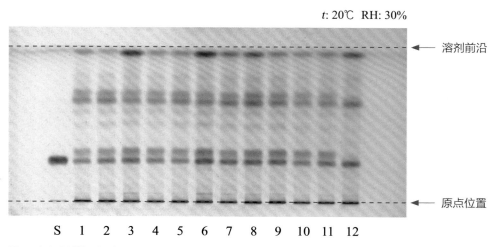

← 溶剂前沿

← 原点位置

S 1 2 3 4 5 6 7 8 9 10 11 12

图 3 硅胶预制薄层板（TLC pre-coated plate DUARSIL-25，MN，批号：304116）

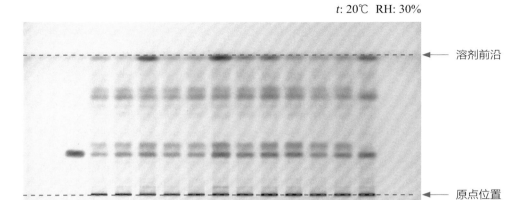

图 4 高效硅胶预制薄层板（HPTLC-Fertigplatten Nano-DURASIL-20，MN，批号：301014）

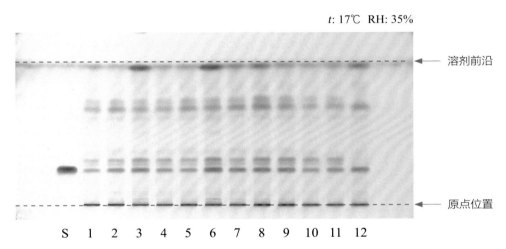

图 5 高效硅胶 F_{254} 预制薄层板（HPTLC Silica gel 60 F_{254}，Merck，批号：HX55154642）

S. 6-姜辣素对照品

1. 干姜对照药材（120942-201309）   2. 干姜（购自四川）   3. 干姜（购自云南）   4. 干姜（购自四川）
5. 干姜（购自江西）   6. 干姜（购自湖北）   7. 干姜（购自广东）   8. 干姜（购自安徽）
9. 干姜（购自山东）   10. 干姜（购自河北）   11. 干姜（购自安徽）   12. 干姜（购自四川）

（上海中药标准化研究中心　邓雪莉）

枸骨叶

ILICIS CORNUTAE FOLIUM

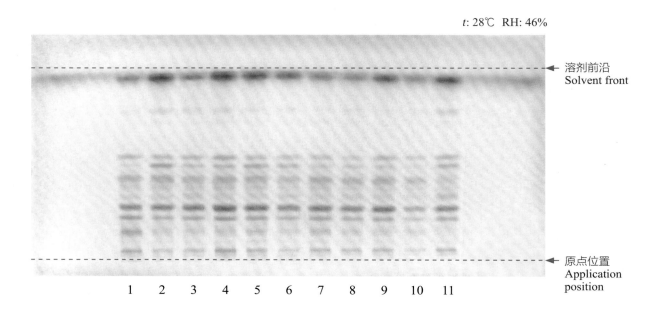

t: 28℃ RH: 46%

溶剂前沿
Solvent front

原点位置
Application
position

1　2　3　4　5　6　7　8　9　10　11

1. 枸骨叶对照药材	7. 枸骨叶（购自浙江）
2. 枸骨叶（购自安徽）	8. 枸骨叶（购自浙江）
3. 枸骨叶（购自安徽）	9. 枸骨叶（购自安徽）
4. 枸骨叶（购自安徽）	10. 枸骨叶（购自宁夏）
5. 枸骨叶（购自上海）	11. 枸骨叶（购自河南）
6. 枸骨叶（购自上海）	

Track 1, Ilicis Cornutae Folium reference drug; tracks 2-11, Ilicis Cornutae Folium (2-4, and 9, obtained from Anhui; 5 and 6, obtained from Shanghai; 7 and 8, obtained from Zhejiang; 10, obtained from Ningxia; 11, obtained from Henan, China)

供试品溶液 Test Solution	取本品粉末 2 g，加 70% 乙醇 40 ml，超声处理 30 分钟，滤过，滤液蒸干，残渣加水 40 ml 使溶解，加三氯甲烷 40 ml 振摇提取，弃去三氯甲烷液，水层加浓氨试液 2 ml，摇匀，再加水饱和的正丁醇 40 ml 振摇提取，分取正丁醇液，浓缩至干，残渣加甲醇 2 ml 使溶解，作为供试品溶液。 To 2 g of the powder add 40 mL of 70% ethanol, ultrasonicate for 30 minutes, filter, evaporate the filtrate to dryness. Dissolve the residue in 40 mL of water, extract with 40 mL of chloroform, and discard chloroform extract. Add 2 mL of concentrated ammonia TS to the aqueous solution, mix well, extract with two 40-mL quantities of *n*-butanol saturated with water, evaporate the *n*-butanol extract to dryness, and dissolve the residue in 2 mL of methanol.
对照药材溶液 Reference Drug Solution	取枸骨叶对照药材 2 g，同供试品溶液制备方法制成对照药材溶液。 Prepare a solution of 2 g of Ilicis Cornutae Folium reference drug in the same manner as described in the test solution preparation.
薄层板 Stationary Phase	高效硅胶预制薄层板（青岛海洋化工厂）。 HPTLC silica gel pre-coated plate (Qingdao Haiyang Chemical Co., Ltd).
点样 Sample Application	1 µl；条带状点样，条带宽度 8 mm，条带间距 4 mm，原点距底边 10 mm。 Apply separately to the plate 1 µL of each of the test solutions and reference drug solution in band, band length 8 mm, track distance 4 mm, distance from lower edge of the plate 10 mm.
展开剂 Mobile Phase	三氯甲烷－乙酸乙酯－甲醇－水（1∶3∶1∶0.3），20 ml。 Chloroform, ethyl acetate, methanol and water (1:3:1:0.3), 20 mL.
展开缸 Developing Chamber	双槽展开缸，20 cm×10 cm。 Twin trough chamber, 20 cm × 10 cm.
展开 Development	展开缸预平衡 20 分钟，上行展开，展距为 8 cm。 Equilibrate the chamber with the mobile phase for 20 minutes, develop vertically for 8 cm.
显色 Derivatization	喷以 10% 硫酸乙醇溶液，在 105℃加热至斑点显色清晰。 Spray with a 10% solution of sulfuric acid in ethanol, and heat at 105℃ until the colours of the bands appear distinctly.
检视 Detection	置可见光下检视。 Examine in white light.

不同薄层板薄层色谱图的比较

t: 29℃ RH: 46%

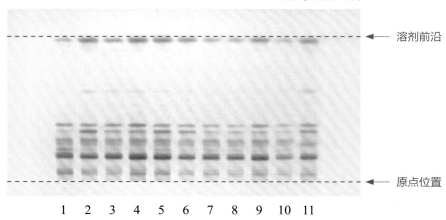

图 1 高效硅胶 GF₂₅₄ 预制薄层板（烟台市化学工业研究所，批号：20160411）

t: 28℃ RH: 46%

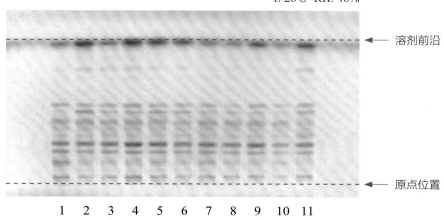

图 2 高效硅胶预制薄层板（青岛海洋化工厂，批号：20160509）

t: 28℃ RH: 46%

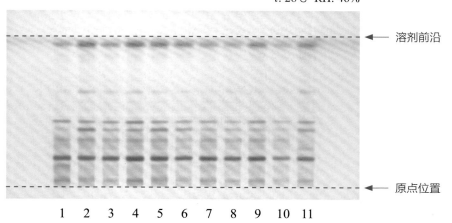

图 3 硅胶 F₂₅₄ 预制薄层板（DC-Fertigplatten DURASIL-25/UV₂₅₄，MN，批号：304116）

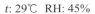

t: 29℃ RH: 45%

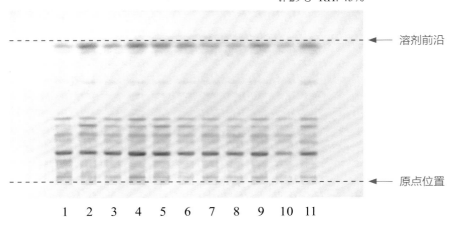

← 溶剂前沿

← 原点位置

1　2　3　4　5　6　7　8　9　10　11

图 4　高效硅胶预制薄层板（HPTLC-Fertigplatten Nano-DURASIL-20，MN，批号：401003）

t: 28℃ RH: 46%

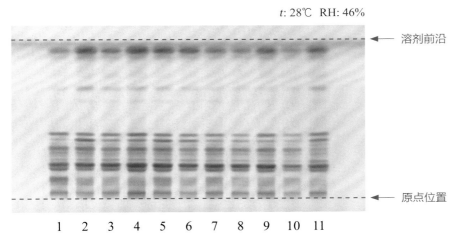

← 溶剂前沿

← 原点位置

1　2　3　4　5　6　7　8　9　10　11

图 5　高效硅胶 F$_{254}$ 预制薄层板（HPTLC Silica gel 60 F$_{254}$，Merck，批号：HX56026042）

1. 枸骨叶对照药材	2. 枸骨叶（购自安徽）	3. 枸骨叶（购自安徽）	4. 枸骨叶（购自安徽）
5. 枸骨叶（购自上海）	6. 枸骨叶（购自上海）	7. 枸骨叶（购自浙江）	8. 枸骨叶（购自浙江）
9. 枸骨叶（购自安徽）	10. 枸骨叶（购自宁夏）	11. 枸骨叶（购自河南）	

（上海中药标准化研究中心　冯海燕）

关黄柏
PHELLODENDRI AMURENSIS CORTEX

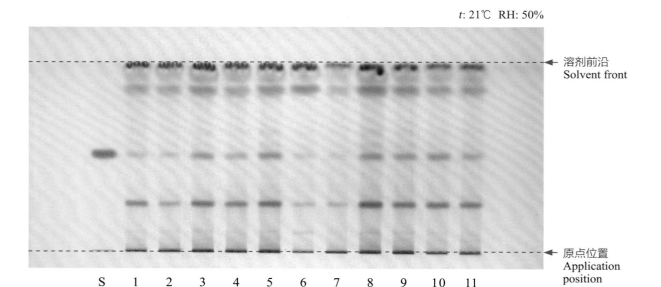

t: 21℃ RH: 50%

溶剂前沿
Solvent front

原点位置
Application position

S 1 2 3 4 5 6 7 8 9 10 11

S. 黄柏酮对照品
1. 关黄柏对照药材（120937-201408）
2. 关黄柏（购自黑龙江）
3. 关黄柏（购自黑龙江）
4. 关黄柏（购自黑龙江）
5. 关黄柏（购自黑龙江）
6. 关黄柏（购自黑龙江）
7. 关黄柏（购自黑龙江）
8. 关黄柏（购自黑龙江）
9. 关黄柏（购自黑龙江）
10. 关黄柏（购自黑龙江）
11. 关黄柏（购自黑龙江）

S, obacunone CRS; track 1, Phellodendri Amurensis Cortex reference drug; tracks 2-11, Phellodendri Amurensis Cortex, obtained from Heilongjiang, China

供试品溶液 Test Solution	取本品粉末 0.2 g，加乙酸乙酯 20 ml，超声处理 30 分钟，滤过，滤液浓缩至 1 ml，作为供试品溶液。 To 0.2 g of the powder add 20 ml of ethyl acetate, ultrasonicate for 30 minutes, filter, and concentrate the filtrate to 1 mL.
对照药材溶液 Reference Drug Solution	取关黄柏对照药材 0.2 g，同供试品溶液制备方法制成对照药材溶液。 Prepare a solution of 0.2 g of Phellodendri Amurensis Cortex reference drug in the same manner as described in the test solution preparation.
对照品溶液 Reference Solution	取黄柏酮对照品，加乙酸乙酯制成每 1 ml 含 0.6 mg 的溶液，作为对照品溶液。 Dissolve a quantity of obacunone CRS in ethyl acetate to prepare a solution containing 0.6 mg per mL.
薄层板 Stationary Phase	高效硅胶预制薄层板（HPTLC-Fertigplatten Nano-DURASIL-20，MN）。 HPTLC silica gel pre-coated plate (HPTLC-Fertigplatten Nano-DURASIL-20, MN).
点样 Sample Application	供试品溶液和对照药材溶液各 10 μl，对照品溶液 5 μl；条带状点样，条带宽度为 8 mm，条带间距为 5.6 mm，原点距底边 10 mm。 Apply separately to the plate 10 µL of each of the test solutions and the reference drug solution, 5 µL of the reference solution in band, band length 8 mm, track distance 5.6 mm, distance from lower edge of the plate 10 mm.
展开剂 Mobile Phase	石油醚（60～90℃）－乙酸乙酯（1：1），35 ml。 Petroleum ether (60-90℃) and ethyl acetate (1:1), 35 mL.
展开缸 Developing Chamber	双槽展开缸，20 cm×10 cm。 Twin trough chamber, 20 cm×10 cm.
展开 Development	展开缸预平衡 15 分钟，上行展开，展距为 7.5 cm。 Equilibrate the chamber with the mobile phase for 15 minutes, develop vertically for 7.5 cm.
显色 Derivatization	喷以 10％硫酸乙醇溶液，在 105℃加热至斑点显色清晰。 Spray with a 10％ solution of sulfuric acid in ethanol, and heat at 105℃ until the colours of the bands appear distinctly.
检视 Detection	置可见光下检视。 Examine in white light.

t: 21℃　RH: 50%

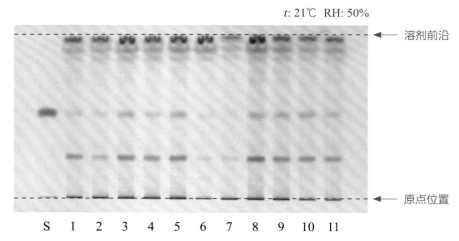

← 溶剂前沿

← 原点位置

S　1　2　3　4　5　6　7　8　9　10　11

图 1　高效硅胶预制薄层板（烟台市化学工业研究所，批号：20170313）

t: 21℃　RH: 50%

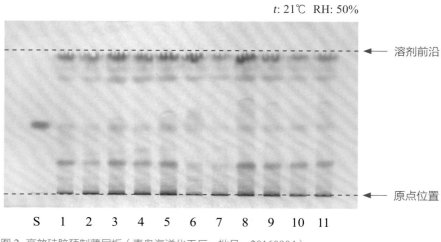

← 溶剂前沿

← 原点位置

S　1　2　3　4　5　6　7　8　9　10　11

图 2　高效硅胶预制薄层板（青岛海洋化工厂，批号：20160904）

t: 21℃　RH: 50%

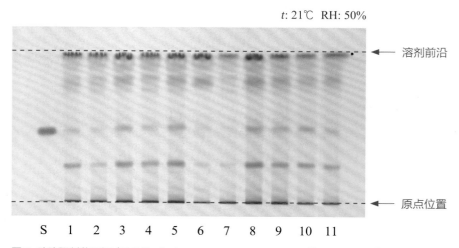

← 溶剂前沿

← 原点位置

S　1　2　3　4　5　6　7　8　9　10　11

图 3　硅胶预制薄层板（DC-Fertigplatten DURASIL-25，MN，批号：503063）

t: 21℃ RH: 50%

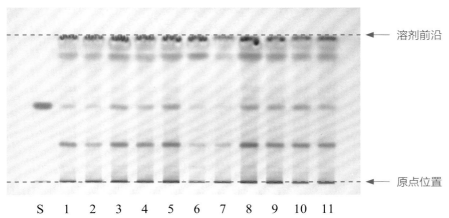

溶剂前沿

原点位置

S　1　2　3　4　5　6　7　8　9　10　11

图 4　高效硅胶预制薄层板（HPTLC-Fertigplatten Nano-DURASIL-20，MN，批号：305123）

S．黄柏酮对照品

1．关黄柏对照药材（120937-201408）2．关黄柏（购自黑龙江）　3．关黄柏（购自黑龙江）　4．关黄柏（购自黑龙江）
5．关黄柏（购自黑龙江）　　　6．关黄柏（购自黑龙江）　7．关黄柏（购自黑龙江）　8．关黄柏（购自黑龙江）
9．关黄柏（购自黑龙江）　　　10．关黄柏（购自黑龙江）　11．关黄柏（购自黑龙江）

（上海中药标准化研究中心　郑瑞蓉）

广藿香

POGOSTEMONIS HERBA

t: 22℃ RH: 22%

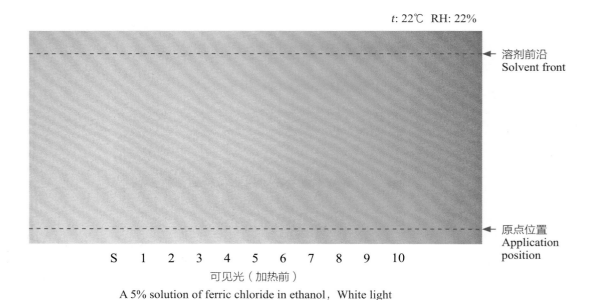

←溶剂前沿
Solvent front

←原点位置
Application
position

S 1 2 3 4 5 6 7 8 9 10

可见光（加热前）

A 5% solution of ferric chloride in ethanol，White light

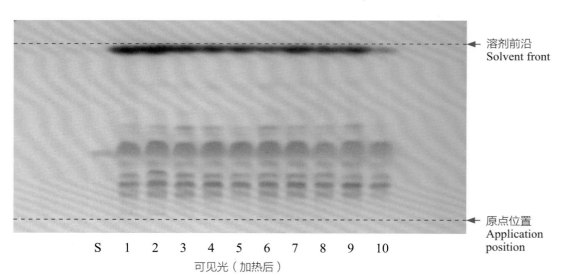

←溶剂前沿
Solvent front

←原点位置
Application
position

S 1 2 3 4 5 6 7 8 9 10

可见光（加热后）

A 5% solution of ferric chloride in ethanol，White light（after heating）

S. 百秋李醇对照品

1. 广藿香（购自广东）
2. 广藿香（购自广东）
3. 广藿香（购自安徽）
4. 广藿香（购自江西）
5. 广藿香（购自广东）
6. 广藿香（购自安徽）
7. 广藿香（购自广东）
8. 广藿香（购自广东）
9. 广藿香（购自广东）
10. 广藿香（购自安徽）

S, patchouli alcohol CRS; tracks 1-10, Pogostemonis Herba (1-2, 5, and 7-9, obtained from Guangdong; 3, 6, and 10, obtained from Anhui; 4, obtained from Jiangxi, China)

供试品溶液 Test Solution	取本品粗粉适量，照挥发油测定法（通则 2204）测定，分取挥发油 0.5 ml，加乙酸乙酯稀释至 5 ml，作为供试品溶液。 Take a quantity of the coarse powder, carry out the method for volatile oil determination (*ChP*, 2015 edition, General Chapter 2204), and dilute 0.5 mL of the volatile oil to 5 mL with ethyl acetate.
对照品溶液 Reference Solution	取百秋李醇对照品，加乙酸乙酯制成每 1 ml 含 2 mg 的溶液，作为对照品溶液。 Dissolve a quantity of patchouli alcohol CRS in ethyl acetate to produce a solution containing 2 mg per mL.
薄层板 Stationary Phase	高效硅胶预制薄层板（HPTLC-Fertigplatten Nano-DURASIL-20，MN）。 HPTLC silica gel pre-coated plate (HPTLC-Fertigplatten Nano-DURASIL-20, MN).
点样 Sample Application	2 µl；条带状点样，条带宽度为 8 mm，条带间距为 4 mm，原点距底边 10 mm。 Apply separately to the plate 2 µL of each of the test solutions and the reference solution in band, band length 8 mm, track distance 4 mm, distance from lower edge of the plate 10 mm.
展开剂 Mobile Phase	石油醚（30～60℃）- 乙酸乙酯 - 冰醋酸（95：5：0.2），35 ml。 Petroleum ether (30-60℃), ethyl acetate and glacial acetic acid (95:5:0.2) , 35 mL.
展开缸 Developing Chamber	双槽展开缸，20 cm × 10 cm。 Twin trough chamber, 20 cm × 10 cm.
展开 Development	展开缸预平衡 15 分钟，上行展开，展距为 7.5 cm。 Equilibrate the chamber with the mobile phase for 15 minutes, develop vertically for 7.5 cm.
显色 Derivatization	喷以 5% 三氯化铁乙醇溶液，加热至斑点显色清晰。 Spray with a 5% solution of ferric chloride in ethanol, and then heat until the colours of the bands appear distinctly.
检视 Detection	加热前及加热后分别置可见光下检视。 Examine in white light before and after heating.
备注 Note	本实验参考 2015 年版《中国药典》广藿香含量测定项下的提取方法制备供试品溶液，采用 2% 香草醛的 10% 硫酸乙醇溶液显色，在 105℃加热至斑点显色清晰，置可见光下检视，色谱图如图 5 所示，也可以检视到百秋李醇的斑点。 In this monograph, another alternative TLC identification method was established by using the test solution prepared under Assay as recorded in *ChP* (2015 edition) and a 2% solution of vanillin in ethanolic sulfuric acid (10%) as derivatization reagent, heat at 105℃ until the colours of the bands appear distinctly (Fig.5).

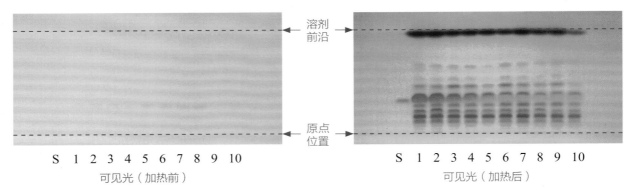

t: 22℃ RH: 22%

图 1 高效硅胶 GF₂₅₄ 预制薄层板（烟台市化学工业研究所，批号：20161206）

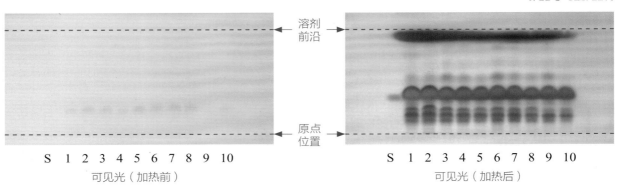

t: 22℃ RH: 22%

图 2 高效硅胶 GF₂₅₄ 预制薄层板（青岛海洋化工厂，批号：20170209）

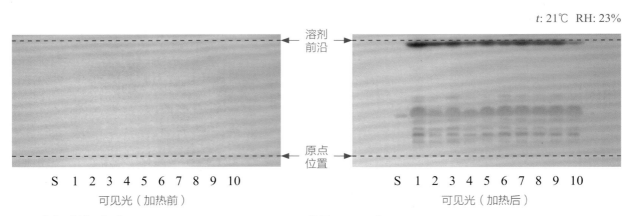

t: 21℃ RH: 23%

图 3 硅胶预制薄层板（DC-Fertigplatten DURASIL-25，MN，批号：511314）

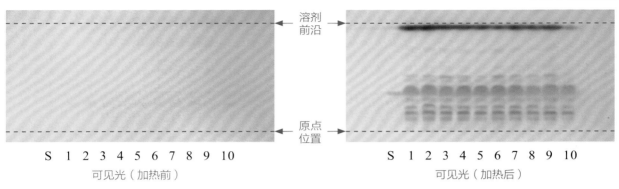

t: 22℃　RH: 22%

溶剂前沿

原点位置

　S　1　2　3　4　5　6　7　8　9　10
可见光（加热前）

　S　1　2　3　4　5　6　7　8　9　10
可见光（加热后）

图 4　高效硅胶预制薄层板（HPTLC-Fertigplatten Nano-DURASIL-20，MN，批号：401003）

S.　百秋李醇对照品

1.　广藿香（购自广东）　　　2.　广藿香（购自广东）　　　3.　广藿香（购自安徽）　　　4.　广藿香（购自江西）

5.　广藿香（购自广东）　　　6.　广藿香（购自安徽）　　　7.　广藿香（购自广东）　　　8.　广藿香（购自广东）

9.　广藿香（购自广东）　　　10.　广藿香（购自安徽）

t: 17℃　RH: 68%

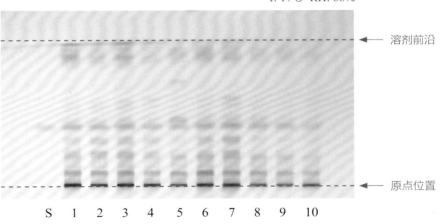

溶剂前沿

原点位置

　S　1　2　3　4　5　6　7　8　9　10

图 5　硅胶预制薄层板（烟台市化学工业研究所，批号：20160729）

S.　百秋李醇

1.　广藿香（购自广东）　　　2.　广藿香（购自广东）　　　3.　广藿香（购自安徽）　　　4.　广藿香（购自江西）

5.　广藿香（购自广东）　　　6.　广藿香（购自安徽）　　　7.　广藿香（购自广东）　　　8.　广藿香（购自广东）

9.　广藿香（购自广东）　　　10.　广藿香（购自安徽）

（上海中药标准化研究中心　潘丽　郑瑞蓉）

何首乌
POLYGONI MULTIFLORI RADIX

t: 22℃ RH: 60%

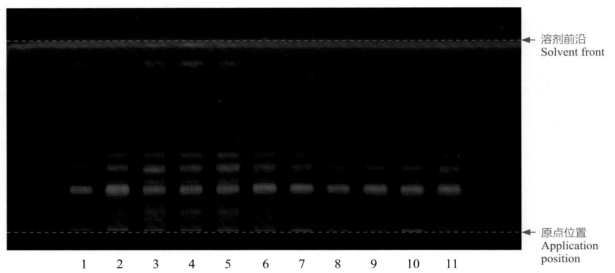

溶剂前沿
Solvent front

原点位置
Application
position

1 2 3 4 5 6 7 8 9 10 11

1. 何首乌对照药材
   （120934-201410）
2. 何首乌（产于四川）
3. 何首乌（产于四川）
4. 何首乌（产于四川）
5. 何首乌（产于四川）
6. 何首乌（产于贵州）
7. 何首乌（产于贵州）
8. 何首乌（产于贵州）
9. 何首乌（产于贵州）
10. 何首乌（产于贵州）
11. 何首乌（产于河南）

Track 1, Polygoni Multiflori Radix reference drug; tracks 2-11, Polygoni Multiflori Radix (2-5, produced in Sichuan; 6-10, produced in Guizhou; 11, produced in Henan, China)

供试品溶液 Test Solution	取本品粉末 0.25 g，加乙醇 50 ml，加热回流 1 小时，滤过，滤液浓缩至 3 ml，作为供试品溶液。 To 0.25 g of the powder, add 50 mL of ethanol, heat under reflux on a water bath for 1 hour, filter, and concentrate the filtrate to 3 mL.
对照药材溶液 Reference Drug Solution	取何首乌对照药材 0.25 g，同供试品溶液制备方法制成对照药材溶液。 Prepare a solution of 0.25 g of Polygoni Multiflori Radix reference drug in the same manner as described in the test solution preparation.
薄层板 Stationary Phase	高效硅胶预制薄层板（烟台市化学工业研究所）。 HPTLC silica gel pre-coated plate (Yantai Chemical Industry Research Institute).
点样 Sample Application	2 µl；条带状点样，条带宽度为 8 mm，条带间距为 4 mm，原点距底边 10 mm。 Apply separately to the plate 2 µL of each of the test solutions and the reference drug solution in band, band length 8 mm, track distance 4 mm, distance from lower edge of the plate 10 mm.
展开剂 Mobile Phase	（1）三氯甲烷 – 甲醇（7:3），20 ml；（2）三氯甲烷 – 甲醇（20:1），20 ml。 （1）Chloroform and methanol (7:3), 20 mL；（2）Chloroform and methanol (20:1), 20 mL.
展开缸 Developing Chamber	双槽展开缸，20 cm × 10 cm。 Twin trough chamber, 20 cm × 10 cm.
展开 Development	展开缸预平衡 15 分钟，上行展开，以展开剂（1）展至约 3.5 cm，取出，晾干；再以展开剂（2）预平衡展开缸 15 分钟，上行展开，展至约 7.5 cm。 Equilibrate the chamber with the mobile phase (1) for 15 minutes, develop vertically for 3.5 cm, remove the plate, and dry in air. Equilibrate the chamber with the mobile phase (2) for 15 minutes, develop vertically for 7.5 cm.
检视 Detection	置紫外光灯（365 nm）下检视。 Examine under ultraviolet light at 365 nm.

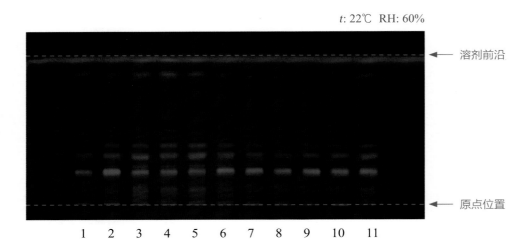

t: 22℃ RH: 60%

溶剂前沿

原点位置

1　2　3　4　5　6　7　8　9　10　11

图1　高效硅胶预制薄层板（烟台市化学工业研究所，批号：20151214）

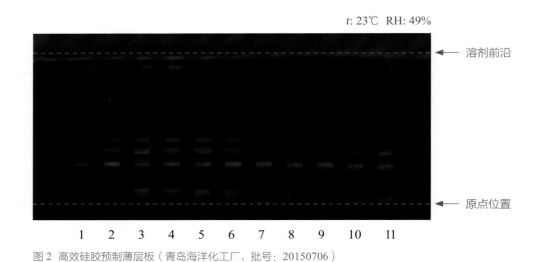

t: 23℃ RH: 49%

溶剂前沿

原点位置

1　2　3　4　5　6　7　8　9　10　11

图2　高效硅胶预制薄层板（青岛海洋化工厂，批号：20150706）

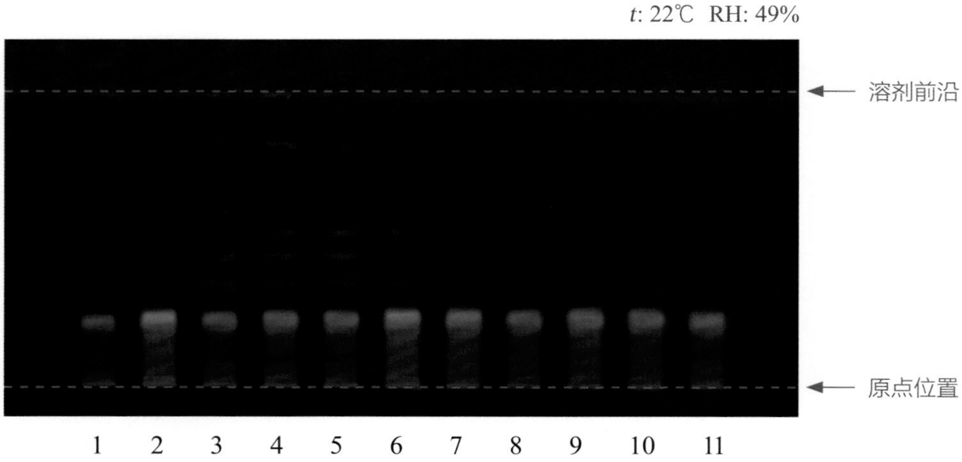

t: 22℃ RH: 49%

溶剂前沿

原点位置

1　2　3　4　5　6　7　8　9　10　11

图3　硅胶预制薄层板（DC-Fertigplatten DURASIL-25，MN，批号：304116）

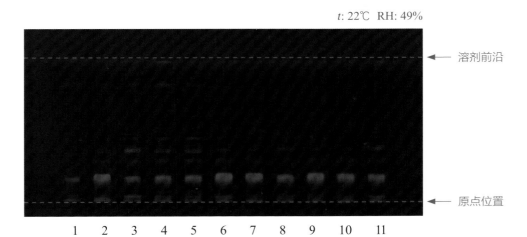

t: 22℃ RH: 49%

溶剂前沿

原点位置

1　2　3　4　5　6　7　8　9　10　11

图 4 高效硅胶预制薄层板（HPTLC-Fertigplatten Nano-DURASIL-20，MN，批号：401003）

1. 何首乌对照药材（120934-201410）　2. 何首乌（产于四川）　3. 何首乌（产于四川）　4. 何首乌（产于四川）
5. 何首乌（产于四川）　6. 何首乌（产于贵州）　7. 何首乌（产于贵州）　8. 何首乌（产于贵州）
9. 何首乌（产于贵州）　10. 何首乌（产于贵州）　11. 何首乌（产于河南）

（上海中药标准化研究中心　宋利婷）

Heye

荷叶
NELUMBINIS FOLIUM

t: 19℃ RH: 17%

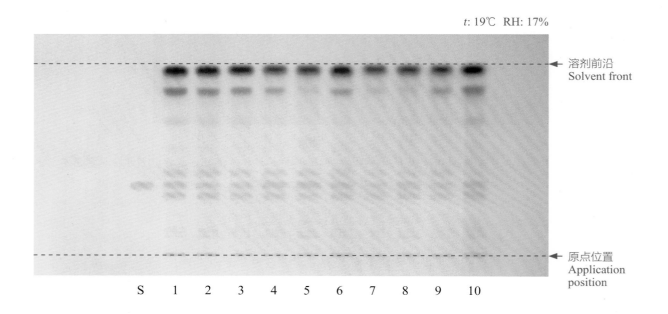

溶剂前沿
Solvent front

原点位置
Application position

S   1   2   3   4   5   6   7   8   9   10

S. 荷叶碱对照品
1. 荷叶（购自山东）
2. 荷叶（购自安徽）
3. 荷叶（购自山东）
4. 荷叶（购自湖北）
5. 荷叶（产于浙江）
6. 荷叶（购自河北）
7. 荷叶（购自湖北）
8. 荷叶（购自上海）
9. 荷叶（购自湖北）
10. 荷叶（购自湖北）

S, nuciferine CRS; tracks 1-10, Nelumbinis Folium (1 and 3, obtained from Shandong; 2, obtained from Anhui; 4, 7 and 9, obtained from Hubei; 5, produced in Zhejiang; 6, obtained from Hebei; 8, obtained from Shanghai, China)

供试品溶液 Test Solution	取本品粉末 1 g，加浓氨试液 1 ml，浸润 10 分钟，加二氯甲烷 40 ml，超声处理 30 分钟。滤过，滤液蒸干，残渣加 1 ml 甲醇使溶解，作为供试品溶液。 To 1 g of the powder, add 1 mL of concentrated ammonia TS, macerate for 10 minutes, add 40 mL of dichloromethane, and ultrasonicate for 30 minutes. Filter, evaporate the filtrate to dryness, and dissolve the residue in 1 mL of methanol.
对照品溶液 Reference Solution	取荷叶碱对照品，加甲醇制成每 1 ml 含 1 mg 的溶液，作为对照品溶液。 Dissolve a quantity of nuciferine CRS in methanol to produce a solution containing 1 mg per mL.
薄层板 Stationary Phase	硅胶预制薄层板（DC-Fertigplatten DURASIL-25，MN）。 TLC silica gel pre-coated plate (DC-Fertigplatten DURASIL-25, MN).
点样 Sample Application	供试品溶液 15 µl，对照品溶液 5 µl；条带状点样，条带宽度为 8 mm，条带间距为 4.7 mm，原点距底边 10 mm。 Apply separately to the plate 15 µL of the test solutions and 5 µL of the reference solution in band, band length 8 mm, track distance 4.7 mm, distance from lower edge of the plate 10 mm.
展开剂 Mobile Phase	二氯甲烷－乙酸乙酯－甲醇－水（3：4：2：1），10℃以下放置分层的下层溶液，20 ml。 Dichloromethane, ethyl acetate, methanol and water (3:4:2:1), using the lower layer separated by standing at a temperature below 10℃, 20 mL.
展开缸 Developing Chamber	双槽展开缸，20 cm×10 cm。 Twin trough chamber, 20 cm × 10 cm.
展开 Development	薄层板置展开缸中预饱和 20 分钟，上行展开，展距为 7.5 cm。 Pre-condition the plate in the chamber with the mobile phase for 20 minutes, develop vertically for 7.5 cm.
显色 Derivatization	喷以碘化铋钾试液。 Spray with potassium iodobismuthate TS.
检视 Detection	置可见光下检视。 Examine in white light.
说明 Note	本 TLC 图谱以荷叶碱为对照品，新增荷叶药材的薄层色谱鉴别项。 A new TLC Identification method was established by using nuciferine CRS as reference substance.

不同薄层板薄层色谱图的比较

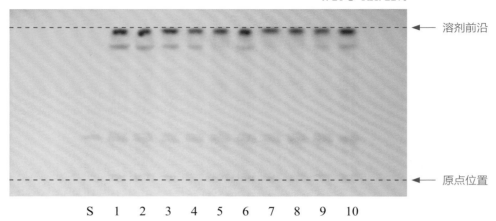

图 1　硅胶预制薄层板（烟台江友硅胶开发有限公司，批号：20161124）

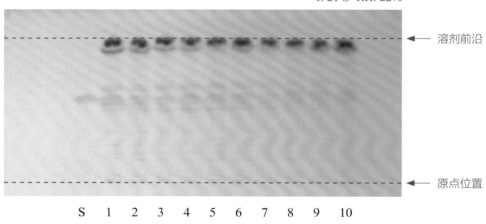

图 2　高效硅胶预制薄层板（青岛海洋化工厂，批号：20170209）

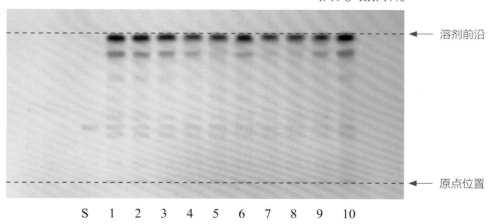

图 3　硅胶预制薄层板（DC-Fertigplatten DURASIL-25，MN，批号：408231）

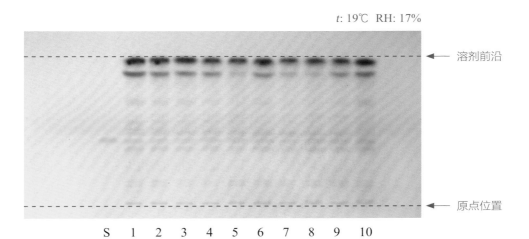

t: 19℃　RH: 17%

← 溶剂前沿

← 原点位置

　　S　　1　　2　　3　　4　　5　　6　　7　　8　　9　　10

图 4　高效硅胶 F_{254} 预制薄层板（HPTLC-Fertigplatten Nano-DURASIL-20 UV_{254}，MN，批号：504095）

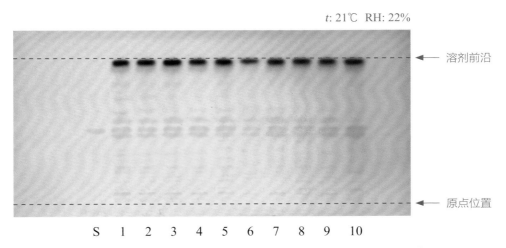

t: 21℃　RH: 22%

← 溶剂前沿

← 原点位置

　　S　　1　　2　　3　　4　　5　　6　　7　　8　　9　　10

图 5　高效硅胶 F_{254} 预制薄层板（HPTLC Silica gel 60 F_{254}，Merck，批号：HX808025）

S. 荷叶碱对照品

1. 荷叶（购自山东）　　　2. 荷叶（购自安徽）　　　3. 荷叶（购自山东）　　　4. 荷叶（购自湖北）

5. 荷叶（产于浙江）　　　6. 荷叶（购自河北）　　　7. 荷叶（购自湖北）　　　8. 荷叶（购自上海）

9. 荷叶（购自湖北）　　　10. 荷叶（购自湖北）

（上海中药标准化研究中心　张娜）

t: 23℃ RH: 33%

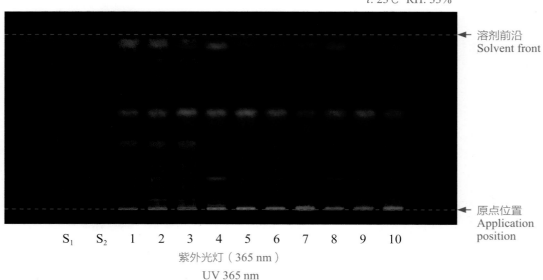

← 溶剂前沿 Solvent front

← 原点位置 Application position

S₁ S₂ 1 2 3 4 5 6 7 8 9 10

紫外光灯（365 nm）
UV 365 nm

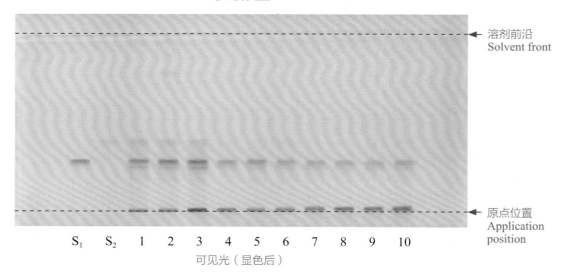

← 溶剂前沿 Solvent front

← 原点位置 Application position

S₁ S₂ 1 2 3 4 5 6 7 8 9 10

可见光（显色后）

A sodium hydroxide TS，White light

S₁. 3-羟基巴戟醌对照品
　　（111962-201301）

S₂. 芦西定对照品（111960-
　　201301）

1. 红大戟对照药材（1102-
　　200202）

2. 红大戟（购自安徽）

3. 红大戟（购自上海）

4. 红大戟（购自安徽）

5. 红大戟（购自安徽）

6. 红大戟（购自上海）

7. 红大戟（购自河北）

8. 红大戟（购自河北）

9. 红大戟（购自河北）

10. 红大戟（购自安徽）

S₁, 3-hydroxymorindone CRS; S₂, lucidin CRS; track 1, Knoxiae Radix reference drug; tracks 2-10, Knoxiae Radix (2, 4, 5, and 10, obtained from Anhui; 3 and 6, obtained from Shanghai; 7-9, obtained from Hebei, China)

供试品溶液 Test Solution	取本品粉末 0.1 g，加甲醇 1 ml，超声处理 30 分钟，离心，取上清液作为供试品溶液。 To 0.1 g of the powder add 1 mL of methanol, ultrasonicate for 30 minutes, centrifuge, and use the supernatant.
对照药材溶液 Reference Drug Solution	取红大戟对照药材 1 g，同供试品溶液制备方法制成对照药材溶液。 Prepare a solution of 0.1 g of Knoxiae Radix reference drug in the same manner as described in the test solution preparation.
对照品溶液 Reference Solution	取 3- 羟基巴戟醌对照品和芦西定对照品，分别加甲醇制成每 1 ml 各含 0.1 mg 的溶液，作为对照品溶液。 Dissolve a quantity of 3-hydroxymorindone CRS and lucidin CRS separately in methanol to produce two solutions, each containing 0.1 mg per mL.
薄层板 Stationary Phase	高效硅胶预制薄层板（HPTLC-Fertigplatten Nano-DURASIL-20，MN）。 HPTLC silica gel pre-coated plate (HPTLC-Fertigplatten Nano-DURASIL-20, MN).
点样 Sample Application	5 µl；条带状点样，条带宽度为 8 mm，条带间距为 5 mm，原点距底边 10 mm。 Apply separately to the plate 5 µL of each of the test solutions, the reference drug solution, and the reference solutions in band, band length 8 mm, track distance 5 mm, distance from lower edge of the plate 10 mm.
展开剂 Mobile Phase	三氯甲烷 – 丙酮 – 甲酸（8∶1∶0.1），35 ml。 Chloroform, acetone and formic acid (8:1:0.1), 35 mL.
展开缸 Developing Chamber	双槽展开缸，20 cm×10 cm。 Twin trough chamber, 20cm × 10cm.
展开 Development	展开缸预平衡 15 分钟，上行展开，展距为 7.5 cm。 Equilibrate the chamber with the mobile phase for 15 minutes, develop vertically for 7.5 cm.
显色 Derivatization	在氢氧化钠试液中快速浸渍后，热风吹干。 Dip the plate in sodium hydroxide TS shortly, and dry with hot air.
检视 Detection	显色前置紫外光灯（365 nm）下检视；显色后置可见光下检视。 Examine under ultraviolet light at 365 nm, then in white light after derivatization.

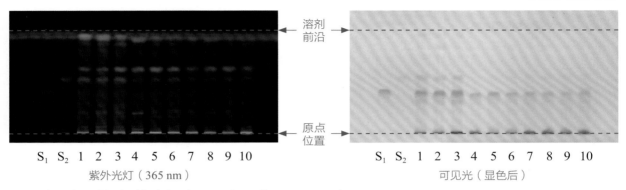

图 1 高效硅胶预制薄层板（烟台市化学工业研究所，批号：20160729）

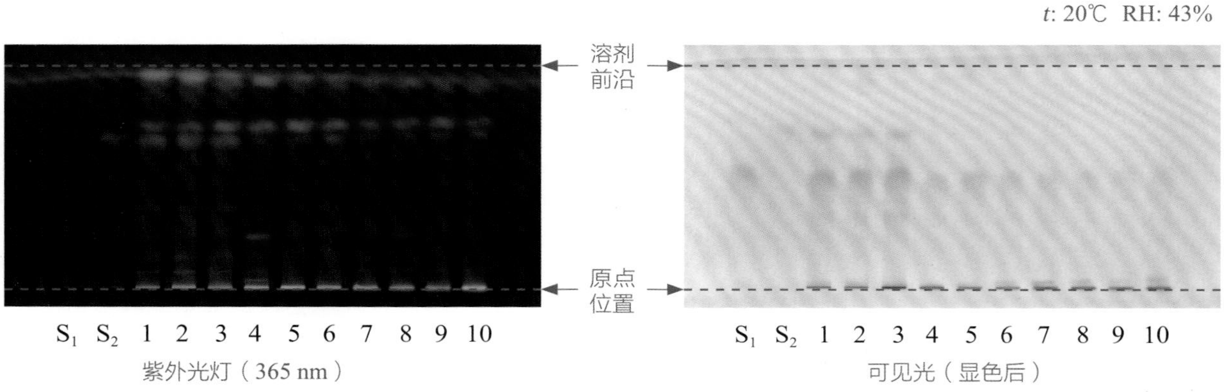

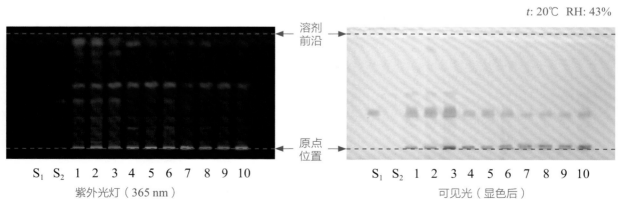

图 2 高效硅胶预制薄层板（青岛海洋化工厂，批号：20160904）

图 3 硅胶预制薄层板（DC-Fertigplatten DURASIL-25，MN，批号：511314）

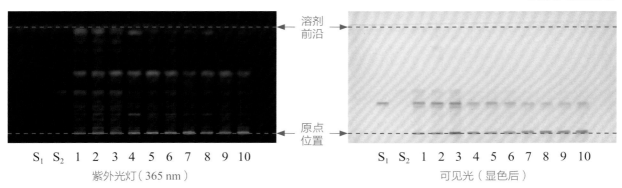

t: 23℃ RH: 33%

图 4 高效硅胶预制薄层板（HPTLC -Fertigplatten Nano-DURASIL-20，MN，批号：605125）

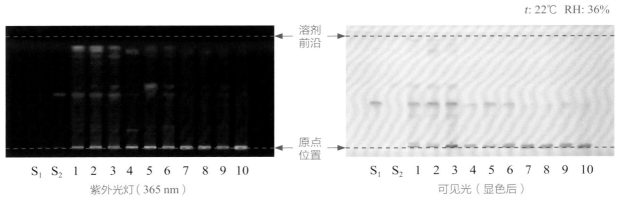

t: 22℃ RH: 36%

图 5 高效硅胶 F_{254} 预制薄层板（HPTLC Silica gel 60 F_{254}，Merck，批号：HX69819242）

S₁. 3- 羟基巴戟醌对照品（111962-201301）

S₂. 芦西定对照品（111960-201301）

1. 红大戟对照药材（1102-200202） 2. 红大戟（购自安徽） 3. 红大戟（购自上海） 4. 红大戟（购自安徽）

5. 红大戟（购自安徽） 6. 红大戟（购自上海） 7. 红大戟（购自河北） 8. 红大戟（购自河北）

9. 红大戟（购自河北） 10. 红大戟（购自安徽）

（上海中药标准化研究中心　陈梦雨）

红花龙胆

GENTIANAE RHODANTHAE HERBA

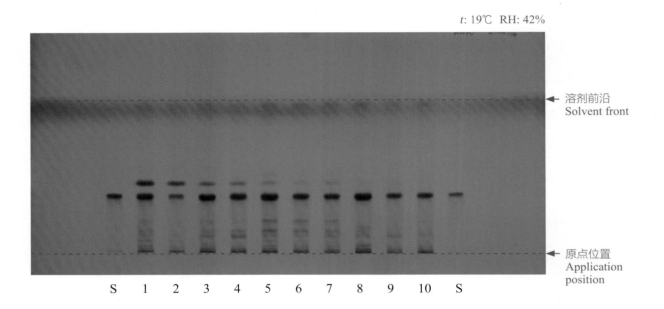

t: 19℃ RH: 42%

溶剂前沿
Solvent front

原点位置
Application
position

S   1   2   3   4   5   6   7   8   9   10   S

S. 芒果苷对照品

1. 红花龙胆对照药材

2. 红花龙胆（产于四川）

3. 红花龙胆（产于云南）

4. 红花龙胆（产于云南）

5. 红花龙胆（产于贵州）

6. 红花龙胆（产于贵州）

7. 红花龙胆（产于贵州）

8. 红花龙胆（产于贵州）

9. 红花龙胆（产于贵州）

10. 红花龙胆（产于四川）

S, mangiferin CRS; track 1, Gentianae Rhodanthae Herba reference drug; tracks 2-10, Gentianae Rhodanthae Herba (2, produced in Sichuan; 3, produced in Yunnan; 4, produced in Yunnan; 5-7, produced in Guizhou, 8-9, produced in Guizhou; 10, produced in Sichuan, China)

供试品溶液 Test Solution	取本品粉末 0.5 g，加甲醇 10 ml，超声处理 15 分钟，滤过，滤液作为供试品溶液。 To 0.5 g of the powder, add 10 mL of methanol, ultrasonicate for 15 minutes, and filter.
对照药材溶液 Reference Drug Solution	取红花龙胆对照药材 0.5 g，同供试品溶液制备方法制成对照药材溶液。 Prepare a solution of 0.5 g of Gentianae Rhodanthae Herba reference drug in the same manner as described in the test solution preparation.
对照品溶液 Reference Solution	取芒果苷对照品，加甲醇制成每 1 ml 含 1 mg 的溶液，作为对照品溶液。 Dissolve a quantity of mangiferin CRS in methanol to produce a solution containing 1 mg per mL.
薄层板 Stationary Phase	高效硅胶 F$_{254}$ 预制薄层板（HPTLC-Fertigplatten Nano-DURASIL-20 UV$_{254}$，MN）。 HPTLC silica gel F$_{254}$ pre-coated plate (HPTLC-Fertigplatten Nano-DURASIL-20 UV$_{254}$, MN).
点样 Sample Application	5 µl；条带状点样，条带宽度为 6 mm，条带间距为 5 mm，原点距底边 10 mm。 Apply separately to the plate 5 µL of each of the test solutions, the reference drug solution and the reference solution in band, band length 6 mm, track distance 5 mm, distance from lower edge of the plate 10 mm.
展开剂 Mobile Phase	乙酸乙酯－甲醇－水（10:2:1），35 ml。 Ethyl acetate, methanol and water (10:2:1), 35 mL.
展开缸 Developing Chamber	双槽展开缸，20 cm×10 cm。 Twin trough chamber, 20 cm×10 cm.
展开 Development	放置展开缸中饱和 10 分钟，展距 7 cm。 Equilibrate the chamber with the mobile phase for 10 minutes, develop vertically for 7 cm.
检视 Detection	置紫外光灯（254 nm）下检视。 Examine under ultraviolet light at 254 nm.

t: 19℃ RH: 42%

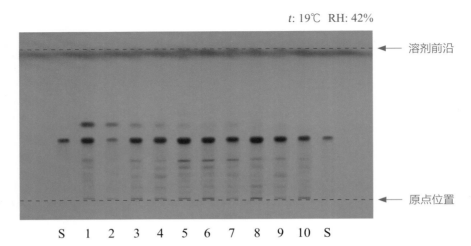

溶剂前沿

原点位置

S 1 2 3 4 5 6 7 8 9 10 S

图 1 高效硅胶 GF₂₅₄ 预制薄层板（烟台市化学工业研究所，批号：10080527）

t: 19℃ RH: 42%

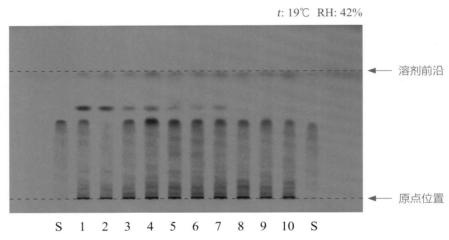

溶剂前沿

原点位置

S 1 2 3 4 5 6 7 8 9 10 S

图 2 高效硅胶 GF₂₅₄ 预制薄层板（青岛海洋化工厂，批号：20170209）

t: 19℃ RH: 42%

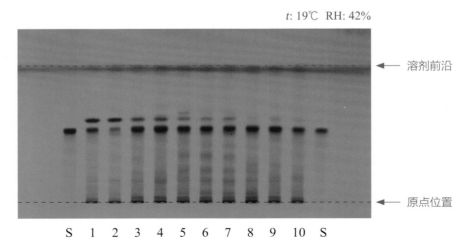

溶剂前沿

原点位置

S 1 2 3 4 5 6 7 8 9 10 S

图 3 硅胶 F₂₅₄ 预制薄层板（DC-Fertigplatten DURASIL-25/UV₂₅₄，MN，批号：511327）

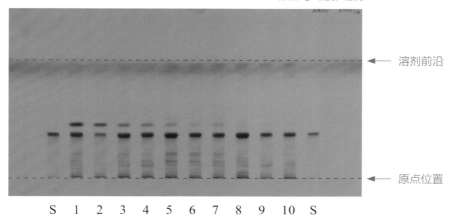

t: 19℃ RH: 42%

← 溶剂前沿

← 原点位置

S 1 2 3 4 5 6 7 8 9 10 S

图 4 高效硅胶 F₂₅₄ 预制薄层板（HPTLC-Fertigplatten Nano-DURASIL-20/UV₂₅₄，MN，批号：502059）

S. 芒果苷对照品

1. 红花龙胆对照药材　　　2. 红花龙胆（产于四川）　　　3. 红花龙胆（产于云南）　　　4. 红花龙胆（产于云南）

5. 红花龙胆（产于贵州）　　6. 红花龙胆（产于贵州）　　　7. 红花龙胆（产于贵州）　　　8. 红花龙胆（产于贵州）

9. 红花龙胆（产于贵州）　　10. 红花龙胆（产于四川）

（上海中药标准化研究中心　吴立宏）

厚朴花
MAGNOLIAE OFFICINALIS FLOS

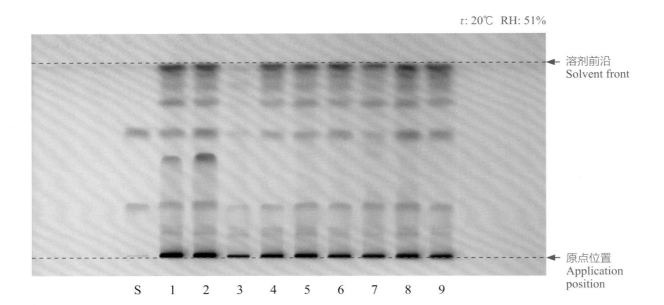

t: 20℃ RH: 51%

溶剂前沿
Solvent front

原点位置
Application position

S   1   2   3   4   5   6   7   8   9

S. 厚朴酚（110729-201513）与和厚朴酚（11073-201614）混合对照品

1. 厚朴花（产于四川）
2. 厚朴花（购自安徽）
3. 厚朴花（产于四川）
4. 厚朴花（购自安徽）
5. 厚朴花（产于四川）
6. 厚朴花（购自安徽）
7. 厚朴花（产于四川）
8. 厚朴花（产于四川）
9. 厚朴花（购自安徽）

S, magnolol CRS and honokiol CRS (increasing R_f); tracks 1-9, Magnoliae Officinalis Flos (1, 3, 5, 7, and 8, produced in Sichuan; the others were obtained from Anhui, China)

供试品溶液 Test Solution	取本品粉末 1 g，加甲醇 8 ml，密塞，振摇 30 分钟，滤过，取滤液作为供试品溶液。 To 1 g of the powder add 8 mL of methanol, stopper tightly and shake for 30 minutes, and filter.
对照品溶液 Reference Solution	取厚朴酚对照品、和厚朴酚对照品，加甲醇制成每 1 ml 各含 1 mg 的混合溶液，作为对照品溶液。 Dissolve quantities of magnolol CRS and honokiol CRS in methanol to produce a solution containing 1 mg of each per mL.
薄层板 Stationary Phase	高效硅胶预制薄层板（烟台市化学工业研究所）。 HPTLC silica gel pre-coated plate (Yantai Chemical Industry Research Institute).
点样 Sample Application	供试品溶液 10 µl、对照品溶液 5 µl；条带状点样，条带宽度为 8 mm，条带间距为 5 mm，原点距底边 10 mm。 Apply separately to the plate 10 µL of the test solutions and 5µL of the reference solution in band, band length 8 mm, track distance 5 mm, distance from lower edge of the plate 10 mm.
展开剂 Mobile Phase	环己烷－二氯甲烷－乙酸乙酯－浓氨试液（5∶2∶4∶0.5）的上层溶液，35 ml。 Cyclohexane, dichloromethane, ethyl acetate and concentrated ammonia TS (5:2:4:0.5) , allow the mixture to separate, and use the upper layer, 35 mL.
展开缸 Developing Chamber	双槽展开缸，20 cm×10 cm。 Twin trough chamber, 20 cm×10 cm.
展开 Development	展开缸预平衡 20 分钟，上行展开，展距为 7.5 cm。 Equilibrate the chamber with the mobile phase for 20 minutes, develop vertically for 7.5 cm.
显色 Derivatization	喷以 1% 香草醛硫酸溶液，在 100℃加热至斑点显色清晰。 Spray with a 1% solution of vanillin in sulfuric acid, heat at 100℃ until the colours of the bands appear distinctly.
检视 Detection	置可见光下检视。 Examine in white light.
备注 Note	混合对照品色谱中自下而上依次是厚朴酚、和厚朴酚。 Bands in the chromatogram obtained with the reference solution are magnolol and honokiol with increasing R_f.

不同薄层板薄层色谱图的比较

t: 20℃ RH: 51%

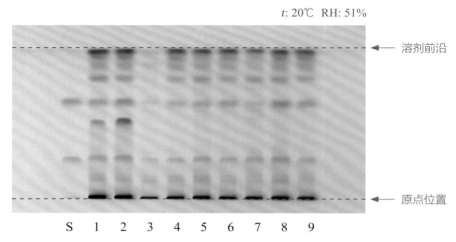
←溶剂前沿
←原点位置

S 1 2 3 4 5 6 7 8 9

图1 高效硅胶预制薄层板（烟台市化学工业研究所，批号：20161028）

t: 18℃ RH: 53%

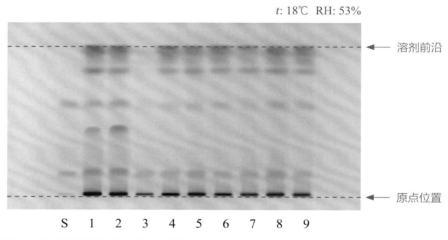
←溶剂前沿
←原点位置

S 1 2 3 4 5 6 7 8 9

图2 高效硅胶预制薄层板（青岛海洋化工厂，批号：20170209）

t: 21℃ RH: 48%

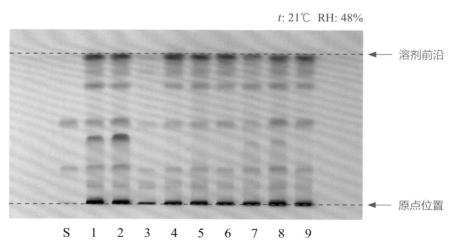
←溶剂前沿
←原点位置

S 1 2 3 4 5 6 7 8 9

图3 硅胶预制薄层板（DC-Fertigplatten DURASIL-25，MN，批号：503063）

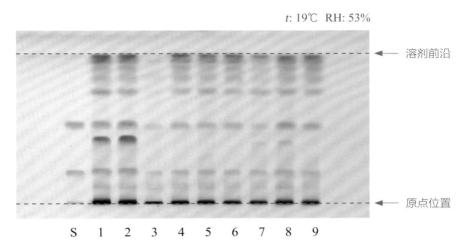

t: 19℃ RH: 53%

← 溶剂前沿

← 原点位置

S 1 2 3 4 5 6 7 8 9

图 4 高效硅胶预制薄层板（HPTLC-Fertigplatten Nano-DURASIL-20，MN，批号：401003）

S．厚朴酚（110729-201513）与和厚朴酚（11073-201614）混合对照品
1．厚朴花（产于四川）　　　　2．厚朴花（购自安徽）　　　3．厚朴花（产于四川）　　　4．厚朴花（购自安徽）
5．厚朴花（产于四川）　　　　6．厚朴花（购自安徽）　　　7．厚朴花（产于四川）　　　8．厚朴花（产于四川）
9．厚朴花（购自安徽）

（上海中药标准化研究中心　夏丽）

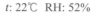

t: 22℃ RH: 52%

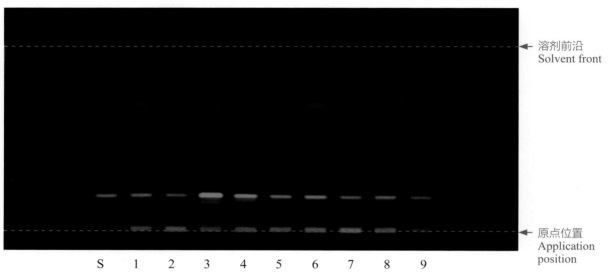

溶剂前沿
Solvent front

原点位置
Application
position

S   1   2   3   4   5   6   7   8   9

S. 柚皮苷对照品　　　5. 化橘红（购自浙江）

1. 化橘红（购自浙江）　6. 化橘红（购自广西）

2. 化橘红（购自江西）　7. 化橘红（购自广西）

3. 化橘红（购自湖南）　8. 化橘红（购自安徽）

4. 化橘红（购自安徽）　9. 化橘红（购自广东）

S, naringin CRS; tracks 1-9, Citri Grandis Exocarpium（1, obtained from Zhejiang; 2, obtained from Jiangxi; 3, obtained from Hunan; 4 and 8, obtained from Anhui; 5, obtained from Zhejiang; 6 and 7, obtained from Guangxi; 9, obtained from Guangdong, China)

供试品溶液 Test Solution	取本品粉末 0.5 g，加甲醇 5 ml，超声处理 15 分钟，离心，取上清液作为供试品溶液。 To 0.5 g of the powder, add 5 mL of methanol, ultrasonicate for 15 minutes, centrifuge, and use the supernatant.
对照品溶液 Reference Solution	取柚皮苷对照品，加甲醇制成每 1 ml 含 1 mg 的溶液，作为对照品溶液。 Dissolve a quantity of naringin CRS in methanol to produce a solution containing 1 mg per mL.
薄层板 Stationary Phase	高效硅胶预制薄层板（HPTLC-Fertigplatten Nano-DURASIL-20，MN）。 HPTLC silica gel pre-coated plate (HPTLC-Fertigplatten Nano-DURASIL-20, MN).
点样 Sample Application	2 µl；条带状点样，条带宽度为 8 mm，条带间距为 5.6 mm，原点距底边 10 mm。 Apply separately to the plate 2 µL of each of the test solutions and the reference solution in band, band length 8 mm, track distance 5.6 mm, distance from lower edge of the plate 10 mm.
展开剂 Mobile Phase	乙酸乙酯－丙酮－冰醋酸－水（8∶4∶0.3∶1），35 ml。 Ethyl acetate, acetone, glacial acetic acid and water (8:4:0.3:1), 35 mL.
展开缸 Developing Chamber	双槽展开缸，20 cm×10 cm。 Twin trough chamber, 20 cm × 10 cm.
展开 Development	展开缸预平衡 15 分钟，上行展开，展距为 7.5 cm。 Equilibrate the chamber with the mobile phase for 15 minutes, develop vertically for 7.5 cm.
显色 Derivatization	喷以 5% 三氯化铝乙醇溶液，在 105℃加热 1 分钟。 Spray with a 5% solution of aluminum chloride in ethanol, and heat at 105℃ for about 1 minute.
检视 Detection	置紫外光灯（365 nm）下检视。 Examine under ultraviolet light at 365 nm.

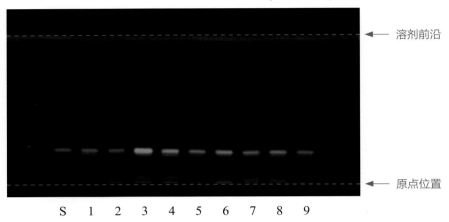

图 1　高效硅胶预制薄层板（烟台市化学工业研究所，批号：111014）

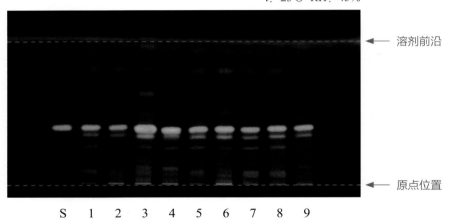

图 2　高效硅胶预制薄层板（青岛海洋化工厂，批号：20150315）

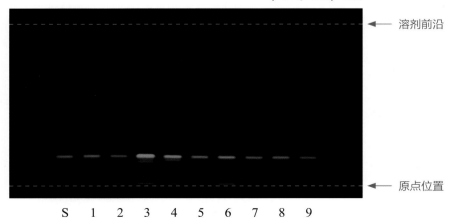

图 3　硅胶预制薄层板（DC-Fertigplatten DURASIL-25，MN，批号：112340）

t: 22℃ RH: 52%

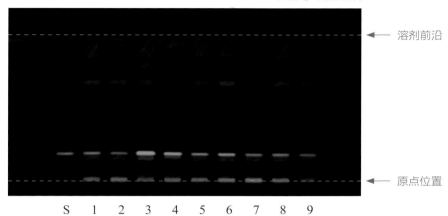

S 1 2 3 4 5 6 7 8 9

图 4 高效硅胶预制薄层板（HPTLC-Fertigplatten Nano-DURASIL-20，MN，批号：401003）

t: 21℃ RH: 22%

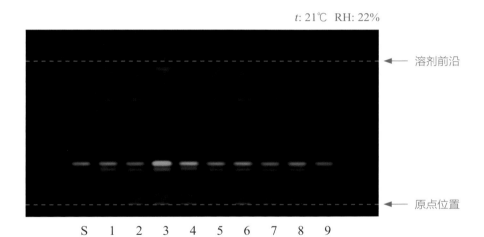

S 1 2 3 4 5 6 7 8 9

图 5 高效硅胶 F_{254} 预制薄层板（HPTLC Silica gel 60 F_{254}，Merck，批号：HX55154642）

S. 柚皮苷对照品

1. 化橘红（购自浙江）　　2. 化橘红（购自江西）　　3. 化橘红（购自湖南）　　4. 化橘红（购自安徽）

5. 化橘红（购自浙江）　　6. 化橘红（购自广西）　　7. 化橘红（购自广西）　　8. 化橘红（购自安徽）

9. 化橘红（购自广东）

（上海中药标准化研究中心　郑瑞蓉）

黄山药

DIOSCOREA PANTHAICAE RHIZOMA

t: 19℃ RH: 62%

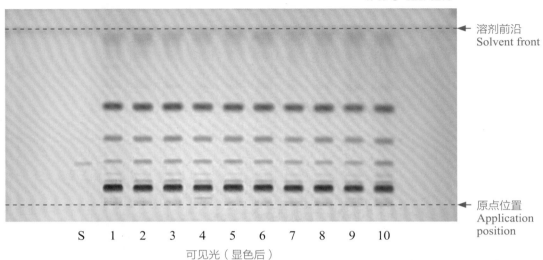

溶剂前沿
Solvent front

原点位置
Application
position

S 1 2 3 4 5 6 7 8 9 10

可见光（显色后）

A 10% solution of sulfuric acid in ethanol，White light

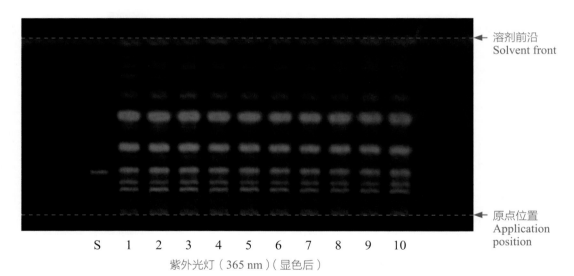

溶剂前沿
Solvent front

原点位置
Application
position

S 1 2 3 4 5 6 7 8 9 10

紫外光灯（365 nm）（显色后）

A 10% solution of sulfuric acid in ethanol，UV 365 nm

S. 伪原薯蓣皂苷对照品　　5. 黄山药（购自安徽）
　　（111855-201403）　　6. 黄山药（购自安徽）
1. 黄山药（购自安徽）　　7. 黄山药（购自安徽）
2. 黄山药（购自安徽）　　8. 黄山药（购自安徽）
3. 黄山药（购自安徽）　　9. 黄山药（购自安徽）
4. 黄山药（购自安徽）　　10. 黄山药（购自安徽）

S, pseudoprotodioscin CRS; tracks 1-10, Dioscoreae Panthaicae
Rhizoma (obtained from Anhui, China)

供试品溶液 Test Solution	取本品粉末 0.5 g，加甲醇 5 ml，超声处理 30 分钟，滤过，滤液蒸干，残渣加甲醇 0.5 ml 使溶解，作为供试品溶液。 To 0.5 g of the powder, add 5 mL of methanol, ultrasonicate for 30 minutes and filter. Evaporate the filtrate to dryness, and dissolve the residue in 0.5 mL of methanol.
对照品溶液 Reference Solution	取伪原薯蓣皂苷对照品，加甲醇制成每 1 ml 含 1 mg 的溶液，作为对照品溶液。 Dissolve a quantity of pseudoprotodioscin CRS in methanol to produce a solution containing 1 mg per mL.
薄层板 Stationary Phase	高效硅胶预制薄层板（HPTLC-Fertigplatten Nano-DURASIL-20，MN）。 HPTLC silica gel 60 pre-coated plate (HPTLC-Fertigplatten Nano-DURASIL-20, MN)
点样 Sample Application	6 μl；条带状点样，条带宽度为 8 mm，条带间距为 4 mm，原点距底边 10 mm。 Apply separately to the plate 6 μL of each of the test solutions and the reference solution in band, band length 8 mm, track distance 4 mm, distance from lower edge of the plate 10 mm.
展开剂 Mobile Phase	三氯甲烷 - 甲醇 - 水（75:35:4），35 ml。 Chloroform, methanol and water (75:35:4), 35 mL.
展开缸 DevelopingChamber	双槽展开缸，20 cm×10 cm。 Twin trough chamber, 20 cm×10 cm.
展开 Development	展开缸预平衡 15 分钟，上行展开，展距为 8 cm。 Equilibrate the chamber with the mobile phase for 15 minutes, develop vertically for 8 cm.
显色 Derivatization	喷以 10% 硫酸乙醇溶液，在 105℃加热至斑点显色清晰。 Spray with a 10% solution of sulfuric acid in ethanol, and heat at 105℃ until the colours of the bands appear distinctly.
检视 Detection	置可见光和紫外光灯（365 nm）下检视。 Examine in white light and under ultraviolet light at 365 nm.

t: 19℃　RH: 62%

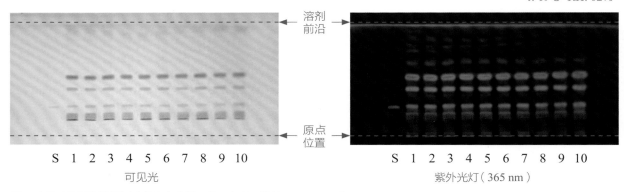

图 1　高效硅胶预制薄层板（烟台市化学工业研究所，批号：20151214）

t: 19℃　RH: 62%

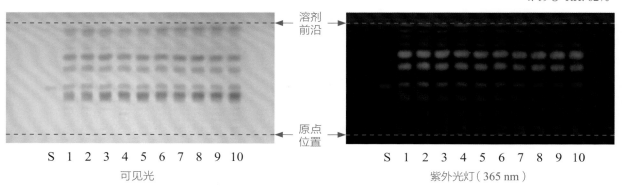

图 2　高效硅胶预制薄层板（青岛海洋化工厂，批号：20150706）

t: 19℃　RH: 62%

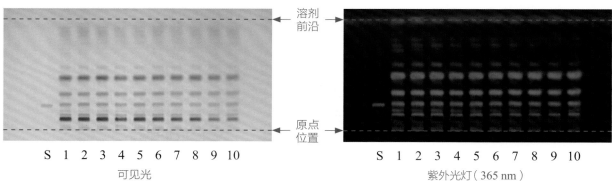

图 3　硅胶预制薄层板（DC-Fertigplatten DURASIL-25，MN，批号：112340）

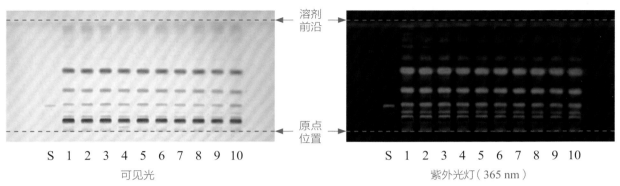

t: 19℃   RH: 62%

溶剂
前沿

原点
位置

S 1 2 3 4 5 6 7 8 9 10
可见光

S 1 2 3 4 5 6 7 8 9 10
紫外光灯（365 nm）

图 4 高效硅胶预制薄层板（HPTLC -Fertigplatten Nano-DURASIL-20，MN，批号：401003）

S. 伪原薯蓣皂苷对照品（111855-201403）

1. 黄山药（购自安徽）　　　2. 黄山药（购自安徽）　　　3. 黄山药（购自安徽）　　　4. 黄山药（购自安徽）

5. 黄山药（购自安徽）　　　6. 黄山药（购自安徽）　　　7. 黄山药（购自安徽）　　　8. 黄山药（购自安徽）

9. 黄山药（购自安徽）　　　10. 黄山药（购自安徽）

（上海中药标准化研究中心　宋利婷）

火麻仁
CANNABIS FRUCTUS

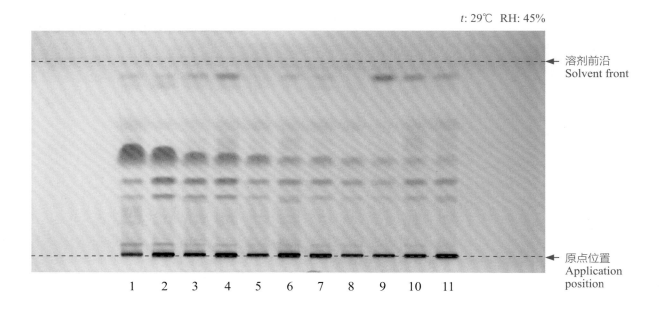

t: 29℃ RH: 45%

溶剂前沿
Solvent front

原点位置
Application
position

1　2　3　4　5　6　7　8　9　10　11

1. 火麻仁对照药材
 （121097-201104）
2. 火麻仁（产于吉林）
3. 火麻仁（产于东北）
4. 火麻仁（购自安徽）
5. 火麻仁（购自江西）
6. 火麻仁（购自安徽）
7. 火麻仁（产于河北）
8. 火麻仁（产于安徽）
9. 火麻仁（产于河北）
10. 火麻仁（购自湖南）
11. 火麻仁（产于山东）

Track 1, Cannabis Fructus reference drug; tracks 2-11, Cannabis Fructus (2, produced in Jilin; 3, produced in Northeast China; 4 and 6, obtained from Anhui; 5, obtained from Jiangxi; 7 and 9, produced in Hebei; 8, produced in Anhui; 10, obtained from Hunan; 11, produced in Shandong, China)

供试品溶液 Test Solution	取本品粉末 2 g，加乙醚 50 ml，加热回流 1 小时，滤过，药渣再加乙醚 20 ml 洗涤，弃去乙醚液，药渣加甲醇 30 ml，加热回流 1 小时，滤过，滤液蒸干，残渣加甲醇 2 ml 使溶解，作为供试品溶液。 To 2 g of the powder add 50 mL of ether, heat under reflux for 1 hour, filter, wash the residue with 20 mL of ether, and discard the ether solution. Add 30 mL of methanol to the residue, heat under reflux for 1 hour, filter, evaporate the filtrate to dryness, and dissolve the residue in 2 mL of methanol.
对照药材溶液 Reference Drug Solution	取火麻仁对照药材 2 g，同供试品溶液制备方法制成对照药材溶液。 Prepare a solution of 2 g of Cannabis Fructus reference drug in the same manner as described in the test solution preparation.
薄层板 Stationary Phase	高效硅胶预制薄层板（青岛海洋化工厂）。 HPTLC silica gel pre-coated plate (Qingdao Haiyang Chemical Co. Ltd.).
点样 Sample Application	2 μl；条带状点样，条带宽度为 8 mm，条带间距为 5 mm，原点距底边 10 mm。 Apply separately to the plate 2 μL of each of the test solutions and the reference drug solution in band, band length 8 mm, track distance 5 mm, distance from lower edge of the plate 10 mm.
展开剂 Mobile Phase	甲苯 - 乙酸乙酯 - 甲酸（15：1：0.3），35 ml。 Toluene, ethyl acetate and formic acid (15:1:0.3), 35 mL.
展开缸 Developing Chamber	双槽展开缸，20 cm×10 cm。 Twin trough chamber, 20 cm×10 cm.
展开 Development	展开缸预平衡 20 分钟，上行展开，展距为 7.5 cm。 Equilibrate the chamber with the mobile phase for 20 minutes, develop vertically for 7.5 cm.
显色 Derivatization	喷以 1% 香草醛乙醇溶液 - 硫酸（1：1）混合溶液，在 105℃加热至斑点显色清晰。 Spray with a mixture of 1% vanillin in ethanol and sulfuric acid (1:1) and heat at 105℃ until the colours of the bands appear distinctly.
检视 Detection	置可见光下检视。 Examine in white light.

t: 29℃ RH: 45%

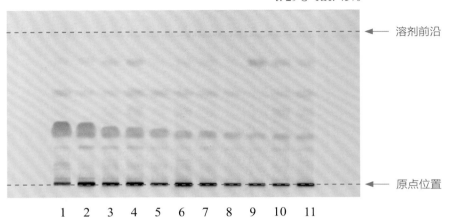

← 溶剂前沿

← 原点位置

1 2 3 4 5 6 7 8 9 10 11

图 1 高效硅胶预 GF$_{254}$ 制薄层板（烟台市化学工业研究所，批号：20160411）

t: 29℃ RH: 45%

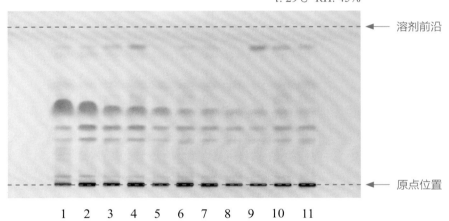

← 溶剂前沿

← 原点位置

1 2 3 4 5 6 7 8 9 10 11

图 2 高效硅胶预制薄层板（青岛海洋化工厂，批号：20160509）

t: 29℃ RH: 45%

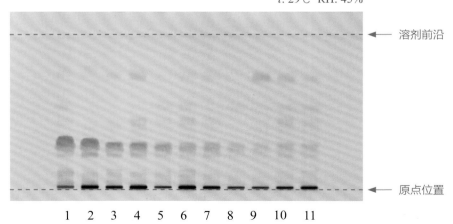

← 溶剂前沿

← 原点位置

1 2 3 4 5 6 7 8 9 10 11

图 3 硅胶预制薄层板（DC-Fertigplatten DURASIL-25，MN，批号：304116）

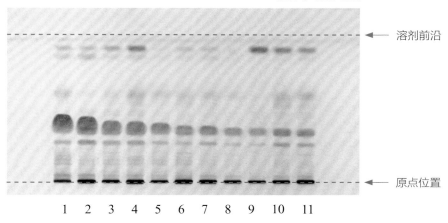

← 溶剂前沿

← 原点位置

1　2　3　4　5　6　7　8　9　10　11

图 4　高效硅胶预制薄层板（HPTLC-Fertigplatten Nano-DURASIL-20，MN，批号：401003）

t: 29℃　RH: 46%

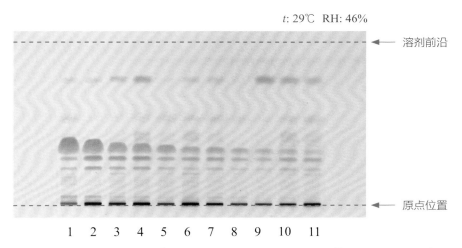

← 溶剂前沿

← 原点位置

1　2　3　4　5　6　7　8　9　10　11

图 5　高效硅胶 F_{254} 预制薄层板（HPTLC Silica gel 60 F_{254}，Merck，批号：HX57415942）

1. 火麻仁对照药材（121097-201104）　2. 火麻仁（产于吉林）　　3. 火麻仁（产于东北）　　4. 火麻仁（购自安徽）
5. 火麻仁（购自江西）　　　　　　　　6. 火麻仁（购自安徽）　　7. 火麻仁（产于河北）　　8. 火麻仁（产于安徽）
9. 火麻仁（产于河北）　　　　　　　　10. 火麻仁（购自湖南）　　11. 火麻仁（产于山东）

（上海中药标准化研究中心　夏丽）

急性子

IMPATIENTIS SEMEN

t: 21℃ RH: 48%

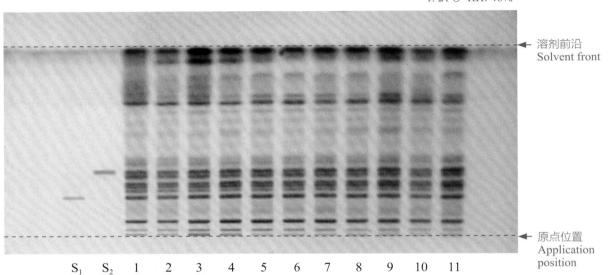

溶剂前沿
Solvent front

原点位置
Application
position

S₁ S₂ 1 2 3 4 5 6 7 8 9 10 11

S₁. 凤仙萜四醇皂苷 K 对照品
（112005-201501）

S₂. 凤仙萜四醇皂苷 A 对照品
（112009-201501）

1. 急性子对照药材（121606-201001）

2. 急性子（产于河南）

3. 急性子（购自湖南）

4. 急性子（购自安徽）

5. 急性子（产于江苏）

6. 急性子（产于河北）

7. 急性子（购自上海）

8. 急性子（产于河北）

9. 急性子（产于河南）

10. 急性子（产于河北）

11. 急性子（产于湖北）

S₁, hosenkoside K CRS; S₂, hosenkoside A CRS; track 1, Impatientis Semen reference drug; tracks 2-11, Impatientis Semen (2 and 9, produced in Henan; 3, obtained from Hunan; 4, obtained from Anhui; 5, produced in Jiangsu; 6, 8 and 10, produced in Hebei; 7, obtained from Shanghai; 11, produced in Hubei, China)

供试品溶液 Test Solution	取本品粉末 4 g，加丙酮 40 ml，加热回流 1 小时，弃去丙酮液，药渣挥干，加水饱和正丁醇 40 ml，超声处理 30 分钟，滤过，滤液蒸干，残渣加甲醇 1 ml 使溶解，作为供试品溶液。 To 4 g of the powder add 40 mL of acetone, heat under reflux for 1 hour, and discard the acetone solution. Evaporate the residue to dryness, add 40 ml of *n*-butanol saturated with water, ultrasonicate for 30 minutes, filter, evaporate the filtrate to dryness, and dissolve the residue in 1 mL of methanol.
对照药材溶液 Reference Drug Solution	取急性子对照药材 4 g，同供试品溶液制备方法制成对照药材溶液。 Prepare a solution of 4 g of Impatientis Semen reference drug in the same manner as described in the test solution preparation.
对照品溶液 Reference Solution	取凤仙萜四醇皂苷 K 对照品、凤仙萜四醇皂苷 A 对照品，分别加甲醇制成每 1 ml 各含 1 mg 的溶液，作为对照品溶液。 Dissolve a quantity of hosenkoside K CRS and hosenkoside A CRS in methanol seperately to produce two solutions, each containing 1 mg per mL.
薄层板 Stationary Phase	高效硅胶预制薄层板（HPTLC-Fertigplatten Nano-DURASIL-20，MN）。 HPTLC silica gel pre-coated plate (HPTLC-Fertigplatten Nano-DURASIL-20, MN).
点样 Sample Application	2 µl；条带状点样，条带宽度为 8 mm，条带间距为 4 mm，原点距底边 10 mm。 Apply separately to the plate 2 µL of each of the test solutions, the reference drug solution and the reference solutions in band, band length 8 mm, track distance 4 mm, distance from lower edge of the plate 10 mm.
展开剂 Mobile Phase	三氯甲烷 – 甲醇 – 水 – 甲酸（7:3:0.5:0.5），35 ml。 Chloroform, methanol, water and formic acid (7:3:0.5:0.5), 35 mL.
展开缸 Developing Chamber	双槽展开缸，20 cm×10 cm。 Twin trough chamber, 20 cm×10 cm.
展开 Development	展开缸预平衡 20 分钟，上行展开，展距为 7.5 cm。 Equilibrate the chamber with the mobile phase for 20 minutes, develop vertically for 7.5 cm.
显色 Derivatization	喷以 5% 香草醛硫酸溶液，在 105℃加热至斑点显色清晰。 Spray with a 5% solution of vanillin in sulfuric acid, and heat at 105℃ until the colours of the bands appear distinctly.
检视 Detection	置可见光下检视。 Examine in white light.

不同薄层板薄层色谱图的比较

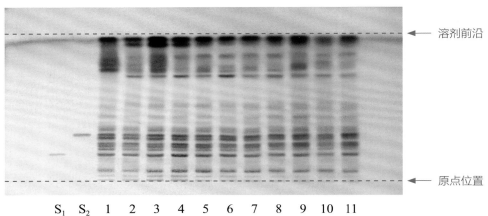

t: 21℃ RH: 47%

← 溶剂前沿

← 原点位置

S₁ S₂ 1 2 3 4 5 6 7 8 9 10 11

图 1 高效硅胶预制薄层板（烟台市化学工业研究所，批号：20160729）

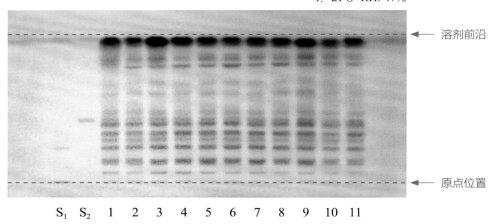

t: 21℃ RH: 47%

← 溶剂前沿

← 原点位置

S₁ S₂ 1 2 3 4 5 6 7 8 9 10 11

图 2 高效硅胶预制薄层板（青岛海洋化工厂，批号：20160904）

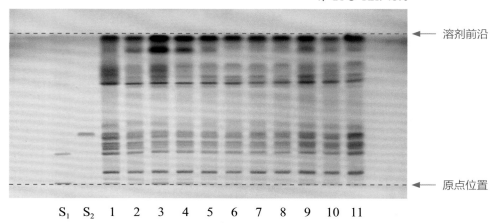

t: 21℃ RH: 48%

← 溶剂前沿

← 原点位置

S₁ S₂ 1 2 3 4 5 6 7 8 9 10 11

图 3 硅胶预制薄层板（DC-Fertigplatten DURASIL-25，MN，批号：304116）

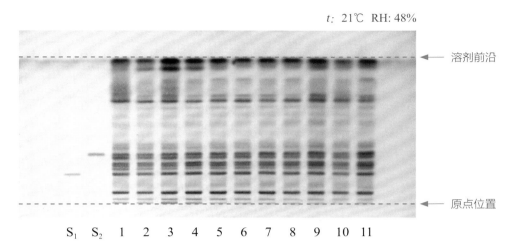

t: 21℃ RH: 48%

溶剂前沿

原点位置

S₁ S₂ 1 2 3 4 5 6 7 8 9 10 11

图 4 高效硅胶预制薄层板（HPTLC-Fertigplatten Nano-DURASIL-20，MN，批号：605125）

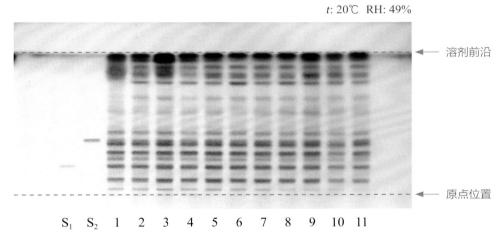

t: 20℃ RH: 49%

溶剂前沿

原点位置

S₁ S₂ 1 2 3 4 5 6 7 8 9 10 11

图 5 高效硅胶 F₂₅₄ 预制薄层板（HPTLC Silica gel 60 F₂₅₄，Merck，批号：HX69819242）

S₁. 凤仙萜四醇皂苷 K 对照品（112005-201501）
S₂. 凤仙萜四醇皂苷 A 对照品（112009-201501）

1. 急性子对照药材（121606-201001） 2. 急性子（产于河南） 3. 急性子（购自湖南） 4. 急性子（购自安徽）
5. 急性子（产于江苏） 6. 急性子（产于河北） 7. 急性子（购自上海） 8. 急性子（产于河北）
9. 急性子（产于河南） 10. 急性子（产于河北） 11. 急性子（产于湖北）

（上海中药标准化研究中心　夏丽）

降香

DALBERGIAE ODORIFERAE LIGNUM

鉴别
Identification
2

t: 34℃ RH: 65%

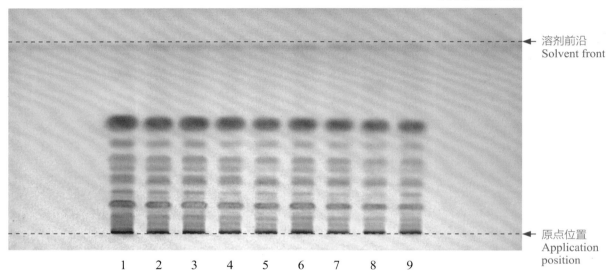

溶剂前沿
Solvent front

原点位置
Application
position

1   2   3   4   5   6   7   8   9

---

1. 降香对照药材（120952-201108）
2. 降香（购自广东）
3. 降香（购自河南）
4. 降香（购自安徽）
5. 降香（购自海南）
6. 降香（购自云南）
7. 降香（购自广西）
8. 降香（购自海南）
9. 降香（购自海南）

Track 1, Dalbergiae Odoriferae Lignum reference drug; tracks 2-9, Dalbergiae Odoriferae Lignum (2, obtained from Guangdong; 3, obtained from Henan; 4, obtained from Anhui; 5 and 8-9, obtained from Hainan; 6, obtained from Yunnan; 7, obtained from Guangxi, China)

供试品溶液 Test Solution	取本品粉末 1 g，加甲醇 10 ml，超声处理 30 分钟，放置，取上清液作为供试品溶液。 To 1 g of the powder, add 10 mL of methanol, ultrasonicate for 30 minutes, allow to stand and use the supernatant.
对照药材溶液 Reference Drug Solution	取降香对照药材 1 g，同供试品溶液制备方法制成对照药材溶液。 Prepare a solution of 1 g of Dalbergiae Odoriferae Lignum reference drug in the same manner as described in the test solution preparation.
薄层板 Stationary Phase	高效硅胶 F_{254} 预制薄层板（HPTLC-Fertigplatten Nano-DURASIL-20 UV_{254}，MN）。 HPTLC silica gel F_{254} pre-coated plate（HPTLC-Fertigplatten Nano-DURASIL-20 UV_{254}, MN）.
点样 Sample Application	2 µl；条带状点样，条带宽度为 8 mm，条带间距为 6 mm，原点距底边 10 mm。 Apply separately to the plate 2 µL of each of the test solutions and the reference drug solution in band, band length 8 mm, track distance 6 mm, distance from lower edge of the plate 10 mm.
展开剂 Mobile Phase	甲苯 - 乙醚 - 三氯甲烷（7∶2∶1），35 ml。 Toluene, ether and chloroform (7:2:1), 35 mL.
展开缸 Developing Chamber	双槽展开缸，20 cm × 10 cm。 Twin trough chamber, 20 cm × 10 cm.
展开 Development	展开缸预平衡 15 分钟，上行展开，展距为 7.5 cm。 Equilibrate the chamber with the mobile phase for 15 minutes, develop vertically for 7.5 cm.
显色 Derivatization	喷以 1% 香草醛硫酸溶液与无水乙醇（1∶9）的混合溶液，在 105℃加热至斑点显色清晰。 Spray with a mixture of the 1% solution of vanillin in sulfuric acid and dehydrated ethanol (1:9), heat at 105℃ until the colours of the bands appear distinctly.
检视 Detection	置可见光下检视。 Examine in white light.

t: 34℃ RH: 65%

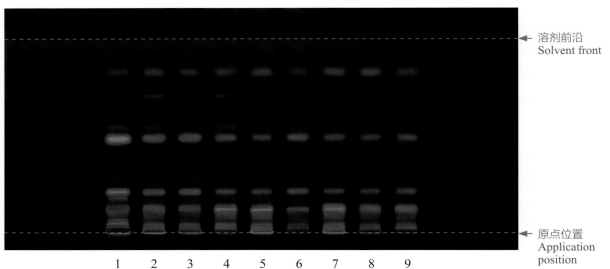

溶剂前沿
Solvent front

原点位置
Application
position

1   2   3   4   5   6   7   8   9

1. 降香对照药材（120952-201108）
2. 降香（购自广东）
3. 降香（购自河南）
4. 降香（购自安徽）
5. 降香（购自海南）
6. 降香（购自云南）
7. 降香（购自广西）
8. 降香（购自海南）
9. 降香（购自海南）

Track 1, Dalbergiae Odoriferae Lignum reference drug; tracks 2-9, Dalbergiae Odoriferae Lignum (2, obtained from Guangdong; 3, obtained from Henan; 4, obtained from Anhui; 5 and 8-9, obtained from Hainan; 6, obtained from Yunnan; 7, obtained from Guangxi, China)

供试品溶液 Test Solution	取鉴别（2）项下的供试品溶液。 Use the test solution prepared under Identification (2).
对照药材溶液 Reference Drug Solution	取鉴别（2）项下的对照药材溶液。 Use the reference drug solution prepared under Identification (2).
薄层板 Stationary Phase	高效硅胶 F_{254} 预制薄层板（HPTLC-Fertigplatten Nano-DURASIL-20 UV$_{254}$，MN）。 HPTLC silica gel F_{254} pre-coated plate（HPTLC -Fertigplatten Nano-DURASIL-20 UV$_{254}$, MN）.
点样 Sample Application	2 μl；条带状点样，条带宽度为 8 mm，条带间距为 6 mm，原点距底边 10 mm。 Apply separately to the plate 2 μL of each of the test solutions and the reference drug solution in band, band length 8 mm, track distance 6 mm, distance from lower edge of the plate 10 mm.
展开剂 Mobile Phase	甲苯 – 乙酸乙酯（2:1），35 ml。 Toluene and ethyl acetate (2:1), 35 mL.
展开缸 Developing Chamber	双槽展开缸，20 cm×10 cm。 Twin trough chamber, 20 cm×10 cm.
展开 Development	展开缸预平衡 15 分钟，上行展开，展距为 7.5 cm。 Equilibrate the chamber with the mobile phase for 15 minutes, develop vertically for 7.5 cm.
检视 Detection	置紫外光灯（365 nm）下检视。 Examine under ultraviolet light at 365 nm.

鉴别（2）
Identification (2)

t: 26℃ RH: 60%

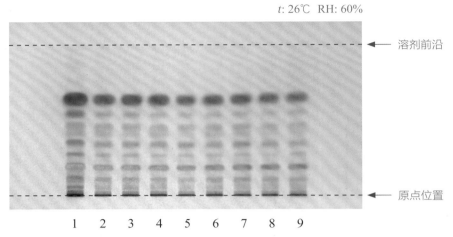

图 1 高效硅胶 GF$_{254}$ 预制薄层板（烟台市化学工业研究所，批号：20160411）

t: 33℃ RH: 66%

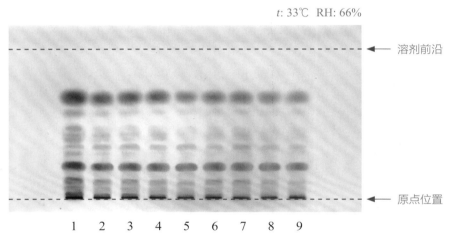

图 2 高效硅胶 GF$_{254}$ 预制薄层板（青岛海洋化工厂，批号：20160511）

t: 32℃ RH: 66%

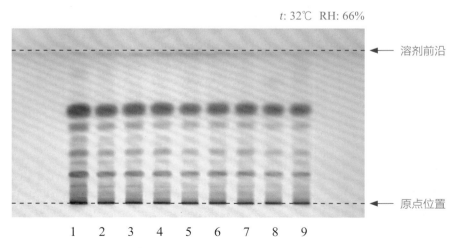

图 3 硅胶 F$_{254}$ 预制薄层板（DC-Fertigplatten DURASIL-25/UV$_{254}$，MN，批号：511327）

t: 33℃   RH: 64%

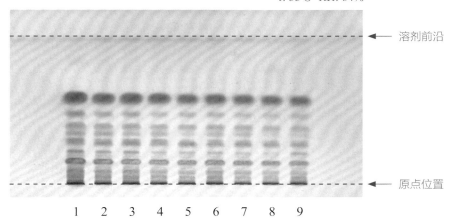

溶剂前沿

原点位置

1   2   3   4   5   6   7   8   9

图 4　高效硅胶 F_{254} 预制薄层板（HPTLC-Fertigplatten Nano-DURASIL-20 UV_{254}，MN，批号：305123）

1. 降香对照药材（120952-201108）　2. 降香（购自广东）　3. 降香（购自河南）　4. 降香（购自安徽）
5. 降香（购自海南）　6. 降香（购自云南）　7. 降香（购自广西）　8. 降香（购自海南）
9. 降香（购自海南）

鉴别（3）
Identification (3)

t: 34℃　RH: 64%

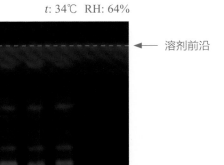

← 溶剂前沿

← 原点位置

1　2　3　4　5　6　7　8　9

图 5　高效硅胶 GF$_{254}$ 预制薄层板（烟台市化学工业研究所，批号：20160411）

t: 35℃　RH: 58%

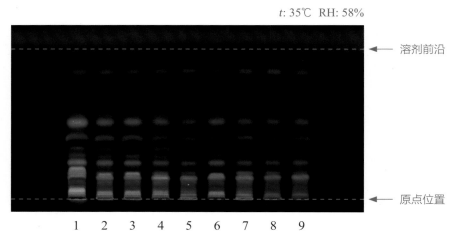

← 溶剂前沿

← 原点位置

1　2　3　4　5　6　7　8　9

图 6　高效硅胶 GF$_{254}$ 预制薄层板（青岛海洋化工厂，批号：20160511）

t: 34℃　RH: 65%

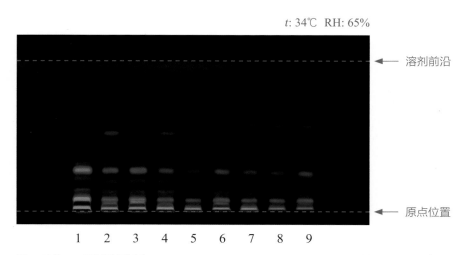

← 溶剂前沿

← 原点位置

1　2　3　4　5　6　7　8　9

图 7　硅胶 F$_{254}$ 预制薄层板（DC-Fertigplatten DURASIL-25 UV$_{254}$，MN，批号：511327）

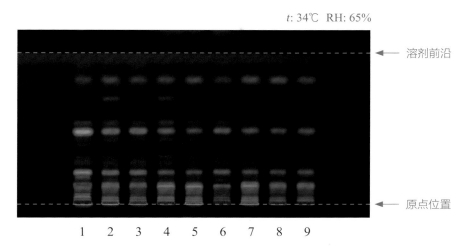

t: 34℃ RH: 65%

图 8 高效硅胶 F_{254} 预制薄层板（HPTLC-Fertigplatten Nano-DURASIL-20 UV_{254}，MN，批号：305123）

1. 降香对照药材（120952-201108）　　2. 降香（购自广东）　　3. 降香（购自河南）　　4. 降香（购自安徽）
5. 降香（购自海南）　6. 降香（购自云南）　7. 降香（购自广西）　8. 降香（购自海南）　9. 降香（购自海南）

（上海中药标准化研究中心　郑瑞蓉）

金果榄

TINOSPORAE RADIX

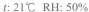

t: 21℃ RH: 50%

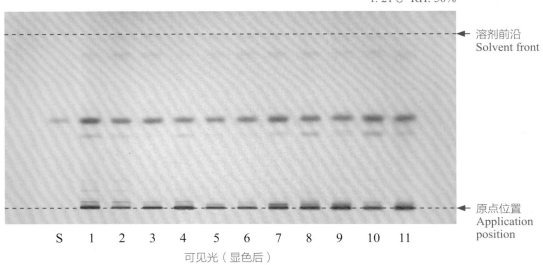

← 溶剂前沿 Solvent front

← 原点位置 Application position

S 1 2 3 4 5 6 7 8 9 10 11

可见光（显色后）

A 10% solution of sulfuric acid in ethanol，White light

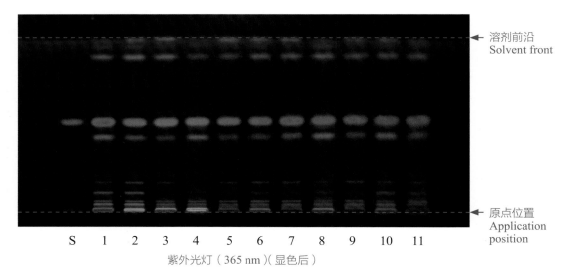

← 溶剂前沿 Solvent front

← 原点位置 Application position

S 1 2 3 4 5 6 7 8 9 10 11

紫外光灯（365 nm）（显色后）

A 10% solution of sulfuric acid in ethanol，UV 365 nm

S. 古伦宾对照品（111837-201102）

1. 金果榄（购自云南）
2. 金果榄（购自湖南）
3. 金果榄（购自安徽）
4. 金果榄（购自贵州）
5. 金果榄（购自四川）
6. 金果榄（购自安徽）
7. 金果榄（购自四川）
8. 金果榄（购自陕西）
9. 金果榄（购自河南）
10. 金果榄（购自四川）
11. 金果榄（购自四川）

S, columbin CRS; tracks 1-11, Tinosporae Radix (1, obtained from Yunnan; 2, obtained from Hunan; 3 and 6, obtained from Anhui; 4, obtained from Guizhou; 5, 7, 10 and 11, obtained from Sichuan; 8, obtained from Shaanxi; 9, obtained from Henan, China)

供试品溶液 Test Solution	取本品粉末 1 g，加甲醇 20 ml，超声处理 30 分钟，滤过，滤液蒸干，残渣加甲醇 2 ml 使溶解，作为供试品溶液。 To 1 g of the powder, add 20 mL of methanol, ultrasonicate for 30 minutes, filter, evaporate the filtrate to dryness, and dissolve the residue in 2 mL of methanol.
对照品溶液 Reference Solution	取古伦宾对照品，加甲醇制成每 1 ml 含 0.5 mg 的溶液，作为对照品溶液。 Dissolve columbin CRS in methanol to produce a solution containing 0.5 mg per mL.
薄层板 Stationary Phase	硅胶预制薄层板（DC-Fertigplatten DURASIL-25，MN）。 TLC silica gel pre-coated plate (DC-Fertigplatten DURASIL-25, MN).
点样 Sample Application	2 µl；条带状点样，条带宽度为 8 mm，条带间距为 5.6 mm，原点距底边 10 mm。 Apply separately to the plate 2 µL of each of the test solutions and the reference solution in band, band length 8 mm, track distance 5.6 mm, distance from lower edge of the plate 10 mm.
展开剂 Mobile Phase	环己烷－乙酸乙酯－甲醇－浓氨试液（8∶9∶2∶1）的上层溶液，35 ml。 cyclohexane, ethyl acetate, methanol and concentrated ammonia TS (8:9:2:1), allow the mixture to separate, and use the upper layer, 35 mL.
展开缸 Developing Chamber	双槽展开缸，20 cm×10 cm。 Twin trough chamber, 20 cm × 10 cm.
展开 Development	展开缸预平衡 15 分钟，上行展开，展距为 7.5 cm。 Equilibrate the chamber with the mobile phase for 15 minutes, develop vertically for 7.5 cm.
显色 Derivatization	喷以 10% 硫酸乙醇溶液，在 105℃加热至显色清晰。 Spray with a 10% solution of sulfuric acid in ethanol, and heat at 105℃ until the colours of the bands appear distinctly.
检视 Detection	置可见光和紫外光灯（365 nm）下检视。 Examine in white light and under ultraviolet light at 365 nm after derivatization.
备注 Note	本 TLC 图谱将《中国药典》（2015 年版 一部）中该鉴别项的展开剂"环己烷－乙酸乙酯－甲醇－浓氨试液（10∶9∶6∶1）的上层溶液"修订为"环己烷－乙酸乙酯－甲醇－浓氨试液（8∶9∶2∶1）的上层溶液"，可将 TLC 图谱中古伦宾对照品斑点与其下方另一斑点更有效地分离。 In this monograph, the mobile phase was revised as "the upper layer of the mixture of *n*-hexane, ethyl acetate, methanol and strong ammonia TS (8:9:2:1)", instead of using "the upper layer of a mixture of cyclohexane, ethyl acetate, methanol and strong ammonia TS (10:9:6:1)" as described in *ChP* (2015 edition), in which condition, the band of columbin cannot be well separated from an underneat one.

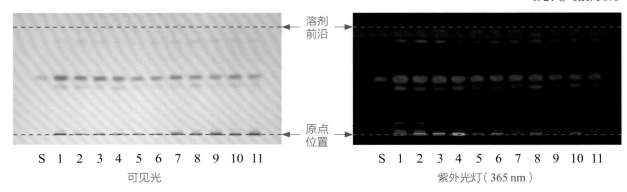

图 1　硅胶预制薄层板（烟台市化学工业研究所，批号：20160729）

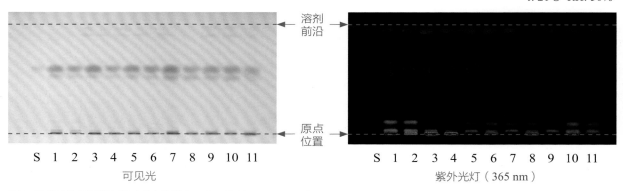

图 2　高效硅胶预制薄层板（青岛海洋化工厂，批号：20160904）

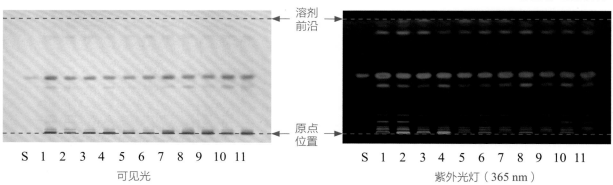

图 3　硅胶预制薄层板（DC-Fertigplatten DURASIL-25，MN，批号：503063）

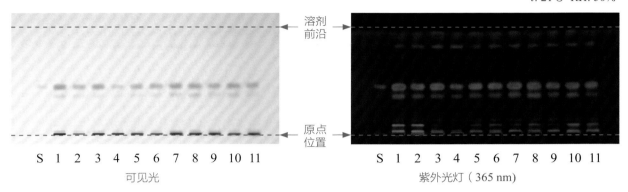

t: 21℃ RH: 50%

溶剂前沿

原点位置

S 1 2 3 4 5 6 7 8 9 10 11
可见光

S 1 2 3 4 5 6 7 8 9 10 11
紫外光灯（365 nm）

图 4 高效硅胶预制薄层板（HPTLC-Fertigplatten Nano-DURASIL-20，MN，批号：602032）

S. 古伦宾对照品（111837-201102）

1. 金果榄（购自云南）　　　2. 金果榄（购自湖南）　　　3. 金果榄（购自安徽）　　　4. 金果榄（购自贵州）

5. 金果榄（购自四川）　　　6. 金果榄（购自安徽）　　　7. 金果榄（购自四川）　　　8. 金果榄（购自陕西）

9. 金果榄（购自河南）　　　10. 金果榄（购自四川）　　　11. 金果榄（购自四川）

（上海中药标准化研究中心　郑瑞蓉）

筋骨草
AJUGAE HERBA

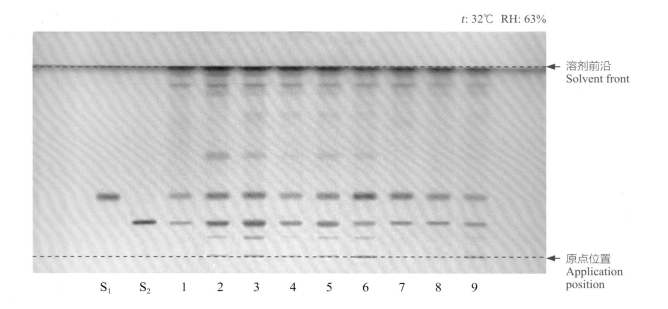

t: 32℃ RH: 63%

溶剂前沿
Solvent front

原点位置
Application position

S₁   S₂   1   2   3   4   5   6   7   8   9

S₁. 乙酰哈巴苷对照品
（111925-201212）

S₂. 哈巴苷对照品（111729-
201506）

1. 筋骨草（购自河北）

2. 筋骨草（购自福建）

3. 筋骨草（购自安徽）

4. 筋骨草（购自四川）

5. 筋骨草（购自北京）

6. 筋骨草（购自江西）

7. 筋骨草（购自安徽）

8. 筋骨草（购自湖南）

9. 筋骨草（购自安徽）

S₁, acetyl harpagide CRS ; S₂, harpagide CRS; tracks 1-9, Ajugae Herba (1, obtained from Hebei; 2, obtained from Fujian; 3, 7 and 9, obtained from Anhui; 4, obtained from Sichuan; 5, obtained from Beijing; 6, obtained from Jiangxi; 8, obtained from Hunan, China)

供试品溶液 Test Solution	取本品粉末 1 g，加甲醇 10 ml，超声处理 30 分钟，滤过，取滤液作为供试品溶液。 To 1 g of the powder, add 10 mL of methanol, ultrasonicate for 30 minutes, and filter.
对照品溶液 Reference Solution	取乙酰哈巴苷对照品、哈巴苷对照品，分别加甲醇制成每 1 ml 含 1 mg 的溶液，作为对照品溶液。 Dissolve a quantity of acetyl harpagide CRS and harpagide CRS, respectively, in methanol to prepare two solutions, each containing 1 mg per mL.
薄层板 Stationary Phase	高效硅胶预制薄层板（HPTLC-Fertigplatten Nano-DURASIL-20，MN）。 HPTLC silica gel pre-coated plate (HPTLC-Fertigplatten Nano-DURASIL-20, MN).
点样 Sample Application	4 µl；条带状点样，条带宽度为 8 mm，条带间距为 4 mm，原点距底边 10 mm。 Apply separately 4 µL of each of the test solutions and the reference solutions in band, band length 8 mm, track distance 4 mm, distance from lower edge of the plate 10 mm.
展开剂 Mobile Phase	乙酸乙酯 – 丙酮 – 甲酸 – 水（5∶5∶1∶1），35 ml。 Ethyl acetate, acetone, formic acid and water (5:5:1:1), 35 mL.
展开缸 Developing Chamber	双槽展开缸，20 cm × 10 cm。 Twin trough chamber, 20 cm × 10 cm.
展开 Development	展开缸预平衡 30 分钟，上行展开，展距为 7.5 cm。 Equilibrate the chamber with the mobile phase for 30 minutes, develop vertically for 7.5 cm.
显色 Derivatization	喷以香草醛硫酸试液。 Spray with vanillin in sulfuric acid TS.
检视 Detection	置可见光下检视。 Examine in white light.

不同薄层板薄层色谱图的比较

t: 31℃ RH: 50%

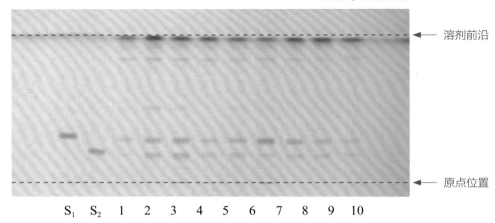

图1 高效硅胶 GF₂₅₄ 预制薄层板（烟台市化学工业研究所，批号：20160411）

t: 33℃ RH: 58%

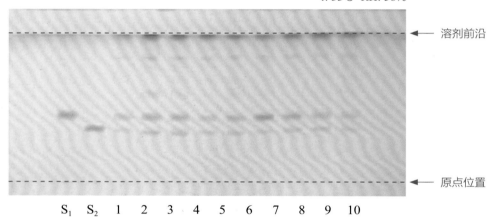

图2 高效硅胶预制薄层板（青岛海洋化工厂，批号：20160509）

t: 32℃ RH: 47%

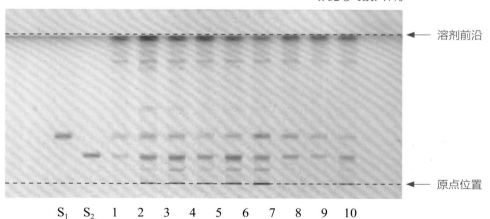

图3 硅胶预制薄层板（DC-Fertigplatten DURASIL-25，MN，批号：304116）

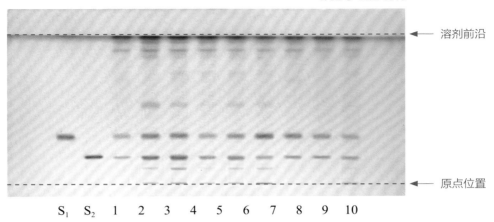

t: 32℃ RH: 63%

溶剂前沿

原点位置

S₁ S₂ 1 2 3 4 5 6 7 8 9 10

图 4 高效硅胶预制薄层板（HPTLC-Fertigplatten Nano-DURASIL-20，MN，批号：401003）

S₁. 乙酰哈巴苷对照品（111925-201202）

S₂. 哈巴苷对照品（111729-201506）

1. 筋骨草（购自河北）　　　2. 筋骨草（购自福建）　　　3. 筋骨草（购自安徽）　　　4. 筋骨草（购自四川）

5. 筋骨草（购自北京）　　　6. 筋骨草（购自江西）　　　7. 筋骨草（购自安徽）　　　8. 筋骨草（购自湖南）

9. 筋骨草（购自安徽）

（上海中药标准化研究中心　宋利婷）

京大戟
EUPHORBIAE PEKINENSIS RADIX

t: 19℃ RH: 36%

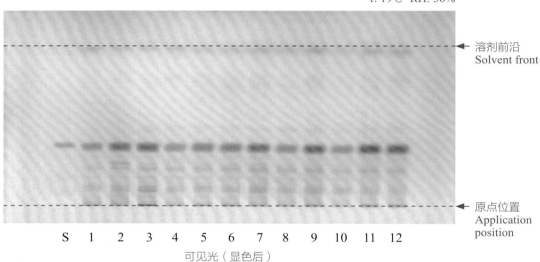

← 溶剂前沿 Solvent front

← 原点位置 Application position

S 1 2 3 4 5 6 7 8 9 10 11 12

可见光（显色后）

A 10% solution of sulfuric acid in ethanol，White light

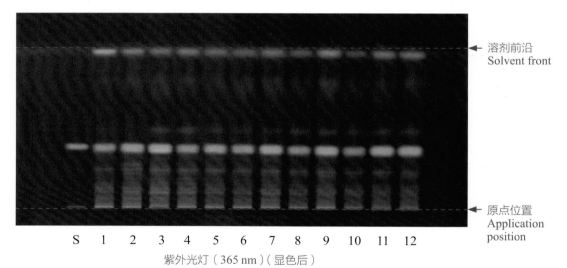

← 溶剂前沿 Solvent front

← 原点位置 Application position

S 1 2 3 4 5 6 7 8 9 10 11 12

紫外光灯（365 nm）（显色后）

A 10% solution of sulfuric acid in ethanol，UV 365 nm

S. 大戟二烯醇对照品
　（111866-201001）
1. 京大戟对照药材
　（121675-201201）
2. 京大戟（产于河北）
3. 京大戟（产于河北）
4. 京大戟（产于湖北）
5. 京大戟（产于广西）

6. 京大戟（购自安徽）
7. 京大戟（购自安徽）
8. 京大戟（购自安徽）
9. 京大戟（购自安徽）
10. 京大戟（购自安徽）
11. 京大戟（产于河北）
12. 京大戟（产于河北）

S, euphol CRS; track 1, Euphorbiae Pekinensis Radix reference drug; tracks 2-12, Euphorbiae Pekinensis Radix (2-3 and 11-12, produced in Hebei; 4, produced in Hubei; 5, produced in Guangxi; 6-10, obtained from Anhui, China)

供试品溶液 Test Solution	取本品粉末 0.5 g，加石油醚（60~90℃）5 ml，浸渍 1 小时，滤过，滤液浓缩至 1 ml，作为供试品溶液。 To 0.5 g of the powder, add 5 mL of petroleum ether (60-90℃), macerate for 1 hour, filter, and evaporate the filtrate to 1 mL.
对照药材溶液 Reference Drug Solution	取京大戟对照药材 1 g，同供试品溶液制备方法制成对照药材溶液。 Prepare a solution of 1 g of Euphorbiae Pekinensis Radix reference drug in the same manner as described in the test solution preparation.
对照品溶液 Reference Solution	取大戟二烯醇对照品，加甲醇制成每 1 ml 含 1 mg 的溶液，作为对照品溶液。 Dissolve a quantity of euphol CRS in methanol to produce a solution containing 1 mg per mL.
薄层板 Stationary Phase	高效硅胶预制薄层板（HPTLC-Fertigplatten Nano-DURASIL-20，MN）。 HPTLC silica gel pre-coated plate (HPTLC-Fertigplatten Nano-DURASIL-20, MN).
点样 Sample Application	2 µl；条带状点样，条带宽度为 8 mm，条带间距为 4 mm，原点距底边 10 mm。 Apply separately to the plate 2 µL of each of the test solutions, the reference drug solution and the reference solution in band, band length 8 mm, track distance 4 mm, distance from lower edge of the plate 10 mm.
展开剂 Mobile Phase	石油醚（60~90℃）－丙酮（7:1），35 ml。 Petroleum ether (60-90℃) and acetone (7:1), 35 mL.
展开缸 Developing Chamber	双槽展开缸，20 cm×10 cm。 Twin trough chamber, 20 cm×10 cm.
展开 Development	展开缸预平衡 20 分钟，上行展开，展距为 7.5 cm。 Equilibrate the chamber with the mobile phase for 20 minutes, develop vertically for 7.5 cm.
显色 Derivatization	喷以 10% 硫酸乙醇溶液，在 105℃加热至斑点显色清晰。 Spray with a 10% solution of sulfuric acid in ethanol and heat at 105℃ until the colours of the bands appear distinctly.
检视 Detection	分别置可见光及紫外光灯（365 nm）下检视。 Examine in white light and under ultraviolet light at 365 nm, respectively.
备注 Note	本 TLC 图谱将《中国药典》（2015 年版 一部）中该鉴别项的展开剂"石油醚（30~60℃）－丙酮（5:1）"修订为"石油醚（60~90℃）－丙酮（7:1）"，以获得更佳分离度与合适的 R_f 值。 In this monograph, a mixture of petroleum ether (60-90℃)-acetone (7:1) was used as the mobile phase to get better resolutions and a moderate R_f value of the reference substance, instead of using a mixture of petroleum ether (30-60℃) and acetone (5:1) as described in ChP (2015 edition).

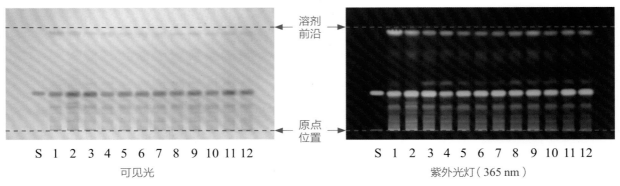

图 1 高效硅胶 GF$_{254}$ 预制薄层板（烟台市化学工业研究所，批号：20161206）

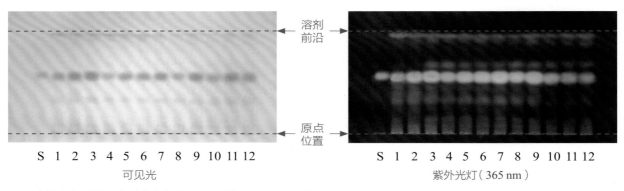

图 2 高效硅胶预制薄层板（青岛海洋化工厂，批号：20170209）

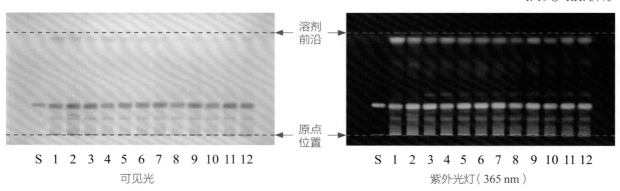

图 3 硅胶预制薄层板（DC-Fertigplatten DURASIL-25，MN，批号：511314）

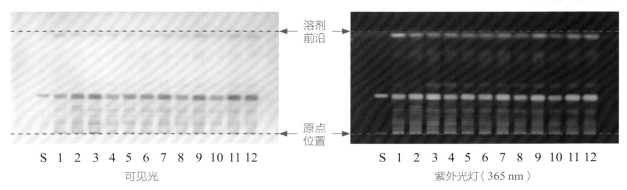

t: 19℃　RH: 36%

溶剂
前沿

原点
位置

S. 1 2 3 4 5 6 7 8 9 10 11 12　　　S. 1 2 3 4 5 6 7 8 9 10 11 12

可见光　　　　　　　　　　　　　紫外光灯（365 nm）

图 4　高效硅胶预制薄层板（HPTLC-Fertigplatten Nano-DURASIL-20，MN，批号：401003）

S.　大戟二烯醇对照品（111866-201001）

1. 京大戟对照药材（121675-201201）　2. 京大戟（产于河北）　　3. 京大戟（产于河北）　　4. 京大戟（产于湖北）

5. 京大戟（产于广西）　　　　　　6. 京大戟（购自安徽）　　7. 京大戟（购自安徽）　　8. 京大戟（购自安徽）

9. 京大戟（购自安徽）　　　　　　10. 京大戟（购自安徽）　　11. 京大戟（产于河北）　　12. 京大戟（产于河北）

（上海中药标准化研究中心　夏丽　宋利婷）

荆芥
SCHIZONEPETAE HERBA

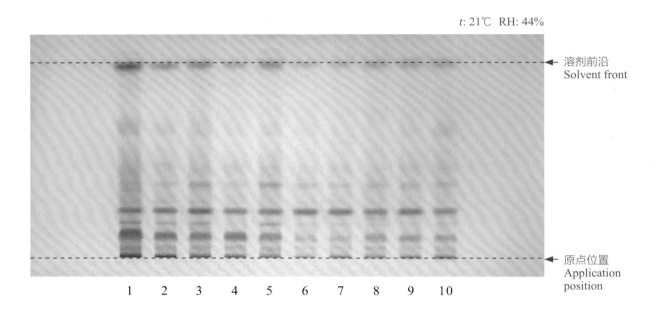

t: 21℃ RH: 44%

溶剂前沿
Solvent front

原点位置
Application position

1　2　3　4　5　6　7　8　9　10

---

1. 荆芥对照药材
　（120911-201512）
2. 荆芥（购自江苏）
3. 荆芥（购自河北）
4. 荆芥（购自湖南）
5. 荆芥（购自河北）

6. 荆芥（购自安徽）
7. 荆芥（购自湖南）
8. 荆芥（购自江西）
9. 荆芥（购自江苏）
10. 荆芥（购自江苏）

Track 1, Schizonepetae Herba reference drug; tracks 2-10, Schizonepetae Herba (2, 9 and 10, obtained from Jiangsu; 3 and 5, obtained from Hebei; 4 and 7, obtained from Hunan; 6, obtained from Anhui; 8, obtained from Jiangxi, China)

供试品溶液 Test Solution	取本品粗粉 0.8 g，加石油醚（60~90℃）20 ml，密塞，时时振摇，放置过夜，滤过，滤液挥至 1 ml，作为供试品溶液。 To 0.8 g of the coarse powder, add 20 mL of petroleum ether (60-90℃), stopper tightly, shake frequently, and allow to stand overnight. Filter and evaporate the filtrate to 1 mL.
对照药材溶液 Reference drug Solution	取荆芥对照药材 0.8 g，同供试品溶液制备方法制成对照药材溶液。 Prepare a solution of 0.8 g of Schizonepetae Herba reference drug in the same manner as described in the test solution preparation.
薄层板 Stationary Phase	高效硅胶预制薄层板（HPTLC-Fertigplatten Nano-DURASIL-20，MN）。 HPTLC silica gel pre-coated plate (HPTLC-Fertigplatten Nano-DURASIL-20, MN).
点样 Sample Application	10 µl；条带状点样，条带宽度为 8 mm，条带间距为 5 mm，原点距底边 10 mm。 Apply separately to the plate 10 µL of each of the test solutions and the reference drug solution in band, band length 8 mm, track distance 5 mm, distance from lower edge of the plate 10 mm.
展开剂 Mobile Phase	正己烷 – 乙酸乙酯（17:3），20 ml。 *n*-Hexane and ethyl acetate (17:3), 20 mL.
展开缸 Developing Chamber	双槽展开缸，20 cm × 10 cm。 Twin trough chamber, 20 cm × 10 cm.
展开 Development	展开缸预平衡 20 分钟，上行展开，展距为 8 cm。 Equilibrate the chamber with the mobile phase for 20 minutes, develop vertically for 8 cm.
显色 Derivatization	喷以 5% 香草醛的 5% 硫酸乙醇溶液，在 105℃加热至斑点显色清晰。 Spray with a 5% solution of vanillin in ethanolic sulfuric acid (5%), heat at 105℃ until the colours of the bands appear distinctly.
检视 Detection	置可见光下检视。 Examine in white light.

t: 21℃ RH: 44%

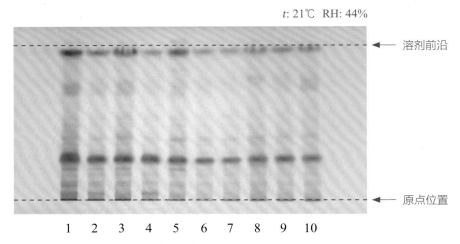

溶剂前沿

原点位置

1　2　3　4　5　6　7　8　9　10

图 1　高效硅胶预制薄层板（烟台市化学工业研究所，批号：20161206）

t: 21℃ RH: 44%

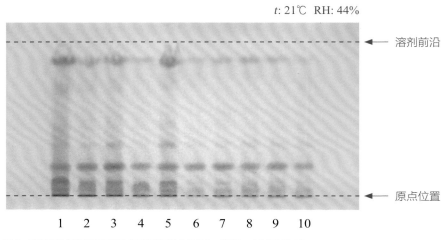

溶剂前沿

原点位置

1　2　3　4　5　6　7　8　9　10

图 2　高效硅胶预制薄层板（青岛海洋化工厂，批号：20170209）

t: 21℃ RH: 44%

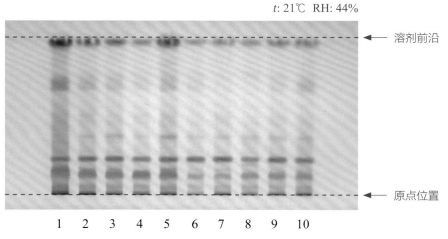

溶剂前沿

原点位置

1　2　3　4　5　6　7　8　9　10

图 3　硅胶预制薄层板（DC-Fertigplatten DURASIL-25，MN，批号：511314）

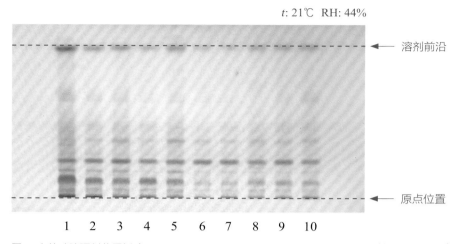

t: 21℃ RH: 44%

← 溶剂前沿

← 原点位置

1　2　3　4　5　6　7　8　9　10

图 4　高效硅胶预制薄层板（HPTLC-Fertigplatten Nano-DURASIL-20，MN，批号：401003）

1．荆芥对照药材（120911-201512）　　2．荆芥（购自江苏）　　3．荆芥（购自河北）　　4．荆芥（购自湖南）
5．荆芥（购自河北）　　6．荆芥（购自安徽）　　7．荆芥（购自湖南）　　8．荆芥（购自江西）
9．荆芥（购自江苏）　　10．荆芥（购自江苏）

（上海中药标准化研究中心　潘丽）

款冬花
FARFARAE FLOS

t: 23℃ RH: 52%

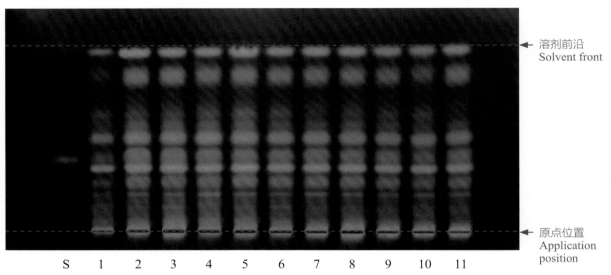

溶剂前沿
Solvent front

原点位置
Application
position

S 1 2 3 4 5 6 7 8 9 10 11

S. 款冬酮对照品
　（111884-201303）
1. 款冬花对照药材
　（121449-201403）
2. 款冬花（产于河北）
3. 款冬花（产于河南）
4. 款冬花（购自安徽）

5. 款冬花（产于山西）
6. 款冬花（产于甘肃）
7. 款冬花（产于甘肃）
8. 款冬花（产于甘肃）
9. 款冬花（产于甘肃）
10. 款冬花（产于安徽）
11. 款冬花（产于山西）

S, tussilagone CRS; track 1, Farfarae Flos reference drug; tracks 2-11, Farfarae Flos (2, produced in Hebei; 3, produced in Henan; 4, obtained from Anhui; 5 and 11, produced in Shanxi; 6-9, produced in Gansu; 10, produced in Anhui, China)

供试品溶液 Test Solution	取本品粉末 1 g，加乙醇 20 ml，超声处理 1 小时，滤过，滤液蒸干，残渣加乙酸乙酯 1 ml 使溶解，作为供试品溶液。 To 1 g of the powder, add 20 mL of ethanol, ultrasonicate for 1 hour, filter and evaporate the filtrate to dryness. Dissolve the residue in 1 mL of ethyl acetate.
对照药材溶液 Reference Drug Solution	取款冬花对照药材 1 g，同供试品溶液制备方法制成对照药材溶液。 Prepare a solution of 1 g of the Farfarae Flos reference drug in the same manner as described in the test solution preparation.
对照品溶液 Reference Solution	取款冬酮对照品，加乙酸乙酯制成每 1 ml 含 1 mg 的溶液，作为对照品溶液。 Dissolve a quantity of tussilagone CRS in ethyl acetate to produce a solution containing 1 mg per mL.
薄层板 Stationary Phase	高效硅胶预制薄层板（HPTLC-Fertigplatten Nano-DURASIL-20，MN）。 HPTLC silica gel pre-coated plate (HPTLC-Fertigplatten Nano-DURASIL-20, MN).
点样 Sample Application	2 µl；条带状点样，条带宽度为 8 mm，条带间距为 4 mm，原点距底边 10 mm。 Apply separately 2 µL of each of the test solutions, the reference drug solution and the reference solution in band, band length 8 mm, track distance 4 mm, distance from lower edge of the plate 10 mm.
展开剂 Mobile Phase	石油醚（60～90℃）-丙酮（6:1），20 ml。 Petroleum ether (60-90℃) and acetone (6:1), 20 mL.
展开缸 Developing Chamber	双槽展开缸，20 cm×10 cm。 Twin trough chamber, 20 cm × 10 cm.
展开 Development	展开缸预平衡 15 分钟，上行展开，展距为 8 cm，取出，晾干，再以同一展开剂上行展开，展距为 8 cm。 Equilibrate the chamber with the mobile phase for 15 minutes, develop vertically for 8 cm twice.
显色 Derivatization	喷以 10% 硫酸乙醇溶液，在 105℃加热至斑点显色清晰。 Spray with a 10% solution of sulfuric acid in ethanol, and heat at 105℃ until the colours of the bands appear distinctly.
检视 Detection	置紫外光灯（365 nm）下检视。 Examine under ultraviolet light at 365 nm.
备注 Note	《中国药典》（2015 年版一部）本项鉴别采用直接"置紫外光灯（254 nm）下检视"，但对照品呈暗斑难以检识。本 TLC 图谱将其修订为"喷以 10% 硫酸乙醇溶液，在 105℃加热至斑点显色清晰，置紫外光灯（365 nm）下检视"，不仅对照品斑点清晰可见，更显示出更多鉴别信息。 In this monograph, a 10% solution of sulfuric acid in ethanol was used as the derivatization reagent, followed by heating at 105℃ and then examining under ultraviolet light at 365 nm to get better visibility of the reference substance and more informatic characteristic bands, instead of the direct examination under ultraviolet light at 254 nm, as described in *ChP* (2015 edition) in which condition the reference substance tussilagone could not be distinctly detected.

t: 23℃ RH: 52%

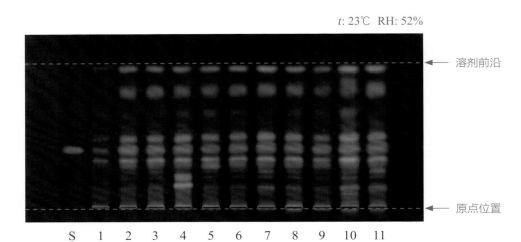

溶剂前沿

原点位置

S 1 2 3 4 5 6 7 8 9 10 11

图 1 高效硅胶预制薄层板（烟台市化学工业研究所，批号：20151214）

t: 23℃ RH: 52%

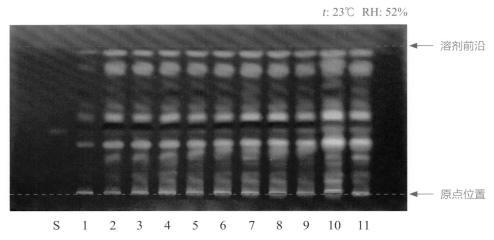

溶剂前沿

原点位置

S 1 2 3 4 5 6 7 8 9 10 11

图 2 高效硅胶预制薄层板（青岛海洋化工厂，批号：20150706）

t: 23℃ RH: 52%

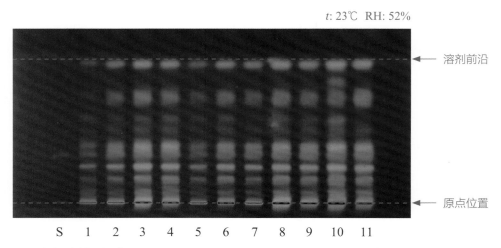

溶剂前沿

原点位置

S 1 2 3 4 5 6 7 8 9 10 11

图 3 硅胶预制薄层板（DC-Fertigplatten DURASIL-25，MN，批号：907208）

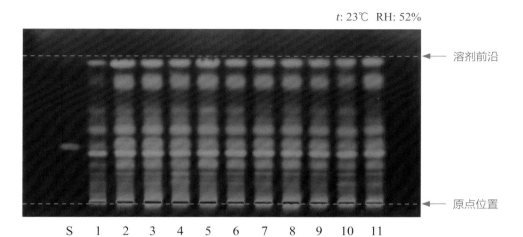

溶剂前沿

原点位置

S   1   2   3   4   5   6   7   8   9   10 11

图 4 高效硅胶预制薄层板（HPTLC-Fertigplatten Nano-DURASIL-20，MN，批号：401003）

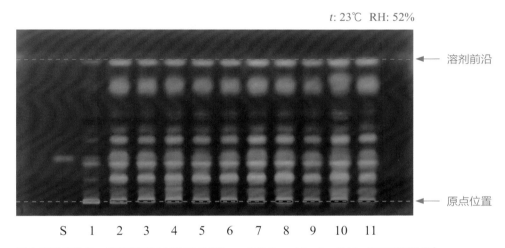

t: 23℃ RH: 52%

溶剂前沿

原点位置

S   1   2   3   4   5   6   7   8   9   10 11

图 5 高效硅胶 F_{254} 预制薄层板（HPTLC Silica gel 60 F_{254}，Merck，批号：HX56026042）

S. 款冬酮对照品（111884-201303）
1. 款冬花对照药材（121449-201403） 2. 款冬花（产于河北）   3. 款冬花（产于河南）   4. 款冬花（购自安徽）
5. 款冬花（产于山西）   6. 款冬花（产于甘肃）   7. 款冬花（产于甘肃）   8. 款冬花（产于甘肃）
9. 款冬花（产于甘肃）   10. 款冬花（产于安徽）   11. 款冬花（产于山西）

（上海中药标准化研究中心　宋利婷）

Laifuzi

莱菔子
RAPHANI SEMEN

t: 24℃　RH: 37%

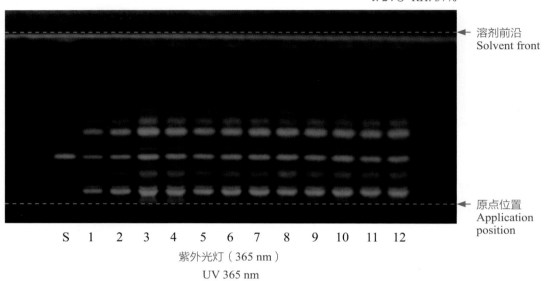

← 溶剂前沿
Solvent front

← 原点位置
Application
position

S　1　2　3　4　5　6　7　8　9　10　11　12

紫外光灯（365 nm）
UV 365 nm

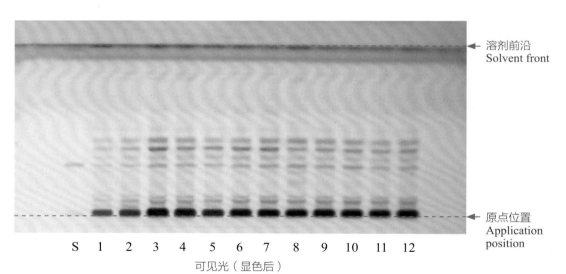

← 溶剂前沿
Solvent front

← 原点位置
Application
position

S　1　2　3　4　5　6　7　8　9　10　11　12

可见光（显色后）

A 1% solution of vanillin in ethanolic sulfuric acid（10%），White light

---

S. 芥子碱硫氰酸盐对照品
1. 莱菔子对照药材
　　（121074-201304）
2. 莱菔子（产于云南）
3. 莱菔子（购自安徽）
4. 莱菔子（产于云南）
5. 莱菔子（产于广东）

6. 莱菔子（购自安徽）
7. 莱菔子（购自安徽）
8. 莱菔子（产于广东）
9. 莱菔子（产于山东）
10. 莱菔子（产于甘肃）
11. 莱菔子（产于云南）
12. 莱菔子（产于内蒙古）

S, sinapine thiocyanate CRS; track 1, Raphani Semen reference drug; tracks 2-11, Raphani Semen (2, 4, and 11, produced in Yunnan; 3, 6, and 7, obtained from Anhui; 5 and 8, produced in Guangdong; 9, produced in Shandong; 10, produced in Gansu; 12, produced in Inner Mongolia, China)

供试品溶液 Test Solution	取本品粉末 1 g，加乙醚 30 ml，加热回流 1 小时，弃去乙醚液，药渣挥干，加甲醇 20 ml，加热回流 1 小时，滤过，滤液蒸干，残渣加甲醇 2 ml 使溶解，作为供试品溶液。 To 1 g of the powder add 30 mL of ether, heat under reflux for 1 hour, discard the ether solution, and evaporate the residue to dryness. To the residue add 20 mL of methanol, heat under reflux for 1 hour, filter, evaporate the filtrate to dryness, and dissolve the residue in 2 mL of methanol.
对照药材溶液 Reference Drug Solution	取莱菔子对照药材 1 g，同供试品溶液制备方法制成对照药材溶液。 Prepare a solution of 1 g of Raphani Semen reference drug in the same manner as described in the test solution preparation.
对照品溶液 Reference Solution	取芥子碱硫氰酸盐对照品，加甲醇制成每 1 ml 含 1 mg 的溶液，作为对照品溶液。 Dissolve a quantity of sinapine thiocyanate CRS in methanol to produce a solution containing 1 mg per mL.
薄层板 Stationary Phase	硅胶预制薄层板（DC-Fertigplatten DURASIL-25，MN）。 TLC silica gel pre-coated plate (DC-Fertigplatten DURASIL-25，MN).
点样 Sample Application	2 µl；条带状点样，条带宽度为 8 mm，条带间距为 4 mm，原点距底边 10 mm。 Apply separately to the plate 2 µL of each of the test solutions, the reference drug solution and the reference solution in band, band length 8 mm, track distance 4 mm, distance from lower edge of the plate 10 mm.
展开剂 Mobile Phase	乙酸乙酯－甲酸－水（10:2:3）的上层溶液，35 ml。 Ethyl acetate, formic acid and water (10:2:3), using the upper layer after separation, 35mL.
展开缸 Developing Chamber	双槽展开缸，20 cm×10 cm。 Twin trough chamber, 20 cm×10 cm.
展开 Development	展开缸预平衡 20 分钟，上行展开，展距为 7.5 cm。 Equilibrate the chamber with the mobile phase for 20 minutes, develop vertically for 7.5 cm.
显色 Derivatization	喷以 1% 香草醛的 10% 硫酸乙醇溶液，加热至斑点显色清晰。 Spray with a 1% solution of vanillin in ethanolic sulfuric acid (10%) and heat at 105℃ until the colours of the bands appear distinctly.
检视 Detection	显色前置紫外光灯（365 nm）下检视，显色后置可见光下检视。 Examine under ultraviolet light at 365 nm, and then in white light after derivatization.

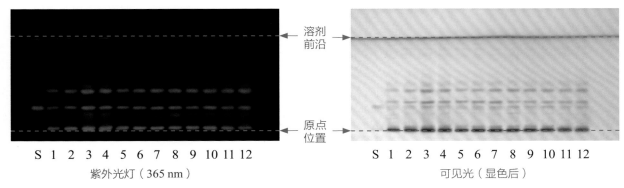

t: 20℃　RH: 27%

溶剂前沿　　　　　原点位置

S 1 2 3 4 5 6 7 8 9 10 11 12

紫外光灯（365 nm）　　　　可见光（显色后）

图 1　高效硅胶 GF$_{254}$ 预制薄层板（烟台市化学工业研究所，批号：20161208）

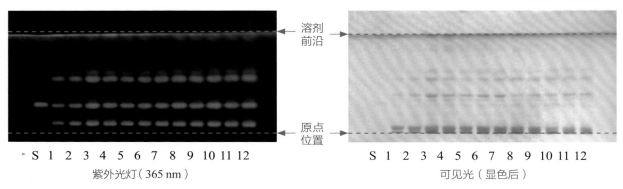

t: 25℃　RH: 35%

溶剂前沿　　　　　原点位置

S 1 2 3 4 5 6 7 8 9 10 11 12

紫外光灯（365 nm）　　　　可见光（显色后）

图 2　高效硅胶 GF$_{254}$ 预制薄层板（青岛海洋化工厂，批号：20160904）

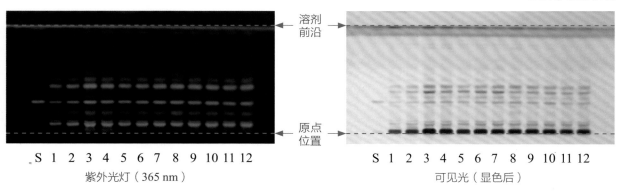

t: 24℃　RH: 37%

溶剂前沿　　　　　原点位置

S 1 2 3 4 5 6 7 8 9 10 11 12

紫外光灯（365 nm）　　　　可见光（显色后）

图 3　硅胶预制薄层板（DC-Fertigplatten DURASIL-25，MN，批号：503063）

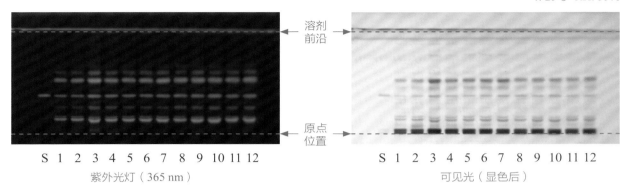

t: 25℃ RH: 35%

溶剂前沿

原点位置

S 1 2 3 4 5 6 7 8 9 10 11 12
紫外光灯（365 nm）

S 1 2 3 4 5 6 7 8 9 10 11 12
可见光（显色后）

图 4 高效硅胶预制薄层板（HPTLC-Fertigplatten Nano-DURASIL-20，MN，批号：401003）

S. 芥子碱硫氰酸盐对照品
1. 莱菔子对照药材（121074-201304） 2. 莱菔子（产于云南） 3. 莱菔子（购自安徽） 4. 莱菔子（产于云南）
5. 莱菔子（产于广东） 6. 莱菔子（购自安徽） 7. 莱菔子（购自安徽） 8. 莱菔子（产于广东）
9. 莱菔子（产于山东） 10. 莱菔子（产于甘肃） 11. 莱菔子（产于云南） 12. 莱菔子（产于内蒙古）

（上海中药标准化研究中心　夏丽）

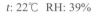

t: 22℃ RH: 39%

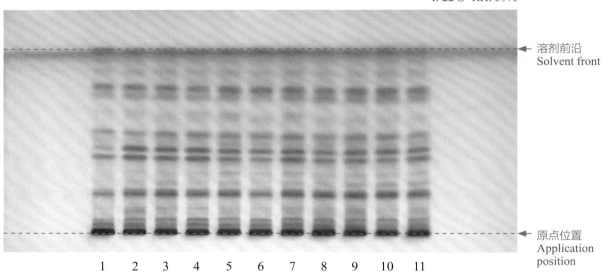

溶剂前沿
Solvent front

原点位置
Application position

1 2 3 4 5 6 7 8 9 10 11

1. 凌霄花对照药材
   （121122-201203）
2. 凌霄花（购自安徽）
3. 凌霄花（购自广东）
4. 凌霄花（产于江苏）
5. 凌霄花（购自江苏）
6. 凌霄花（产于江苏）
7. 凌霄花（购自江苏）
8. 凌霄花（产于安徽）
9. 凌霄花（购自安徽）
10. 凌霄花（产于河南）
11. 凌霄花（产于江苏）

Track 1, Campsis Flos reference drug; tracks 2-11, Campsis Flos (2 and 9, obtained from Anhui; 3, obtained from Guangdong; 4, 6 and 11, produced in Jiangsu; 5 and 7, obtained from Jiangsu; 8, produced in Anhui; 10, produced in Henan, China)

供试品溶液 Test Solution	取本品粉末 0.5 g，加石油醚（60～90℃)15 ml，超声处理 15 分钟，滤过，弃去石油醚液，药渣加甲醇 15 ml，超声处理 15 分钟，滤过，滤液蒸干，残渣加甲醇 1 ml 使溶解，作为供试品溶液。 To 0.5 g of the powder, add 15 mL of petroleum ether (60-90℃), ultrasonicate for 15 minutes, filter, and discard the filtrate. Add 15 mL of methanol to the residue, ultrasonicate for 15 minutes, filter, evaporate the filtrate to dryness, and dissolve the residue in 1 mL of methanol.
对照药材溶液 Reference Drug Solution	取凌霄花对照药材 0.5 g，同供试品溶液制备方法制成对照药材溶液。 Prepare a solution of 0.5 g of the Campsis Flos reference drug in the same manner as described in the test solution preparation.
薄层板 Stationary Phase	高效硅胶预制薄层板（HPTLC-Fertigplatten Nano-DURASIL-20，MN）。 HPTLC silica gel pre-coated plate (HPTLC-Fertigplatten Nano-DURASIL-20, MN).
点样 Sample Application	3 µl；条带状点样，条带宽度为 8 mm，条带间距为 4 mm，原点距底边 10 mm。 Apply separately to the plate 3 µL of each of the test solutions and the reference drug solution in band, band length 8 mm, track distance 4 mm, distance from lower edge of the plate 10 mm.
展开剂 Mobile Phase	三氯甲烷 – 甲醇（9 : 1），20 ml。 Chloroform and methanol (9:1), 20 mL.
展开缸 Developing Chamber	双槽展开缸，20 cm × 10 cm。 Twin trough chamber, 20 cm × 10 cm.
展开 Development	展开缸预平衡 15 分钟，展距 8 cm。 Equilibrate the chamber with the mobile phase for 15 minutes, develop vertically for 8 cm.
显色 Derivatization	喷以 2％香草醛硫酸乙醇溶液（1 → 10），在 105℃加热至斑点显色清晰。 Spray with a 2% solution of vanillin in ethanolic sulfuric acid (1 → 10), and heat at 105 ℃ until the colours of the bands appear distinctly.
检视 Detection	置可见光下检视。 Examine in white light.
备注 Note	本 TLC 图谱将《中国药典》(2015 年版 一部）中本鉴别项的显色方式"置碘蒸气中熏至斑点显色清晰"修订为"以 2％香草醛硫酸乙醇溶液（1 → 10）显色，置可见光下检视"，色谱图中条带更为清晰。 In this monograph, a 2% solution of vanillin in ethanolic sulfuric acid (1 → 10) was used as the derivatization regent for better visibility instead of using iodine vapour as described in *ChP* (2015 edition).

t: 22℃ RH: 39%

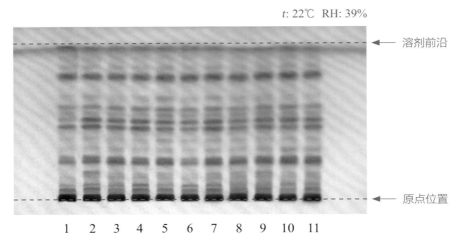

图 1 高效硅胶 GF_{254} 预制薄层板（烟台市化学工业研究所，批号：20160621）

t: 22℃ RH: 39%

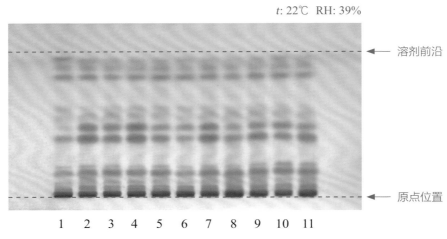

图 2 高效硅胶预制薄层板（青岛海洋化工厂，批号：20170209）

t: 22℃ RH: 39%

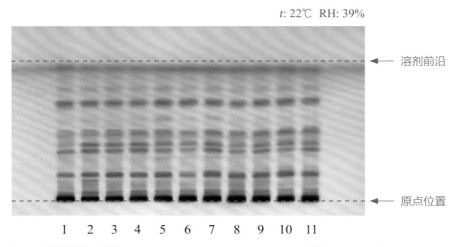

图 3 硅胶预制薄层板（DC-Fertigplatten DURASIL-25，MN，批号：906175）

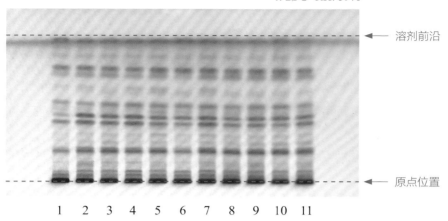

图 4　高效硅胶预制薄层板（HPTLC-Fertigplatten Nano-DURASIL-20，MN，批号：305143）

1. 凌霄花对照药材（121122-201203）　2. 凌霄花（购自安徽）　3. 凌霄花（购自广东）　4. 凌霄花（产于江苏）
5. 凌霄花（购自江苏）　6. 凌霄花（产于江苏）　7. 凌霄花（购自江苏）　8. 凌霄花（产于安徽）
9. 凌霄花（购自安徽）　10. 凌霄花（产于河南）　11. 凌霄花（产于江苏）

（上海中药标准化研究中心　宋利婷）

芦根
PHRAGMITIS RHIZOMA

t: 21℃ RH: 22%

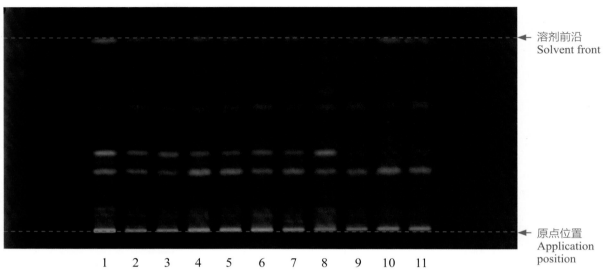

溶剂前沿
Solvent front

原点位置
Application position

1 2 3 4 5 6 7 8 9 10 11

---

1. 芦根对照药材
   （121107-201405）
2. 芦根（购自安徽）
3. 芦根（购自山西）
4. 芦根（购自安徽）
5. 芦根（购自江西）

6. 芦根（购自湖南）
7. 芦根（购自湖南）
8. 芦根（购自安徽）
9. 芦根（购自安徽）
10. 芦根（购自河北）
11. 芦根（购自安徽）

Track 1, Phragmitis Rhizoma reference drug; tracks 2-11, Phragmitis Rhizoma (2, 4, 8-9, and 11, obtained from Anhui; 3, obtained from Shanxi; 5, obtained from Jiangxi; 6-7, obtained from Hunan; 10, obtained from Hebei, China)

供试品溶液 Test Solution	取本品粉末（鲜品干燥后粉碎）1 g，加三氯甲烷 10 ml，超声处理 20 分钟，滤过，取滤液作为供试品溶液。 To 1 g of the powder (dried and powdered for the fresh materials), add 10 mL of chloroform, ultrasonicate for 20 minutes, and filter.
对照药材溶液 Reference Drug Solution	取芦根对照药材 1 g，同供试品溶液制备方法制成对照药材溶液。 Prepare a solution of 1 g of Phragmitis Rhizoma reference drug in the same manner as described in the test solution preparation.
薄层板 Stationary Phase	高效硅胶 GF$_{254}$ 预制薄层板（烟台市化学工业研究所）。 HPTLC silica gel GF$_{254}$ pre-coated plate (Yantai Chemical Industry Research Institute).
点样 Sample Application	10 µl；条带状点样，条带宽度为 8 mm，条带间距为 4 mm，原点距底边 10 mm。 Apply separately to the plate 10 µL of each of the test solutions and the reference drug solution in band, band length 8 mm, track distance 4 mm, distance from lower edge of the plate 10 mm.
展开剂 Mobile Phase	石油醚（60~90℃)－甲酸乙酯（15:5），35 ml。 Petroleum ether (60-90℃) and ethyl formate (15:5) , 35 mL.
展开缸 Developing Chamber	双槽展开缸，20 cm × 10 cm。 Twin trough chamber, 20 cm × 10 cm.
展开 Development	展开缸预平衡 15 分钟，上行展开，展距 7.5 cm。 Equilibrate the chamber with the mobile phase for 15 minutes, develop vertically for 7.5 cm.
显色 Derivatization	喷以 10% 硫酸乙醇试液，在 105℃加热至斑点显色清晰。 Spray with a 10% solution of sulfuric acid in ethanol, and heat at 105℃ until the colours of the bands appear distinctly.
检视 Detection	置紫外光灯（365 nm）下检视。 Examine under ultraviolet light at 365 nm.
备注 Note	本 TLC 图谱将《中国药典》（2015 年版 一部）中该鉴别项的展开剂"石油醚（30～60℃)－甲酸乙酯－甲酸（15:5:1)的上层溶液"，显色剂"磷钼酸试液"修订为"以石油醚（60~90℃)－甲酸乙酯（15:5）为展开剂，以 10% 硫酸乙醇溶液为显色剂，置紫外光灯（365 nm）下检视"，斑点更为清晰。 In this monograph, a mixture of petroleum ether (60−90℃) and ethyl formate (15:5) was used as the mobile phase and a 10% solution of sulfuric acid in ethanol used as the derivatization reagent for better visualization, instead of using the upper layer of the mixture of petroleum ether (30−60℃), ethyl formate and formic acid (15:5:1) as the mobile phase and phosphomolybdic acid TS as the derivatization reagent, as described in *ChP* (2015 edition), in which condition, little chemical information was provided.

t: 21℃　RH: 22%

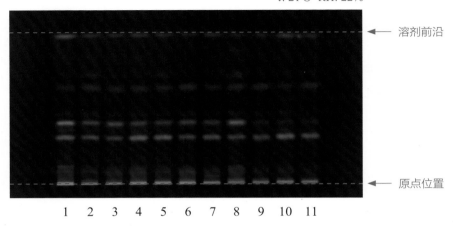

← 溶剂前沿

← 原点位置

1　2　3　4　5　6　7　8　9　10　11

图 1　高效硅胶 GF$_{254}$ 预制薄层板（烟台市化学工业研究所，批号：20160907）

t: 21℃　RH: 22%

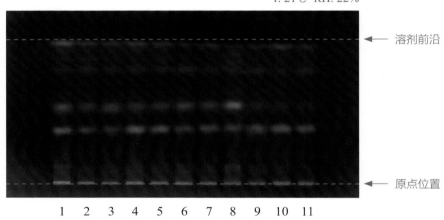

← 溶剂前沿

← 原点位置

1　2　3　4　5　6　7　8　9　10　11

图 2　高效硅胶预制薄层板（青岛海洋化工厂，批号：20170209）

t: 21℃　RH: 22%

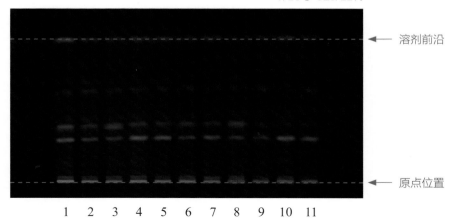

← 溶剂前沿

← 原点位置

1　2　3　4　5　6　7　8　9　10　11

图 3　硅胶预制薄层板（DC-Fertigplatten DURASIL-25，MN，批号：511314）

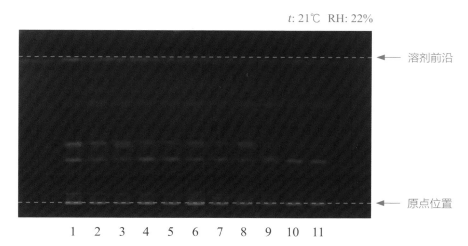

t: 21℃ RH: 22%

溶剂前沿

原点位置

图 4 高效硅胶预制薄层板（HPTLC-Fertigplatten Nano-DURASIL-20，MN，批号：305143）

1. 芦根对照药材（121107-201405）　　2. 芦根（购自安徽）　　3. 芦根（购自山西）　　4. 芦根（购自安徽）
5. 芦根（购自江西）　　6. 芦根（购自湖南）　　7. 芦根（购自湖南）　　8. 芦根（购自安徽）
9. 芦根（购自安徽）　　10. 芦根（购自河北）　　11. 芦根（购自安徽）

（上海中药标准化研究中心　郑瑞蓉　陈夕梅）

芦荟
ALOE

t: 24℃ RH: 23%

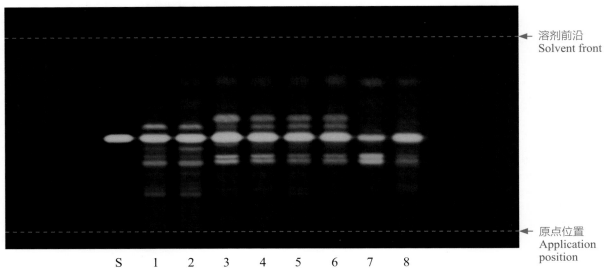

溶剂前沿
Solvent front

原点位置
Application
position

S 1 2 3 4 5 6 7 8

S. 芦荟苷对照品
1. 芦荟（购自湖南）
2. 芦荟（购自安徽）
3. 芦荟（购自安徽）
4. 芦荟（购自上海）
5. 芦荟（购自上海）
6. 芦荟（购自广西）
7. 芦荟（购自河南）
8. 芦荟（购自广西）

S, aloin CRS; tracks 1-8, Aloe (1, obtained from Hunan; 2 and 3, obtained from Anhui; 4 and 5, obtained from Shanghai; 6 and 8, obtained from Guangxi; 7, obtained from Henan, China)

供试品溶液 Test Solution	取本品粉末 0.5 g，加甲醇 20 ml，置水浴上加热至沸，振摇数分钟，滤过，取滤液作为供试品溶液。 To 0.5 g of the powder, add 20 mL of methanol, heat to boil on a water bath, shake for several minutes, filter, and use the filtrate.
对照品溶液 Reference Solution	取芦荟苷对照品，加甲醇制成每 1 ml 含 5 mg 的溶液，作为对照品溶液。 Dissolve a quantity of aloin CRS in methanol to prepare a solution containing 5 mg per mL.
薄层板 Stationary Phase	高效硅胶 F_{254} 预制薄层板（HPTLC-Fertigplatten Nano- DURASIL-20 UV_{254}，MN）。 HPTLC silica gel F_{254} pre-coated plate (HPTLC-Fertigplatten Nano-DURASIL-20 UV_{254}, MN).
点样 Sample Application	5 µl，条带状点样，条带宽度为 8 mm，条带间距为 6 mm，原点距底边 10 mm。 Apply separately to the plate 5 µL of each of the test solutions and the reference solution in band, band length 8 mm, track distance 6 mm, distance from lower edge of the plate 10 mm.
展开剂 Mobile Phase	乙酸乙酯－甲醇－水（100:17:13），35 ml。 Ethyl acetate, methanol and water (100:17:13), 35 mL.
展开缸 Developing Chamber	双槽展开缸，20 cm×10 cm。 Twin trough chamber, 20 cm × 10 cm.
展开 Development	展开缸预平衡 15 分钟，上行展开，展距为 8 cm。 Equilibrate the chamber with the mobile phase for 15 minutes, develop vertically for 8 cm.
显色 Derivatization	喷以 10% 氢氧化钾甲醇溶液。 Spray with a 10% solution of potassium hydroxide in methanol.
检视 Detection	置紫外光灯（365 nm）下检视。 Examine under ultraviolet light at 365 nm.

t: 25℃ RH: 22%

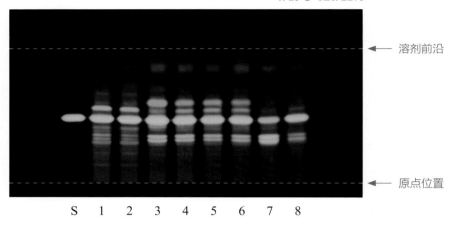

图 1 高效硅胶 GF$_{254}$ 预制薄层板（烟台市化学工业研究所，批号：20161206）

t: 26℃ RH: 25%

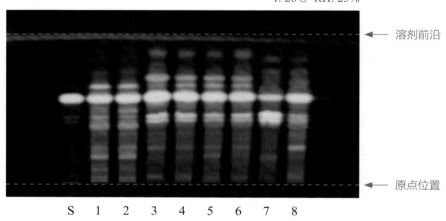

图 2 高效硅胶 GF$_{254}$ 预制薄层板（青岛海洋化工厂，批号：20170209）

t: 24℃ RH: 21%

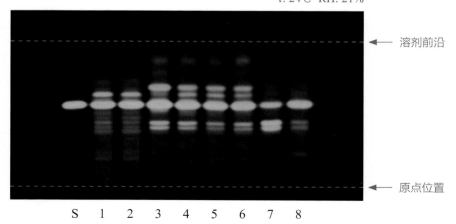

图 3 硅胶 F$_{254}$ 预制薄层板（DC-Fertigplatten DURASIL-25/UV$_{254}$，MN，批号：906175）

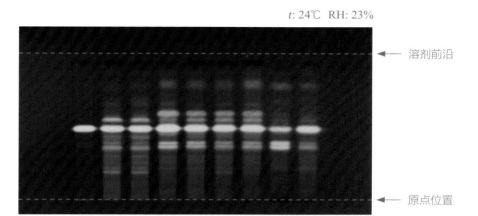

t: 24℃ RH: 23%

← 溶剂前沿

← 原点位置

S 1 2 3 4 5 6 7 8

图 4 高效硅胶 F_{254} 预制薄层板（HPTLC-Fertigplatten Nano-DURASIL-20 UV$_{254}$，MN，批号：305123）

S. 芦荟苷对照品

1. 芦荟（购自湖南）　　2. 芦荟（购自安徽）　　3. 芦荟（购自安徽）　　4. 芦荟（购自上海）　　5. 芦荟（购自上海）

6. 芦荟（购自广西）　　7. 芦荟（购自河南）　　8. 芦荟（购自广西）

（上海中药标准化研究中心　郑瑞蓉）

罗汉果
SIRAITIAE FRUCTUS

t: 17℃ RH: 30%

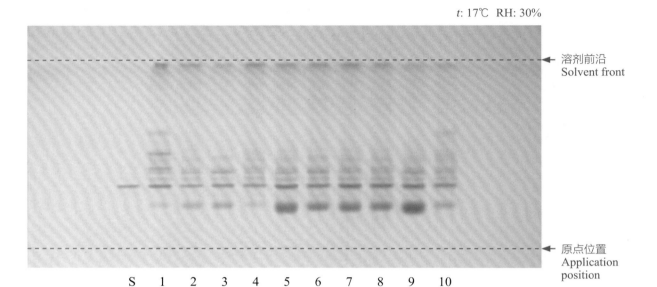

溶剂前沿
Solvent front

原点位置
Application
position

S 1 2 3 4 5 6 7 8 9 10

S. 罗汉果皂苷 V 对照品
　　（111754-201502）
1. 罗汉果对照药材
　　（121020-201005）
2. 罗汉果（购自安徽）
3. 罗汉果（产于广西）
4. 罗汉果（产于江西）

5. 罗汉果（产于广西）
6. 罗汉果（产于广西）
7. 罗汉果（产于广西）
8. 罗汉果（产于广西）
9. 罗汉果（产于广西）
10. 罗汉果（产于广西）

S, mogroside V CRS; track 1, Siraitiae Fructus reference drug;
tracks 2-10, Siraitiae Fructus (1, obtained from Anhui; 3, 5-10,
produced in Guangxi; 4, produced in Jiangxi, China)

供试品溶液 Test Solution	取本品粉末 1 g，加水 50 ml，超声处理 30 分钟，滤过，取滤液 20 ml，加正丁醇振摇提取 2 次，每次 20 ml，合并正丁醇液，减压蒸干，残渣加甲醇 1 ml 使溶解，作为供试品溶液。 To 1 g of the powder add 50 mL of water, ultrasonicate for 30 minutes, and filter. Take 20 mL of the filtrate, extract by shaking with two 20-mL quantities of *n*-butanol, combine the *n*-butanol extracts and evaporate to dryness under reduced pressure, and dissolve the residue in 1 mL of methanol.
对照药材溶液 Reference Drug Solution	取罗汉果对照药材 1 g，同供试品溶液制备方法制成对照药材溶液。 Prepare a solution of 1 g of Siraitiae Fructus reference drug in the same manner as described in the test solution preparation.
对照品溶液 Reference Solution	取罗汉果皂苷 V 对照品，加甲醇制成每 1 ml 含 1 mg 的溶液，作为对照品溶液。 Dissolve a quantity of mogroside V CRS in methanol to produce a solution containing 1 mg per mL.
薄层板 Stationary Phase	高效硅胶预制薄层板（HPTLC-Fertigplatten Nano-DURASIL-20，MN）。 HPTLC silica gel pre-coated plate (HPTLC-Fertigplatten Nano-DURASIL-20, MN).
点样 Sample Application	5 µl；条带状点样，条带宽度为 8 mm，条带间距为 4 mm，原点距底边 10 mm。 Apply separately to the plate 5 µL of each of the test solutions, the reference drug solution and the reference solution in band, band length 8 mm, track distance 4 mm, distance from lower edge of the plate 10 mm.
展开剂 Mobile Phase	正丁醇－乙醇－水（8∶2∶3），35 ml。 *n*-Butanol, ethanol and water (8:2:3), 35 mL.
展开缸 Developing Chamber	双槽展开缸，20 cm×10 cm。 Twin trough chamber, 20 cm × 10 cm.
展开 Development	展开缸预平衡 20 分钟，上行展开，展距为 7.5 cm。 Equilibrate the chamber with the mobile phase for 20 minutes, develop vertically for 7.5 cm.
显色 Derivatization	喷以 2% 香草醛的 10% 硫酸乙醇溶液，加热至斑点显色清晰。 Spray with a 2% solution of vanillin in ethanolic sulfuric acid (10%), and heat at 105℃ until the colours of the bands appear distinctly.
检视 Detection	置可见光下检视。 Examine in white light.

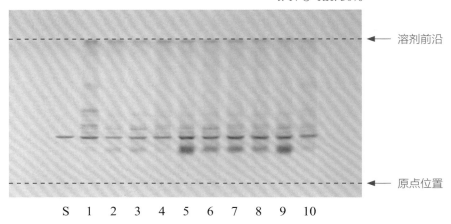

图 1　高效硅胶 GF_{254} 预制薄层板（烟台市化学工业研究所，批号：20160411）

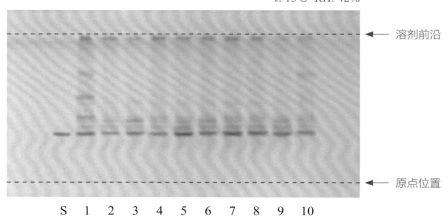

图 2　高效硅胶 GF_{254} 预制薄层板（青岛海洋化工厂，批号：20160919）

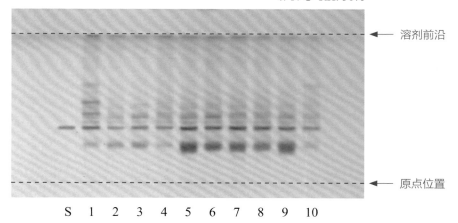

图 3　硅胶预制薄层板（DC-Fertigplatten DURASIL-25，MN，批号：304116）

t: 17℃　RH: 30%

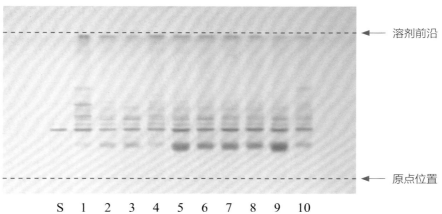

⟵ 溶剂前沿

⟵ 原点位置

　　　S　 1　 2　 3　 4　 5　 6　 7　 8　 9　 10

图 4　高效硅胶预制薄层板（HPTLC-Fertigplatten Nano-DURASIL-20，MN，批号：401003）

S.　罗汉果皂苷 V 对照品（111754-201502）

1.　罗汉果对照药材（121020-201005）　　2.　罗汉果（购自安徽）　　　3.　罗汉果（产于广西）　　　4.　罗汉果（产于江西）

5.　罗汉果（产于广西）　　　　　　　　6.　罗汉果（产于广西）　　　7.　罗汉果（产于广西）　　　8.　罗汉果（产于广西）

9.　罗汉果（产于广西）　　　　　　　　10.　罗汉果（产于广西）

（上海中药标准化研究中心　夏丽）

络石藤
TRACHELOSPERMI CAULIS ET FOLIUM

t: 26℃   RH: 47%

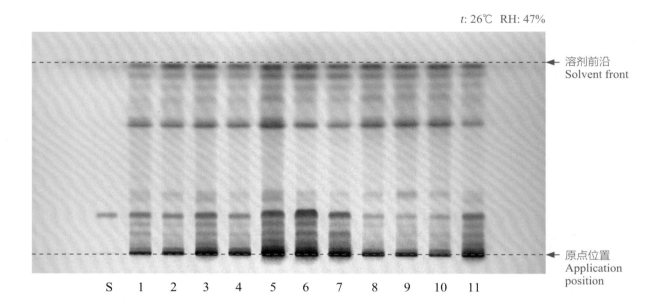

溶剂前沿
Solvent front

原点位置
Application
position

S   1   2   3   4   5   6   7   8   9   10   11

S. 络石苷对照品
　　（111858-201603）

1. 络石藤对照药材
　　（121625-201001）

2. 络石藤（购自安徽）

3. 络石藤（购自湖南）

4. 络石藤（购自湖北）

5. 络石藤（购自浙江）

6. 络石藤（购自山东）

7. 络石藤（购自安徽）

8. 络石藤（购自安徽）

9. 络石藤（购自江苏）

10. 络石藤（购自湖南）

11. 络石藤（购自安徽）

S, tracheloside CRS; track 1, Trachelospermi Caulis et Folium reference drug; tracks 2-11, Trachelospermi Caulis et Folium (2, 7, 8 and 11, obtained from Anhui; 3 and 10, obtained from Hunan; 4, obtained from Hubei; 5, obtained from Zhejiang; 6, obtained from Shandong; 9, obtained from Jiangsu, China)

供试品溶液 Test Solution	取本品粉末1 g，加甲醇10 ml，超声处理30分钟，滤过，取滤液作为供试品溶液。 To 1 g of the powder, add 10 mL of methanol, ultrasonicate for 30 minutes, and filter.
对照药材溶液 Reference Drug Solution	取络石藤对照药材1 g，同供试品溶液制备方法制成对照药材溶液。 Prepare a solution of 1 g of Trachelospermi Caulis et Folium reference drug in the same manner as described in the test solution preparation.
对照品溶液 Reference Solution	取络石苷对照品，加甲醇制成每1 ml 含2 mg 的溶液，作为对照品溶液。 Dissolve a quantity of tracheloside CRS in methanol to prepare a solution containing 2 mg per mL.
薄层板 Stationary Phase	硅胶预制薄层板（DC-Fertigplatten DURASIL-25，MN）。 TLC silica gel pre-coated plate (DC-Fertigplatten DURASIL-25, MN).
点样 Sample Application	20 µl；条带状点样，条带宽度为8 mm，条带间距为4 mm，原点距底边10 mm。 Apply separately to the plate 20 µL of each of the test solutions, the reference drug solution and the reference solution in band, band length 8 mm, track distance 4 mm, distance from lower edge of the plate 10 mm.
展开剂 Mobile Phase	三氯甲烷－甲醇－醋酸（8:1:0.2），35 ml。 Chloroform, methanol and acetic acid (8:1:0.2), 35 mL.
展开缸 Developing Chamber	双槽展开缸，20 cm×10 cm。 Twin trough chamber, 20 cm×10 cm.
展开 Development	展开缸预平衡15分钟，上行展开，展距为7.5 cm。 Equilibrate the chamber with the mobile phase for 15 minutes, develop vertically for 7.5 cm.
显色 Derivatization	喷以10%硫酸乙醇溶液，105℃加热至显色清晰。 Spray with a 10% solution of sulfuric acid in ethanol, and heat at 105℃ until the colours of the bands appear distinctly.
检视 Detection	置可见光下检视。 Examine in white light.
备注 Note	本TLC图谱将《中国药典》（2015年版 一部）该鉴别项下的显色方式"碘蒸气熏蒸"修订为"10%硫酸乙醇溶液"显色。斑点更为清晰，板面背景更加均匀。 In this monograph, a 10% solution of sulfuric acid in ethanol was used as the derivatization reagent for better visibility instead of using iodine vapour as described in *ChP* (2015 edition).

不同薄层板薄层色谱图的比较

t: 27℃ RH: 47%

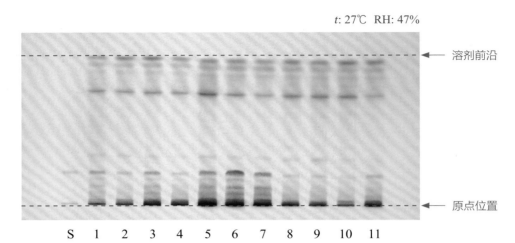

图 1 高效硅胶预制薄层板（烟台市化学工业研究所，批号：20131216）

t: 27℃ RH: 47%

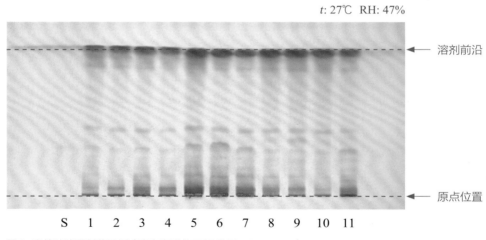

图 2 高效硅胶预制薄层板（青岛海洋化工厂 批号：20150706）

t: 26℃ RH: 47%

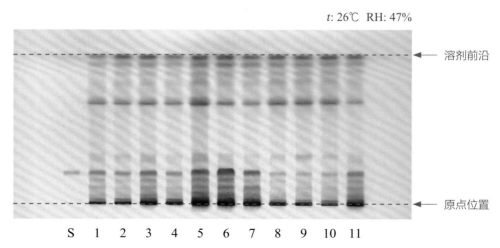

图 3 硅胶预制薄层板（DC-Fertigplatten DURASIL-25，MN，批号：112340）

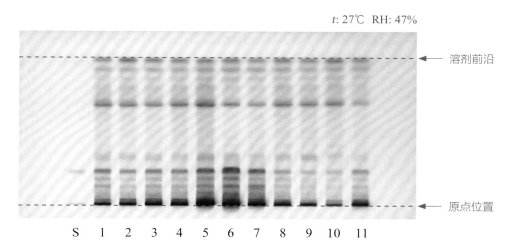

t: 27℃ RH: 47%

← 溶剂前沿

← 原点位置

S 1 2 3 4 5 6 7 8 9 10 11

图 4 高效硅胶预制薄层板（HPTLC-Fertigplatten Nano-DURASIL-20，MN，批号：401003）

S. 络石苷对照品（111858-201603）

1. 络石藤对照药材（121625-201001） 2. 络石藤（购自安徽） 3. 络石藤（购自湖南） 4. 络石藤（购自湖北）

5. 络石藤（购自浙江） 6. 络石藤（购自山东） 7. 络石藤（购自安徽） 8. 络石藤（购自安徽）

9. 络石藤（购自江苏） 10. 络石藤（购自湖南） 11. 络石藤（购自安徽）

（上海中药标准化研究中心　郑瑞蓉）

麻黄根
EPHEDRAE RADIX ET RHIZOMA

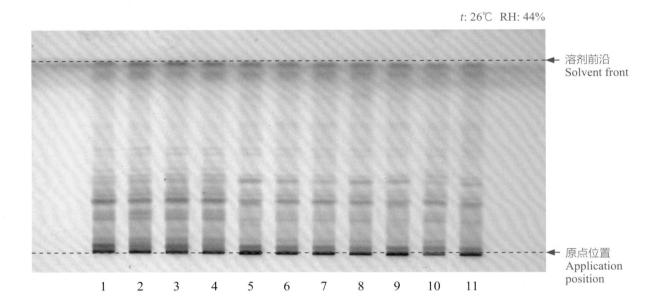

t: 26℃ RH: 44%

溶剂前沿
Solvent front

原点位置
Application position

1　2　3　4　5　6　7　8　9　10　11

---

1. 麻黄根对照药材
   （121670-201201）
2. 麻黄根（产于内蒙古）
3. 麻黄根（产于内蒙古）
4. 麻黄根（产于内蒙古）
5. 麻黄根（购自安徽）
6. 麻黄根（产于新疆）
7. 麻黄根（产于甘肃）
8. 麻黄根（产于内蒙古）
9. 麻黄根（产于内蒙古）
10. 麻黄根（产于内蒙古）
11. 麻黄根（产于内蒙古）

Track 1, Ephedrae Radix et Rhizoma reference drug; tracks 2-11, Ephedrae Radix et Rhizoma (2-4, and 8-11, produced in Inner Mongolia; 5, obtained from Anhui; 6, produced in Xinjiang; 7, produced in Gansu, China)

供试品溶液 Test Solution	取本品粉末 0.5 g，加甲醇 10 ml，超声处理 40 分钟，滤过，取滤液作为供试品溶液。 To 0.5 g of the powder, add 10 mL of methanol, ultrasonicate for 40 minutes, and filter.
对照药材溶液 Reference Drug Solution	取麻黄根对照药材 0.5 g，同供试品溶液制备方法制成对照药材溶液。 Prepare a solution of 0.5 g of Ephedrae Radix et Rhizoma reference drug in the same manner as described in the test solution preparation.
薄层板 Stationary Phase	高效硅胶预制薄层板（HPTLC-Fertigplatten Nano-DURASIL-20，MN）。 HPTLC silica gel 60 pre-coated plate (HPTLC-Fertigplatten Nano-DURASIL-20, MN).
点样 Sample Application	10 µl；条带状点样，条带宽度为 8 mm，条带间距为 4 mm，原点距底边 10 mm。 Apply separately 10 µL of each of the test solutions and the reference drug solution in band, band length 8 mm, track distance 4 mm, distance from lower edge of the plate 10 mm.
展开剂 Mobile Phase	三氯甲烷 – 甲醇 – 水（40∶10∶1），35 ml。 Chloroform, methanol and water (40:10:1), 35 mL.
展开缸 Developing Chamber	双槽展开缸，20 cm × 10 cm。 Twin trough chamber, 20 cm × 10 cm.
展开 Development	展开缸预平衡 20 分钟，上行展开，展距为 7.5 cm。 Equilibrate the chamber with the mobile phase for 20 minutes, develop vertically for 7.5 cm.
显色 Derivatization	喷以 1% 香草醛硫酸溶液。 Spray with a 1% solution of vanillin in sulfuric acid, heat at 105 ℃ until the colours of the bands appear distinctly.
检视 Detection	置可见光下检视。 Examine in white light.

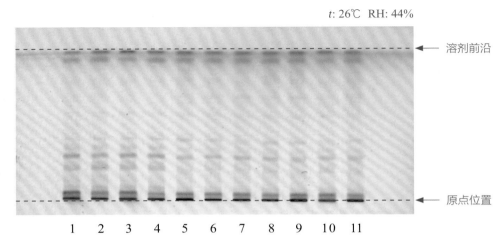

图 1 高效硅胶 GF_{254} 预制薄层板（烟台市化学工业研究所，批号：20160411）

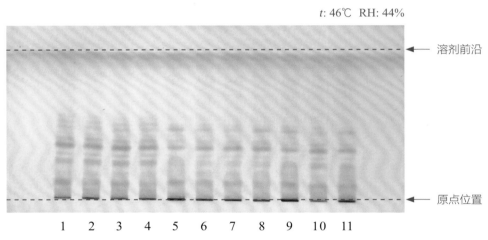

图 2 高效硅胶预制薄层板（青岛海洋化工厂，批号：20160509）

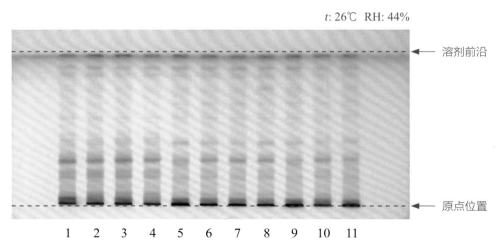

图 3 硅胶预制薄层板（DC-Fertigplatten DURASIL-25，MN，批号：304116）

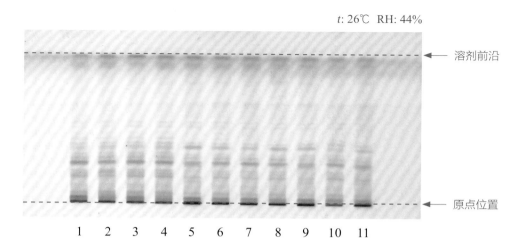

t: 26℃ RH: 44%

溶剂前沿

原点位置

　　1　2　3　4　5　6　7　8　9　10　11

图4　高效硅胶预制薄层板（HPTLC -Fertigplatten Nano-DURASIL-20，MN，批号：401003）

1. 麻黄根对照药材（121670-201201）2. 麻黄根（产于内蒙古）　3. 麻黄根（产于内蒙古）　4. 麻黄根（产于内蒙古）
5. 麻黄根（购自安徽）　　　　　　　6. 麻黄根（产于新疆）　7. 麻黄根（产于甘肃）　8. 麻黄根（产于内蒙古）
9. 麻黄根（产于内蒙古）　　　　　 10. 麻黄根（产于内蒙古）　11. 麻黄根（产于内蒙古）

（上海中药标准化研究中心　宋利婷）

t: 30℃ RH: 46%

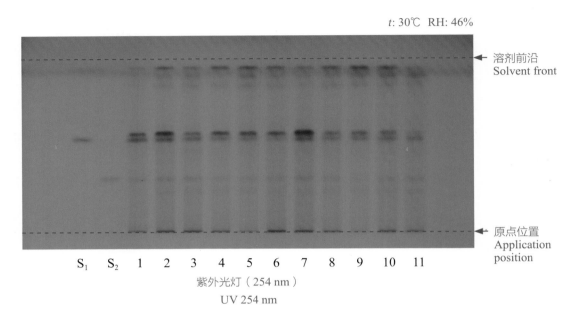

← 溶剂前沿 Solvent front

← 原点位置 Application position

S₁ S₂ 1 2 3 4 5 6 7 8 9 10 11

紫外光灯（254 nm）
UV 254 nm

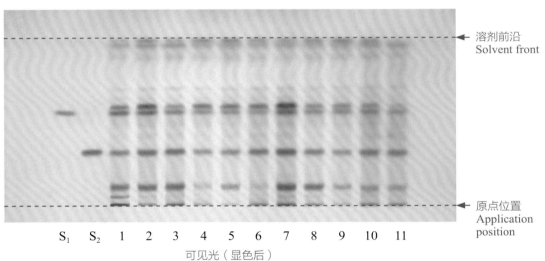

← 溶剂前沿 Solvent front

← 原点位置 Application position

S₁ S₂ 1 2 3 4 5 6 7 8 9 10 11

可见光（显色后）
A 10% solution of sulfuric acid in ethanol，White light

S₁. 戟叶马鞭草苷对照品	5. 马鞭草（购自广东）
S₂. 马鞭草苷对照品	6. 马鞭草（购自湖南）
1. 马鞭草对照药材（12 1002-201004）	7. 马鞭草（购自浙江）
	8. 马鞭草（购自广西）
2. 马鞭草（购自浙江）	9. 马鞭草（购自安徽）
3. 马鞭草（购自江苏）	10. 马鞭草（购自安徽）
4. 马鞭草（购自广东）	11. 马鞭草（购自安徽）

S₁, hastatoside CRS; S₂, verbenalin CRS; track 1, Verbenae Herba reference drug; tracks 2-11, Verbenae Herba (2 and 7, obtained from Zhejiang; 3, obtained from Jiangsu; 4 and 5, obtained from Guangdong; 6, obtained from Hunan; 8, obtained from Guangxi; 9-11, obtained from Anhui, China)

供试品溶液 Test Solution	取本品粉末 1 g，加二氯甲烷 20 ml，超声处理 30 分钟，弃去二氯甲烷液，药渣加甲醇 10 ml，超声处理 30 分钟，滤过，取滤液作为供试品溶液。 To 1 g of the powder, add 20 mL of dichloromethane, ultrasonicate for 30 minutes, filter and discard the dichloromethane solution. To the residue add 10 mL of methanol, ultrasonicate for 30 minutes, filter and use the filtrate as the test solution.
对照药材溶液 Reference Drug Solution	取马鞭草对照药材 1 g，同供试品溶液制备方法制成对照药材溶液。 Prepare a solution of 1 g of Verbenae Herba reference drug in the same manner as described in the test solution preparation.
对照品溶液 Reference Solution	取马鞭草苷对照品、戟叶马鞭草苷对照品，分别加甲醇制成 1 ml 各含 0.1 mg 的溶液，作为对照品溶液。 Dissolve a quantity of verbenalin CRS and hastatoside CRS in methanol respectively to produce two solutions, each containing 0.1 mg per mL.
薄层板 Stationary Phase	高效硅胶 F_{254} 预制薄层板（HPTLC-Fertigplatten Nano-DURASIL-20 UV$_{254}$，MN）。 HPTLC silica gel F_{254} pre-coated plate (HPTLC-Fertigplatten Nano-DURASIL-20 UV$_{254}$, MN).
点样 Sample Application	5 μl；条带状点样，条带宽度为 8 mm，条带间距为 5 mm，原点距底边 10 mm。 Apply separately to the plate 5 μL of each of the test solutions, the reference drug solution and the reference solutions in band, band length 8 mm, track distance 5 mm, distance from lower edge of the plate 10 mm.
展开剂 Mobile Phase	乙酸乙酯－甲醇－水（9:2:1），25 ml。 Ethyl acetate, methanol and water (9:2:1), 25 mL.
展开缸 Developing Chamber	双槽展开缸，20 cm×10 cm。 Twin trough chamber, 20 cm×10 cm.
展开 Development	展开缸预平衡 20 分钟，上行展开，展距为 8 cm。 Equilibrate the chamber with the mobile phase for 20 minutes, develop vertically for 8 cm.
显色 Derivatization	喷以 10% 硫酸乙醇溶液，105℃ 加热至斑点清晰。 Spray with a 10% solution of sulfuric acid in ethanol, and heat at 105℃ until the colours of the bands appear distinctly.
检视 Detection	置紫外光（254 nm）下检视，显色后置可见光下检视。 Examine under ultraviolet light at 254 nm, and then in white light after derivatization.
备注 Note	《中国药典》(2015 年版 一部) 中马鞭草药材的薄层鉴别项以熊果酸为对照品。本 TLC 图谱以马鞭草的特征性成分马鞭草苷和戟叶马鞭草苷为对照品，建立了新的马鞭草药材薄层色谱鉴别方法。该方法专属性强，可用于鉴别马鞭草正品与伪品。 In this monograph, a new TLC identification method was established by using verbenalin and hastatoside as the reference substances, which are specific for authentication of Verbenae Herba, instead of using ursolic acid as reference substance as recorded in *ChP* (2015 edition).

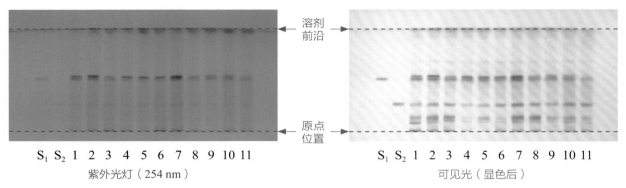

t: 23℃ RH: 35%

图 1　高效硅胶 GF$_{254}$ 预制薄层板（烟台市化学工业研究所，批号：20160905）

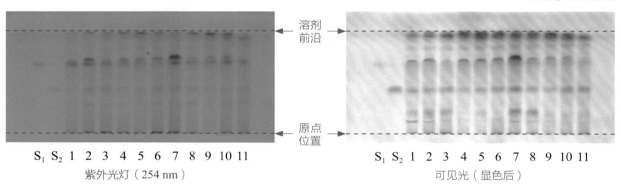

t: 22℃ RH: 23%

图 2　高效硅胶 GF$_{254}$ 预制薄层板（青岛海洋化工厂，批号：20160509）

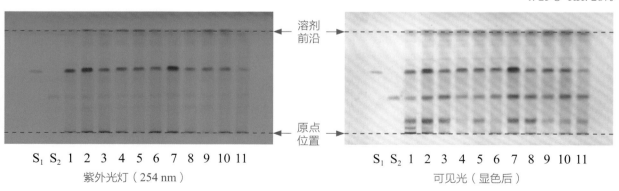

t: 25℃ RH: 28%

图 3　硅胶 F$_{254}$ 预制薄层板（DC-Fertigplatten DURASIL-25/UV$_{254}$，MN，批号：511327）

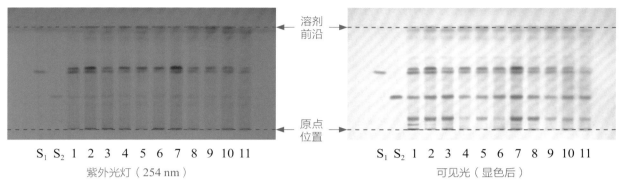

t: 30℃ RH: 46%

图 4 高效硅胶 F$_{254}$ 预制薄层板（HPTLC-Fertigplatten Nano-DURASIL-20 UV$_{254}$，MN，批号：305123）

S$_1$. 戟叶马鞭草苷对照品

S$_2$. 马鞭草苷对照品

1. 马鞭草对照药材（121002-201004)   2. 马鞭草（购自浙江）   3. 马鞭草（购自江苏）   4. 马鞭草（购自广东）

5. 马鞭草（购自广东）   6. 马鞭草（购自湖南）   7. 马鞭草（购自浙江）   8. 马鞭草（购自广西）

9. 马鞭草（购自安徽）   10. 马鞭草（购自安徽）   11. 马鞭草（购自安徽）

（上海中药标准化研究中心　王欣　宋利婷）

马兜铃
ARISTOLOCHIAE FRUCTUS

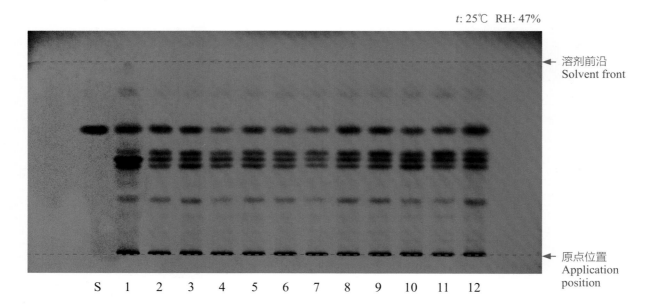

t: 25℃ RH: 47%

溶剂前沿
Solvent front

原点位置
Application
position

S 1 2 3 4 5 6 7 8 9 10 11 12

S. 马兜铃酸Ⅰ对照品	5. 马兜铃（购自湖南）
1. 马兜铃对照药材（北	6. 马兜铃（购自安徽）
马兜铃 Aristolochia	7. 马兜铃（产于河北）
contorta，120920-	8. 马兜铃（产于河北）
200604）	9. 马兜铃（产于河南）
2. 马兜铃（产于安徽）	10. 马兜铃（产于山西）
3. 马兜铃（产于河北）	11. 马兜铃（产于吉林）
4. 马兜铃（产于安徽）	12. 马兜铃（产于河北）

S, aristolochic acid Ⅰ CRS; track 1, Aristolochiae Fructus reference drug (*Aristolochia contorta*); tracks 2-12, Aristolochiae Fructus (2 and 4, produced in Anhui; 3, 7, 8, and 12, produced in Hebei; 5, obtained from Hunan; 6, obtained from Anhui; 9, produced in Henan; 10, produced in Shanxi; 11, produced in Jilin, China)

供试品溶液 Test Solution	取本品粉末 3 g，加乙醇 50 ml，加热回流 1 小时，滤过，滤液蒸干，残渣加乙醇 5 ml 使溶解，作为供试品溶液。 To 3 g of the powder add 50 mL of ethanol, heat under reflux for 1 hour, filter. Evaporate the filtrate to dryness, and dissolve the residue in 5 ml of ethanol.
对照药材溶液 Reference Drug Solution	取马兜铃对照药材 3 g，同供试品溶液制备方法制成对照药材溶液。 Prepare a solution of 3 g of Aristolochiae Fructus reference drug in the same manner as described in the test solution preparation.
对照品溶液 Reference Solution	马兜铃酸 I 对照品，加乙醇制成每 1 ml 含 0.5 mg 的溶液，作为对照品溶液。 Dissolve a quantity of aristolochic acid I CRS in ethanol to produce a solution containing 0.5 mg per mL.
薄层板 Stationary Phase	硅胶预制 F_{254} 薄层板（DC-Fertigplatten DURASIL-25/UV$_{254}$，MN）。 TLC silica gel F_{254} pre-coated plate (DC-Fertigplatten DURASIL-25/UV$_{254}$，MN).
点样 Sample Application	5 μl；条带状点样，条带宽度为 8 mm，条带间距为 4 mm，原点距底边 10 mm。 Apply separately to the plate 5 μL of each of the test solutions, the reference drug solution and the reference solution in band, band length 8 mm, track distance 4 mm, distance from lower edge of the plate 10 mm.
展开剂 Mobile Phase	甲苯－乙酸乙酯－水－甲酸（20:10:1:1）的上层溶液，35 ml。 Toluene, ethyl acetate, water and formic acid (20:10:1:1), allow the mixture to separate, and use the upper layer, 35 mL.
展开缸 Developing Chamber	双槽展开缸，20 cm×10 cm。 Twin trough chamber, 20 cm×10 cm.
展开 Development	展开缸预平衡 20 分钟，上行展开，展距为 7.5 cm。 Equilibrate the chamber with the mobile phase for 20 minutes, develop vertically for 7.5 cm.
检视 Detection	置紫外光灯（254 nm）下检视。 Examine under ultraviolet light at 254 nm.
备注 Note	《中国药典》（2015 年版一部）中本项鉴别是直接"置紫外光灯（365 nm）下检视"，但对照品呈暗斑难以检识。本 TLC 图谱将其修订为直接"置紫外光灯（254 nm）下检视"，不仅对照品荧光淬灭条带清晰可见，且显示出更多鉴别信息。 In this monograph, the plate was examined under ultraviolet light at 254 nm to get better visibility of the reference substance and more informatic characteristic bands, instead of the direct examination under ultraviolet light at 365 nm, as described in *ChP* (2015 edition) in which condition the reference substance aristolochic acid I could not be distinctly detected.

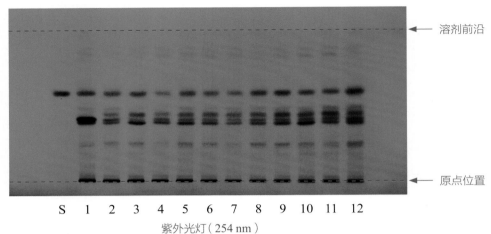

图 1　高效硅胶 GF₂₅₄ 预制薄层板（烟台市化学工业研究所，批号：20160411）

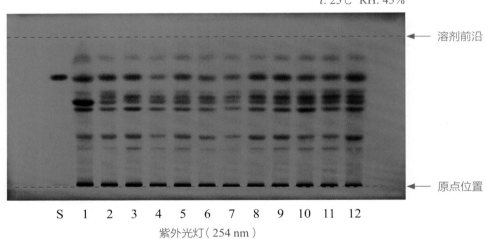

图 2　高效硅胶 GF₂₅₄ 预制薄层板（青岛海洋化工厂，批号：20150706）

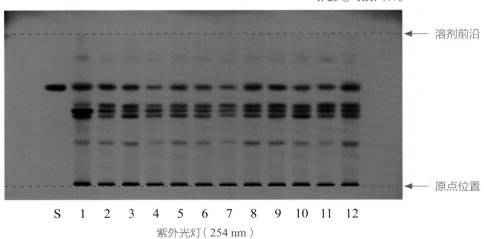

图 3　硅胶预制 F₂₅₄ 薄层板（DC-Fertigplatten DURASIL-25/UV₂₅₄，MN，批号：907208）

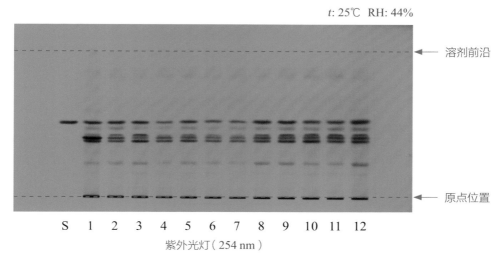

t: 25℃　RH: 44%

溶剂前沿

原点位置

S　1　2　3　4　5　6　7　8　9　10　11　12

紫外光灯（254 nm）

图 4　高效硅胶 F_{254} 预制薄层板（HPTLC-Fertigplatten Nano-DURASIL-20 UV_{254}，MN，批号：305123）

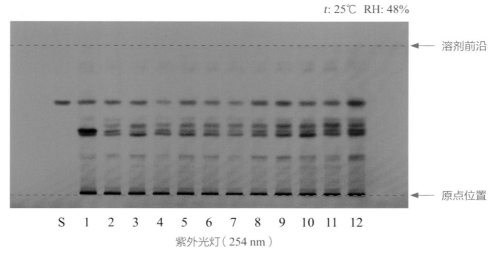

t: 25℃　RH: 48%

溶剂前沿

原点位置

S　1　2　3　4　5　6　7　8　9　10　11　12

紫外光灯（254 nm）

图 5　高效硅胶 F_{254} 预制薄层板（HPTLC Silica gel 60 F_{254}，Merck，批号：HX57415942）

S. 马兜铃酸 I 对照品
1. 马兜铃对照药材（北马兜铃，120920-200604）　　2. 马兜铃（产于安徽）　　3. 马兜铃（产于河北）
4. 马兜铃（产于安徽）　　5. 马兜铃（购自湖南）　　6. 马兜铃（购自安徽）　　7. 马兜铃（产于河北）
8. 马兜铃（产于河北）　　9. 马兜铃（产于河南）　　10. 马兜铃（产于山西）　　11. 马兜铃（产于吉林）
12. 马兜铃（产于河北）

（上海中药标准化研究中心　夏丽）

蔓荆子
VITICIS FRUCTUS

t: 21℃ RH: 52%

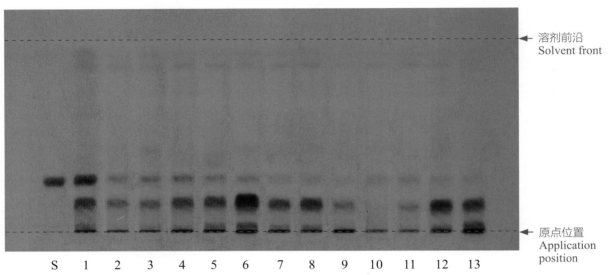

溶剂前沿
Solvent front

原点位置
Application
position

S   1   2   3   4   5   6   7   8   9   10   11   12   13

S. 蔓荆子黄素对照品
1. 蔓荆子（购自江西）
2. 蔓荆子（购自江西）
3. 蔓荆子（购自山东）
4. 蔓荆子（购自江西）
5. 蔓荆子（购自江西）
6. 蔓荆子（购自江西）
7. 蔓荆子（购自江西）
8. 蔓荆子（购自江西）
9. 蔓荆子（购自广西）
10. 蔓荆子（购自江西）
11. 蔓荆子（购自云南）
12. 蔓荆子（购自山东）
13. 蔓荆子（购自安徽）

S, vitexicarpin CRS; track 1-13, Viticis Fructus (1-2, 4-8 and 10, obtained from Jiangxi; 3 and 12, obtained from Shandong; 9, obtained from Guangxi; 11, obtained from Yunnan; 13, obtained from Anhui, China)

供试品溶液 Test Solution	取本品粉末 5 g，加石油醚（60～90℃)50 ml，加热回流 2 小时，滤过，弃去石油醚液，药渣挥干，加丙酮 80 ml，加热回流 1.5 小时，滤过，滤液蒸干，残渣加甲醇 2 ml 使溶解，作为供试品溶液。 To 5 g of the powder, add 50 mL of petroleum ether (60–90℃), heat under reflux for 2 hours, filter, and discard the petroleum ether solution. Evaporate the residue to dryness, add 80 mL of acetone, heat under reflux for 1.5 hours, filter, evaporate the filtrate to dryness, and dissolve the residue in 2 mL of methanol.
对照品溶液 Reference Solution	取蔓荆子黄素对照品，加甲醇制成每 1 ml 含 1 mg 的溶液，作为对照品溶液。 Dissolve a quantity of vitexicarpin CRS in methanol to produce a solution containing 1 mg per mL.
薄层板 Stationary Phase	硅胶预制薄层板（DC-Fertigplatten DURASIL-25/UV$_{254}$，MN）。 TLC silica gel pre-coated plate (DC-Fertigplatten DURASIL-25/UV 254，MN).
点样 Sample Application	5 μl；条带状点样，条带宽度为 8 mm，条带间距为 4 mm，原点距底边 10 mm。 Apply separately to the plate 5 μL of each of the test solutions and the reference solution in band, band length 8 mm, track distance 4 mm, distance from lower edge of the plate 10 mm.
展开剂 Mobile Phase	环己烷－乙酸乙酯－甲醇（3∶2∶0.2）为展开剂，35 ml。 Cyclohexane, ethyl acetate and methanol (3:2:0.2), 35mL.
展开缸 Developing Chamber	双槽展开缸，20 cm×10 cm。 Twin trough chamber, 20cm×10cm.
展开 Development	展开缸预平衡 15 分钟，上行展开，展距为 8 cm。 Equilibrate the chamber with the mobile phase for 15 minutes, develop vertically for 8 cm.
检视 Detection	置紫外光灯（254 nm）下检视。 Examine under ultraviolet light at 254 nm.
备注 Note	《中国药典》（2015 年版 一部）中该鉴别项是采用 1%氢氧化钠溶液制备的硅胶 G 薄层板，以 10%三氯化铝乙醇溶液为显色剂，加热后置可见光下检视。蔓荆子黄素斑点肉眼隐约可见，但拍摄得到的图谱很不清晰。本 TLC 图谱直接使用硅胶 GF$_{254}$ 薄层板，展开后将薄层板直接置紫外光灯（254 nm）下检视，可清晰观察到蔓荆子黄素的暗斑。 In this monograph, a direct examination under ultraviolet light at 254 nm was used, instead of using a 10% solution of aluminum chloride in ethanol as the derivatization reagent and then examined under daylight, as recorded in *ChP* (2015 edition), in which condition, the reference substance vitexicarpin was not easy to be detected.

t: 19℃　RH: 74%

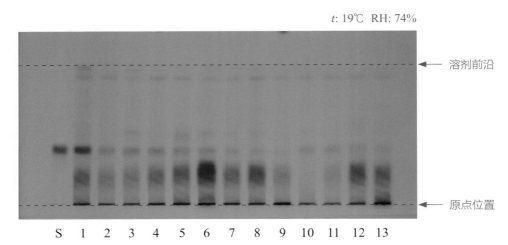

图 1　高效硅胶 GF$_{254}$ 预制薄层板（烟台市化学工业研究所，批号：20160729）

t: 17℃　RH: 68%

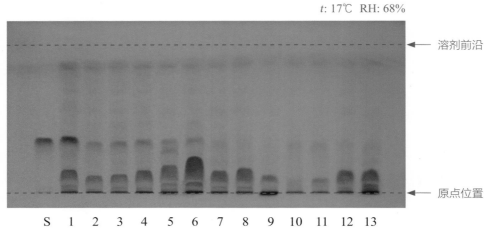

图 2　高效硅胶 GF$_{254}$ 预制薄层板（青岛海洋化工厂，批号：20160904）

t: 21℃　RH: 52%

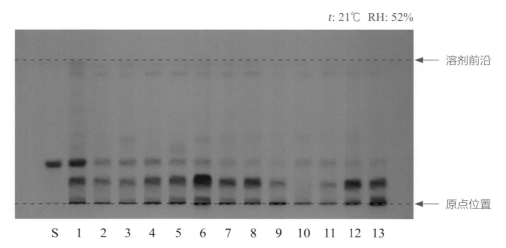

图 3　硅胶 F$_{254}$ 预制薄层板（DC-Fertigplatten DURASIL-25/UV$_{254}$，MN，批号：908218）

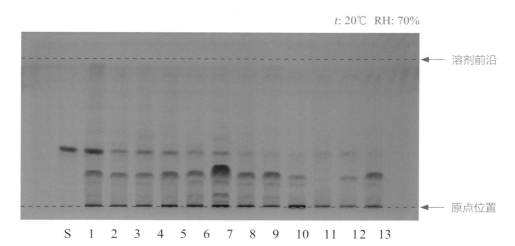

t: 20℃ RH: 70%

溶剂前沿

原点位置

S 1 2 3 4 5 6 7 8 9 10 11 12 13

图4 高效硅胶 F₂₅₄ 预制薄层板（HPTLC -Fertigplatten Nano-DURASIL-20/UV₂₅₄，MN，批号：602032）

S. 蔓荆子黄素对照品

1. 蔓荆子（购自江西）　　　2. 蔓荆子（购自江西）　　　3. 蔓荆子（购自山东）　　　4. 蔓荆子（购自江西）

5. 蔓荆子（购自江西）　　　6. 蔓荆子（购自江西）　　　7. 蔓荆子（购自江西）　　　8. 蔓荆子（购自江西）

9. 蔓荆子（购自广西）　　　10. 蔓荆子（购自江西）　　　11. 蔓荆子（购自云南）　　　12. 蔓荆子（购自山东）

13. 蔓荆子（购自安徽）

（上海中药标准化研究中心　郑瑞蓉）

墨旱莲
ECLIPTAE HERBA

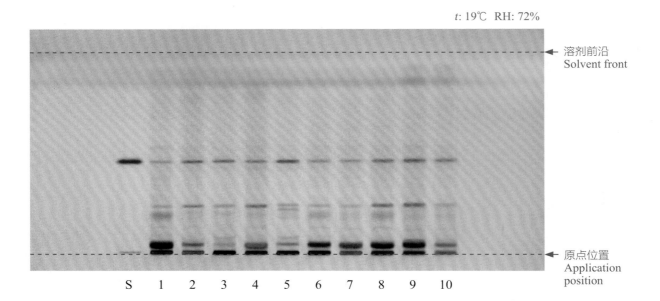

t: 19℃　RH: 72%

溶剂前沿
Solvent front

原点位置
Application
position

S　1　2　3　4　5　6　7　8　9　10

S.　旱莲苷 A 对照品
　　（111886-201503）
1.　墨旱莲（产于安徽）
2.　墨旱莲（产于江苏）
3.　墨旱莲（购自湖南）
4.　墨旱莲（购自广东）

5.　墨旱莲（购自安徽）
6.　墨旱莲（产于江苏）
7.　墨旱莲（产于安徽）
8.　墨旱莲（购自安徽）
9.　墨旱莲（产于江苏）
10.　墨旱莲（产于广东）

S, ecliptasaponin A CRS; tracks 1-10, Ecliptae Herba (1 and 7, produced in Anhui; 2, 6, and 9, produced in Jiangsu; 3, obtained from Hunan; 4, obtained from Guangdong; 5 and 8, obtained from Anhui; 10, produced in Guangdong, China)

供试品溶液 Test Solution	取本品粉末 2 g，加 70％甲醇 20 ml，超声处理 45 分钟，滤过，取滤液作为供试品溶液。 To 2 g of the powder add 20 mL of 70％ methanol, ultrasonicate for 45 minutes and filter.
对照品溶液 Reference Solution	取旱莲苷A对照品适量，加甲醇制成每1 ml含0.5 mg的溶液，作为对照品溶液。 Dissolve a quantity of ecliptasaponin A CRS in methanol to produce a solution containing 0.5 mg per mL.
薄层板 Stationary Phase	高效硅胶预制薄层板（HPTLC-Fertigplatten Nano-DURASIL-20，MN）。 HPTLC silica gel pre-coated plate (HPTLC-Fertigplatten Nano-DURASIL-20, MN). '
点样 Sample Application	供试品溶液 10 μl，对照品溶液 5 μl；条带状点样，条带宽度为 8 mm，条带间距为 4 mm，原点距底边 10 mm。 Apply separately to the plate 10 μL of the test solutions and 5 μL of the reference solution in band, band length 8 mm, track distance 4 mm, distance from lower edge of the plate 10 mm.
展开剂 Mobile Phase	二氯甲烷－乙酸乙酯－甲醇－水（30:40:15:3），35 ml。 Dichloromethane, ethyl acetate, methanol and water (30:40:15:3), 35mL.
展开缸 Developing Chamber	双槽展开缸，20 cm×10 cm。 Twin trough chamber, 20 cm×10 cm.
展开 Development	展开缸预平衡 20 分钟，上行展开，展距为 7.5 cm。 Equilibrate the chamber with the mobile phase for 20 minutes, develop vertically for 7.5 cm.
显色 Derivatization	喷以香草醛硫酸试液，在 105℃加热至斑点显色清晰。 Spray with vanillin in sulfuric acid TS and heat at 105℃ until the colours of the bands appear distinctly.
检视 Detection	置可见光下检视。 Examine in white light.

不同薄层板薄层色谱图的比较

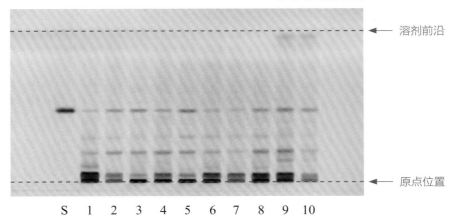

图 1 高效硅胶预制薄层板（烟台市化学工业研究所，批号：20151214）

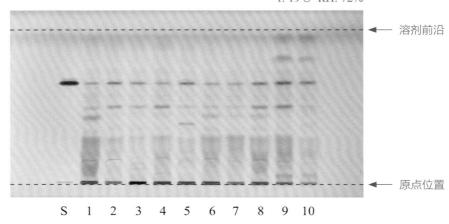

图 2 高效硅胶 GF_{254} 预制薄层板（青岛海洋化工厂，批号：20150706）

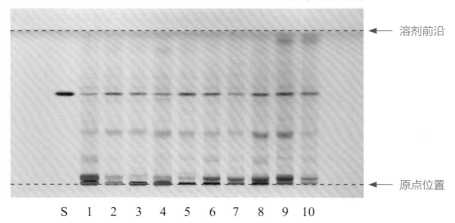

图 3 硅胶预制薄层板（DC-Fertigplatten DURASIL-25，MN，批号：503063）

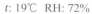
t: 19℃ RH: 72%

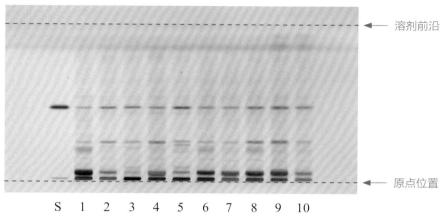

溶剂前沿

原点位置

S 1 2 3 4 5 6 7 8 9 10

图 4 高效硅胶预制薄层板（HPTLC-Fertigplatten Nano-DURASIL-20，MN，批号：401003）

t: 19℃ RH: 72%

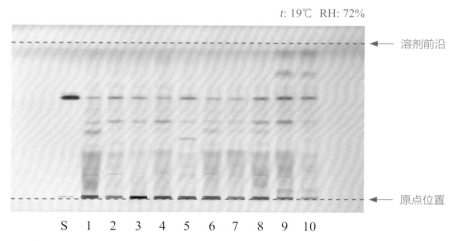

溶剂前沿

原点位置

S 1 2 3 4 5 6 7 8 9 10

图 5 高效硅胶预 F_{254} 制薄层板（HPTLC Silica gel 60 F_{254}，Merck，批号：HX56026042）

S. 旱莲苷 A 对照品（111886-201503）
1. 墨旱莲（产于安徽）　　　2. 墨旱莲（产于江苏）　　　3. 墨旱莲（购自湖南）　　　4. 墨旱莲（购自广东）
5. 墨旱莲（购自安徽）　　　6. 墨旱莲（产于江苏）　　　7. 墨旱莲（产于安徽）　　　8. 墨旱莲（购自安徽）
9. 墨旱莲（产于江苏）　　　10. 墨旱莲（产于广东）

（上海中药标准化研究中心　夏丽）

t: 22℃ RH: 45%

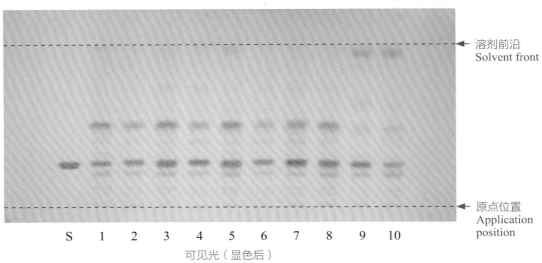

可见光（显色后）

A 10% solution of sulfuric acid in ethanol，White light

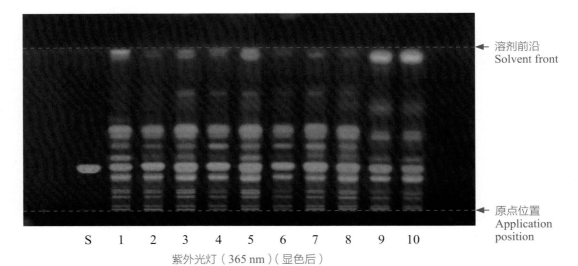

紫外光灯（365 nm）（显色后）

A 10% solution of sulfuric acid in ethanol, UV 365 nm

S. 熊果酸对照品

1. 木瓜对照药材
　　（121003-201206）

2. 木瓜（产于浙江）

3. 木瓜（产于安徽）

4. 木瓜（购自湖南）

5. 木瓜（购自广东）

6. 木瓜（产于安徽）

7. 木瓜（产于四川）

8. 木瓜（购自江西）

9. 木瓜（产于安徽）

10. 木瓜（产于四川）

S, ursolic acid CRS; track 1, Chaenomelis Fructus reference drug; tracks 2-10, Chaenomelis Fructus (2, produced in Zhejiang; 3, 6 and 9, produced in Anhui; 4, obtained from Hunan; 5, obtained from Guangdong; 7 and 10, produced in Sichuan; 8, obtained from Jiangxi, China)

供试品溶液 Test Solution	取本品粉末 1 g，加三氯甲烷 10 ml，超声处理 30 分钟，滤过，滤液蒸干，残渣加甲醇－三氯甲烷（1:3）混合溶液 2 ml 使溶解，作为供试品溶液。 To 1 g of the powder, add 10 mL of chloroform, ultrasonicate for 30 minutes, filter and evaporate the filtrate to dryness. Dissolve the residue in 2 mL of a mixture of methanol and chloroform (1:3).
对照药材溶液 Reference Drug Solution	取木瓜对照药材 1 g，同供试品溶液制备方法制成对照药材溶液。 Prepare a solution of 1 g of the Chaenomelis Fructus reference drug in the same manner as described in the test solution preparation.
对照品溶液 Reference Solution	取熊果酸对照品，加甲醇制成每 1 ml 含 0.5 mg 的溶液，作为对照品溶液。 Dissolve a quantity of ursolic acid CRS in methanol to produce a solution containing 0.5 mg per mL.
薄层板 Stationary Phase	硅胶预制薄层板（DC-Fertigplatten DURASIL-25，MN）。 TLC silica gel 60 pre-coated plate (DC-Fertigplatten DURASIL-25，MN).
点样 Sample Application	2 μl；条带状点样，条带宽度为 8 mm，条带间距为 4 mm，原点距底边 10 mm。 Apply separately to the plate 2 μL of each of the test solutions, the reference drug solution and the reference solution in band, band length 8 mm, track distance 4 mm, distance from lower edge of the plate 10 mm.
展开剂 Mobile Phase	环己烷－乙酸乙酯－丙酮－甲酸（6:0.5:1:0.1），35 ml。 Cyclohexane, ethyl acetate, acetone and formic acid (6:0.5:1:0.1), 35 mL.
展开缸 Developing Chamber	双槽展开缸，20 cm×10 cm。 Twin trough chamber, 20 cm × 10 cm.
展开 Development	展开缸预平衡 20 分钟，上行展开，展距为 7.5 cm。 Equilibrate the chamber with the mobile phase for 20 minutes, develop vertically for 7.5 cm.
显色 Derivatization	喷以 10% 硫酸乙醇溶液，在 105℃加热至斑点显色清晰。 Spray with a 10% solution of sulfuric acid in ethanol, and heat at 105℃ until the colours of the bands appear distinctly.
检视 Detection	置可见光和紫外光灯（365 nm）下检视。 Examine in white light and under ultraviolet light at 365 nm.

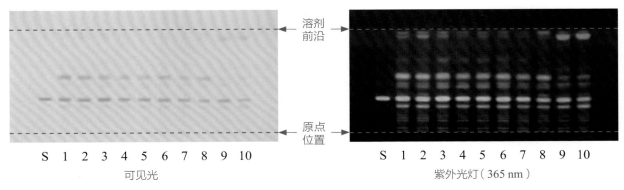

图 1 高效硅胶 GF₂₅₄ 预制薄层板（烟台市化学工业研究所，批号：20160411）

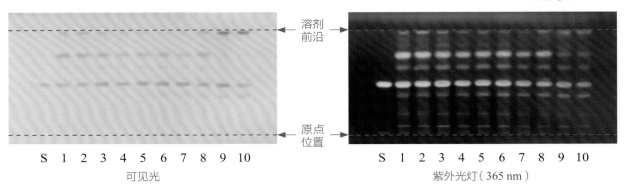

图 2 高效硅胶预制薄层板（青岛海洋化工厂，批号：20160509）

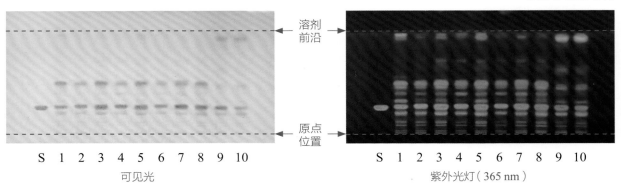

图 3 硅胶预制薄层板（DC-Fertigplatten DURASIL-25，MN，批号：304116）

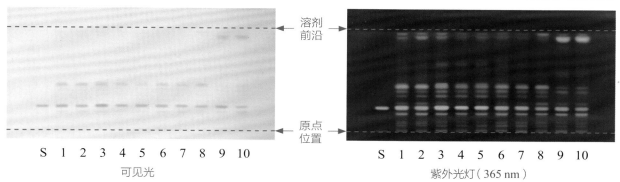

: 23℃ RH: 53%

溶剂
前沿

原点
位置

S 1 2 3 4 5 6 7 8 9 10　　　　　S 1 2 3 4 5 6 7 8 9 10
可见光　　　　　　　　　　　　　　紫外光灯（365 nm）

图 4 高效硅胶预制薄层板（HPTLC-Fertigplatten Nano-DURASIL-20，MN，批号：401003）

S. 熊果酸对照品
1. 木瓜对照药材（121003-201206）　2. 木瓜（产于浙江）　3. 木瓜（产于安徽）　4. 木瓜（购自湖南）
5. 木瓜（购自广东）　6. 木瓜（产于安徽）　7. 木瓜（产于四川）　8. 木瓜（购自江西）
9. 木瓜（产于安徽）　10. 木瓜（产于四川）

（上海中药标准化研究中心　宋利婷）

木棉花

GOSSAMPIM FLOS

t: 20℃ RH: 52%

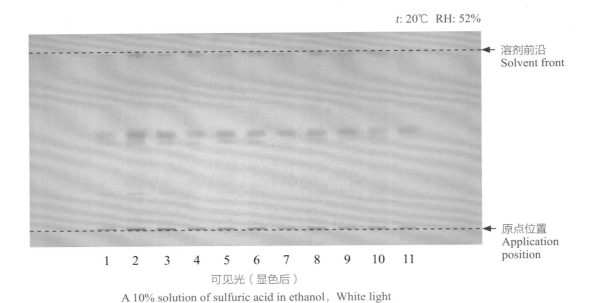

← 溶剂前沿 Solvent front

← 原点位置 Application position

1　2　3　4　5　6　7　8　9　10　11

可见光（显色后）

A 10% solution of sulfuric acid in ethanol，White light

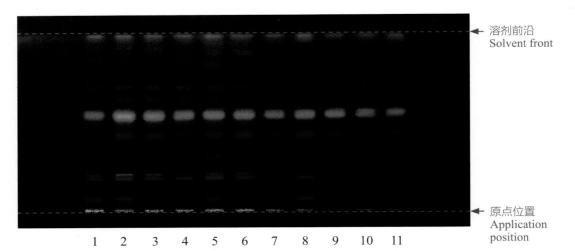

← 溶剂前沿 Solvent front

← 原点位置 Application position

1　2　3　4　5　6　7　8　9　10　11

紫外光灯（365 nm）（显色后）

A 10% solution of sulfuric acid in ethanol，UV 365 nm

1. 木棉花对照药材
　（121616-201302）
2. 木棉花（产于浙江）
3. 木棉花（产于安徽）
4. 木棉花（购自湖南）
5. 木棉花（购自广东）

6. 木棉花（产于安徽）
7. 木棉花（产于四川）
8. 木棉花（购自江西）
9. 木棉花（产于安徽）
10. 木棉花（产于四川）
11. 木棉花（产于安徽）

Track 1, Gossampim Flos reference drug; tracks 2-11, Gossampim Flos (2. produced in Zhejiang, 3, 6, 9 and 11, produced in Anhui; 4, obtained from Hunan; 5, obtained from Guangdong; 7 and 10, produced in Sichuan; 8, obtained from Jiangxi, China)

供试品溶液 Test Solution	取本品粉末 2 g，加乙酸乙酯 25 ml，浸泡 2 小时，超声处理 15 分钟，滤过，滤液浓缩至干，残渣加甲醇 1 ml 使溶解，作为供试品溶液。 To 2 g of the powder, add 25 mL of ethyl acetate, macerate for 2 hours, then ultrasonicate for 15 minutes, and filter. Evaporate the filtrate to dryness, and dissolve the residue in 1 mL of methanol.
对照药材溶液 Reference Drug Solution	取木棉花对照药材 2 g，同供试品溶液制备方法制成对照药材溶液。 Prepare a solution of 2 g of Gossampim Flos reference drug in the same manner as described in the test solution preparation.
薄层板 Stationary Phase	硅胶预制薄层板（DC-Fertigplatten DURASIL-25，MN）。 TLC silica gel 60 pre-coated plate (DC-Fertigplatten DURASIL-25, MN).
点样 Sample Application	5 µl；条带状点样，条带宽度为 8 mm，条带间距为 4 mm，原点距底边 10 mm。 Apply separately to the plate 5 µL of each of the test solutions and the reference drug solution in band, band length 8 mm, track distance 4 mm, distance from lower edge of the plate 10 mm.
展开剂 Mobile Phase	二氯甲烷 – 丙酮 – 甲酸（20∶4∶0.2），35 ml。 Dichloromethane, acetone and formic acid (20:4:0.2), 35 mL.
展开缸 Developing Chamber	双槽展开缸，20 cm × 10 cm。 Twin trough chamber, 20 cm × 10 cm.
展开 Development	展开缸预平衡 20 分钟，上行展开，展距为 7.5 cm。 Equilibrate the chamber with the mobile phase for 20 minutes, develop vertically for 7.5 cm.
显色 Derivatization	喷以 10% 硫酸乙醇溶液，在 105℃加热至斑点显色清晰。 Spray with a 10% solution of sulfuric acid in ethanol, and heat at 105℃ until the colours of the bands appear distinctly.
检视 Detection	置可见光和紫外光灯（365 nm）下检视。 Examine in white light and under ultraviolet light at 365 nm.
备注 Note	《中国药典》（2015 年版 一部）该鉴别项采用直接"置紫外光灯（365 nm）下检视"，但图谱中呈现的斑点多数为具红色荧光的叶绿色斑点，鉴别特征不明显。本 TLC 图谱将其修订为"以 10% 硫酸乙醇溶液为显色剂，在 105℃加热至斑点显色清晰，置可见光和紫外光灯（365 nm）下检视"。 In this monograph, the detection method was revised as spraying the plate with a 10% solution of sulfuric acid in ethanol, heat at 105℃ to the bands clear and examine in white light and under ultraviolet light at 365 nm, which can provide more information for identification, instead of the direct examination under ultraviolet light at 365 nm after developing, as described in *ChP* (2015 edition).

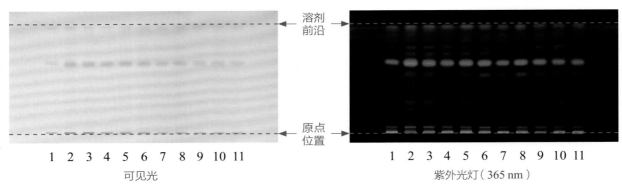

图 1 高效硅胶 GF$_{254}$ 预制薄层板（烟台市化学工业研究所，批号：20160411）

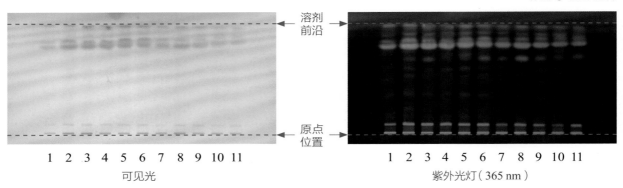

图 2 高效硅胶预制薄层板（青岛海洋化工厂，批号：20150305）

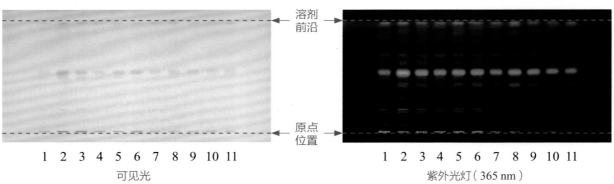

图 3 硅胶预制薄层板（DC-Fertigplatten DURASIL-25，MN，批号：309253）

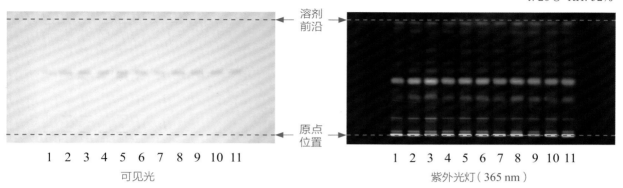

図 4　高効硅胶预制薄层板（HPTLC-Fertigplatten Nano-DURASIL-20，MN，批号：401003）

t: 20℃　RH: 52%

溶剂前沿

原点位置

可见光　　　　　　　　　　　紫外光灯（365 nm）

1. 木棉花对照药材（121616-201302）　2. 木棉花（产于浙江）　3. 木棉花（产于安徽）　4. 木棉花（购自湖南）
5. 木棉花（购自广东）　　　　6. 木棉花（产于安徽）　7. 木棉花（产于四川）　8. 木棉花（购自江西）
9. 木棉花（产于安徽）　　　　10. 木棉花（产于四川）　11. 木棉花（产于安徽）

（上海中药标准化研究中心　宋利婷）

木香
AUCKLANDIAE RADIX

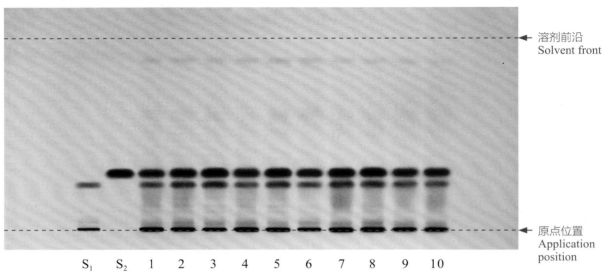

t: 22℃   RH: 46%

溶剂前沿
Solvent front

原点位置
Application
position

S₁ S₂ 1 2 3 4 5 6 7 8 9 10

S₁. 木香烃内酯对照品

S₂. 去氢木香内酯对照品

1. 木香（产于云南）

2. 木香（产于云南）

3. 木香（产于云南）

4. 木香（购自江西）

5. 木香（购自湖南）

6. 木香（购自广东）

7. 木香（购自安徽）

8. 木香（产于云南）

9. 木香（产于四川）

10. 木香（产于云南）

S₁, costunolide CRS; S₂, dehydrocostuslactone CRS; tracks 1-10, Aucklandiae Radix (1-3, 8, and 10, produced in Yunnan; 4, obtained from Jiangxi; 5, obtained from Hunan; 6, obtained from Guangdong; 7, obtained from Anhui; 9, produced in Sichuan, China)

供试品溶液 Test Solution	取本品粉末 0.5 g，加甲醇 10 ml，超声处理 30 分钟，滤过，取滤液作为供试品溶液。 To 0.5 g of the powder add 10 mL of methanol, ultrasonicate for 30 minutes and filter.
对照品溶液 Reference Solution	取去氢木香内酯对照品、木香烃内酯对照品，加甲醇分别制成每 1 ml 含 0.5 mg 的溶液，作为对照品溶液。 Dissolve a quantity of dehydrocostuslactone CRS and costunolide CRS separately in methanol to produce two solutions, each containing 0.5 mg per mL.
薄层板 Stationary Phase	硅胶预制薄层板（DC-Fertigplatten DURASIL-25，MN）。 TLC silica gel pre-coated plate (DC-Fertigplatten DURASIL-25，MN).
点样 Sample Application	5 µl；条带状点样，条带宽度为 8 mm，条带间距为 4 mm，原点距底边 10 mm。 Apply separately to the plate 5 µL of each of the test solutions and the reference solutions in band, band length 8 mm, track distance 4 mm, distance from lower edge of the plate 10 mm.
展开剂 Mobile Phase	环己烷 – 甲酸乙酯 – 甲酸（15:5:1）的上层溶液，35 ml。 Cyclohexane, ethyl formate and formic acid (15:5:1), using the upper layer after separation of the mixture, 35 mL.
展开缸 Developing Chamber	双槽展开缸，20 cm×10 cm。 Twin trough chamber, 20 cm×10 cm.
展开 Development	薄层板置展开缸中预饱和 30 分钟，上行展开，展距为 7.5 cm。 Pre-condition the plate in the chamber with the mobile phase for 30 minutes, develop vertically for 7.5 cm.
显色 Derivatization	喷以 1% 香草醛硫酸溶液，105℃加热至显色清晰。 Spray with a 1% solution of vanillin in sulfuric acid and heat at 105℃ until the colours of the bands appear distinctly.
检视 Detection	置可见光下检视。 Examine in white light.

t: 27℃　RH: 45%

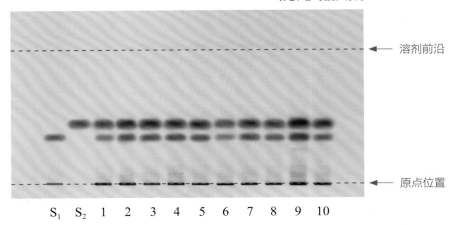

溶剂前沿

原点位置

S₁　S₂　1　2　3　4　5　6　7　8　9　10

图 1　高效硅胶预 GF₂₅₄ 制薄层板（烟台市化学工业研究所，批号：20160411）

t: 21℃　RH: 41%

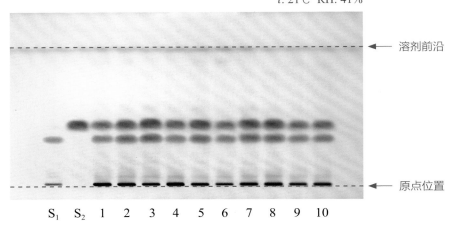

溶剂前沿

原点位置

S₁　S₂　1　2　3　4　5　6　7　8　9　10

图 2　高效硅胶 GF₂₅₄ 预制薄层板（青岛海洋化工厂，批号：20160904）

t: 22℃　RH: 46%

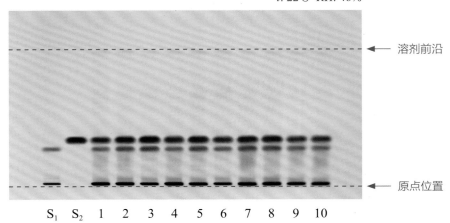

溶剂前沿

原点位置

S₁　S₂　1　2　3　4　5　6　7　8　9　10

图 3　硅胶预制薄层板（DC-Fertigplatten DURASIL-25，MN，批号：503063）

t: 22℃ RH: 46%

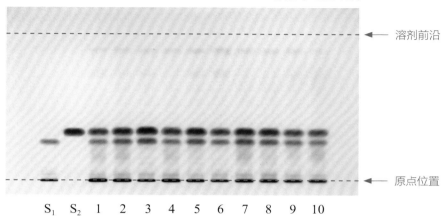

← 溶剂前沿

← 原点位置

S₁ S₂ 1 2 3 4 5 6 7 8 9 10

图 4 高效硅胶预制薄层板（HPTLC-Fertigplatten Nano-DURASIL-20，MN，批号：605125）

t: 29℃ RH: 46%

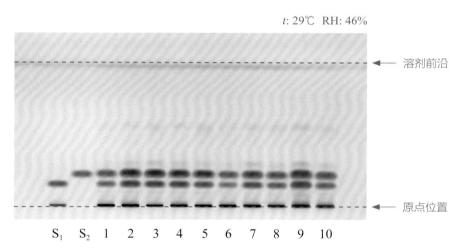

← 溶剂前沿

← 原点位置

S₁ S₂ 1 2 3 4 5 6 7 8 9 10

图 5 高效硅胶 F₂₅₄ 预制薄层板（HPTLC Silica gel 60 F₂₅₄，Merck，批号：HX57215942）

S₁. 木香烃内酯对照品
S₂. 去氢木香内酯对照品
1. 木香（产于云南）　　2. 木香（产于云南）　　3. 木香（产于云南）　　4. 木香（购自江西）　　5. 木香（购自湖南）
6. 木香（购自广东）　　7. 木香（购自安徽）　　8. 木香（产于云南）　　9. 木香（产于四川）　　10. 木香（产于云南）

（上海中药标准化研究中心　夏丽）

南沙参
ADENOPHORAE RADIX

t: 31℃ RH: 50%

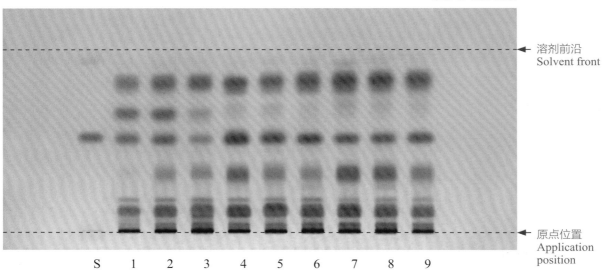

溶剂前沿
Solvent front

原点位置
Application
position

S 1 2 3 4 5 6 7 8 9

S. 蒲公英萜酮对照品　　4. 南沙参（购自安徽）
　　（112006-201501）　5. 南沙参（产于贵州）

1. 南沙参对照药材（沙　6. 南沙参（产于安徽）
　　参 Adenophora stricta,　7. 南沙参（产于河南）
　　121499-201103）　　8. 南沙参（购自安徽）

2. 南沙参（产于四川）　9. 南沙参（购自湖南）

3. 南沙参（产于江苏）

S, taraxerone CRS; track 1, Adenophorae Radix reference drug (*Adenophora stricta*); tracks 2-9, Adenophorae Radix (2, produced in Sichuan; 3, produced in Jiangsu; 4 and 8, obtained from Anhui; 5, produced in Guizhou; 6, produced in Anhui; 7, produced in Henan; 9, obtained from Hunan, China)

供试品溶液 Test Solution	取本品粉末 2 g，加入二氯甲烷 60 ml，超声处理 30 分钟，滤过，滤液蒸干，残渣加二氯甲烷 1 ml 使溶解，作为供试品溶液。 To 2 g of the powder, add 60 mL of dichloromethane, ultrasonicate for 30 minutes and filter. Evaporate the filtrate to dryness, and dissolve the residue in 1 mL of dichloromethane.
对照药材溶液 Reference Drug Solution	取南沙参对照药材 2 g，同供试品溶液制备方法制成对照药材溶液。 Prepare a solution of 2 g of Adenophorae Radix reference drug in the same manner as described in the test solution preparation.
对照品溶液 Reference Solution	取蒲公英萜酮对照品，加二氯甲烷制成每 1 ml 含 0.2 mg 的溶液，作为对照品溶液。 Dissolve a quantity of taraxerone CRS in dichloromethane to produce a solution containing 0.2 mg per mL.
薄层板 Stationary Phase	高效硅胶预制薄层板（烟台市化学工业研究所）。 HPTLC silica gel pre-coated plate (Yantai Chemical Industry Research Institute).
点样 Sample Application	5 µl；条带状点样，条带宽度为 8 mm，条带间距为 4 mm，原点距底边 10 mm。 Apply separately to the plate 5 µL of each of the test solutions, the reference drug solution and the reference solution in band, band length 8 mm, track distance 4 mm, distance from lower edge of the plate 10 mm.
展开剂 Mobile Phase	正己烷 - 丙酮 - 甲酸（25 : 1 : 0.05），35 ml。 n-Hexane, acetone and formic acid (25:1:0.05), 35 mL.
展开缸 Developing Chamber	双槽展开缸，20 cm × 10 cm。 Twin trough chamber, 20 cm × 10 cm.
展开 Development	展开缸预平衡 20 分钟，上行展开，展距为 7.5 cm。 Equilibrate the chamber with the mobile phase for 20 minutes, develop vertically for 7.5 cm.
显色 Derivatization	喷以 2% 香草醛硫酸溶液，在 105℃加热至斑点显色清晰。 Spray with a 2% solution of vanillin in sulfuric acid, and heat at 105℃ until the colours of the bands appear distinctly.
检视 Detection	置可见光下检视。 Examine in white light.

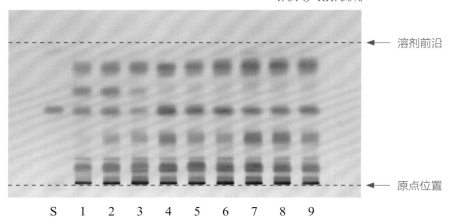

图 1 高效硅胶预制薄层板（烟台市化学工业研究所，批号：20160411）

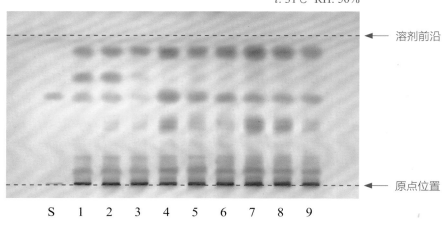

图 2 高效硅胶预制薄层板（青岛海洋化工厂，批号：20160509）

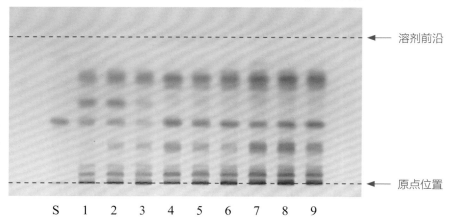

图 3 硅胶预制薄层板（DC-Fertigplatten DURASIL-25，MN，批号：304116）

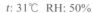

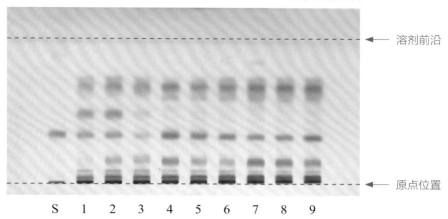

t: 31℃ RH: 50%

溶剂前沿

原点位置

图 4 高效硅胶预制薄层板（HPTLC-Fertigplatten Nano-DURASIL-20，MN，批号：401003）

S. 蒲公英萜酮（112006-201501）

Rd. 南沙参对照药材（沙参，121499-201103）

1. 南沙参（产于四川）　　　　2. 南沙参（产于江苏）　　　　3. 南沙参（购自安徽）　　　　4. 南沙参（产于贵州）

5. 南沙参（产于安徽）　　　　6. 南沙参（产于河南）　　　　7. 南沙参（购自安徽）　　　　8. 南沙参（购自湖南）

（上海中药标准化研究中心　宋利婷）

南五味子
SCHISANDRAE SPHENANTHERAE FRUCTUS

t: 19℃ RH: 56%

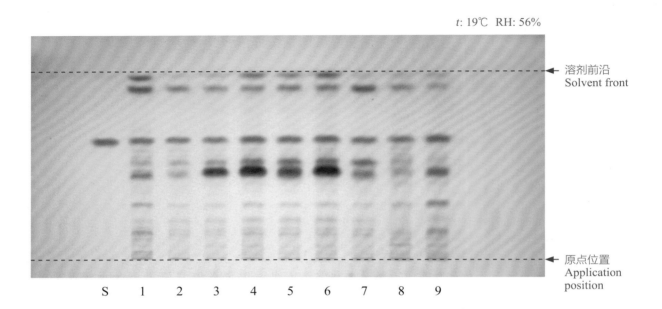

溶剂前沿
Solvent front

原点位置
Application
position

S   1   2   3   4   5   6   7   8   9

S. 安五脂素对照品

1. 南五味子对照药材
   （121118-201204）

2. 南五味子（购自广东）

3. 南五味子（购自山西）

4. 南五味子（购自山西）

5. 南五味子（购自湖南）

6. 南五味子（购自山西）

7. 南五味子（购自山西）

8. 南五味子（购自湖南）

9. 南五味子（购自陕西）

S, anwuligan CRS; track 1, Schisandrae Sphenantherae Fructus reference drug; tracks 2-9, Schisandrae Sphenantherae Fructus (2, obtained from Guangdong; 3-4, and 6-7, obtained from Shanxi; 5 and 8, obtained from Hunan; 9, obtained from Shaanxi, China)

供试品溶液 Test Solution	取本品粉末 1 g，加环己烷 10 ml，超声处理 30 分钟，滤过，滤液蒸干，残渣加甲醇 2 ml 使溶解，离心，取上清液蒸干，残渣加环己烷 1 ml 使溶解，作为供试品溶液。 To 1 g of the powder, add 10 mL of cyclohexane, ultrasonicate for 30 minutes, filter, and evaporate the filtrate to dryness. Dissolve the residue in 2 mL of methanol, centrifuge, evaporate the supernatant to dryness, and dissolve the residue in 1 mL of cyclohexane.
对照药材溶液 Reference Drug Solution	取南五味子对照药材 1 g，同供试品溶液制备方法制成对照药材溶液。 Prepare a solution of 1 g of Schisandrae Sphenantherae Fructus reference drug in the same manner as described in the test solution preparation.
对照品溶液 Reference Solution	取安五脂素对照品，加环己烷制成每 1 ml 含 2 mg 的溶液，作为对照品溶液。 Dissolve a quantity of anwuligan CRS in cyclohexane to produce a solution containing 2 mg per mL.
薄层板 Stationary Phase	高效硅胶 F_{254} 预制薄层板（HPTLC-Fertigplatten Nano-DURASIL-20 UV$_{254}$，MN）。 HPTLC silica gel F_{254} pre-coated plate(HPTLC-Fertigplatten Nano-DURASIL-20 UV$_{254}$，MN).
点样 Sample Application	5 µl；条带状点样，条带宽度为 8 mm，条带间距为 5 mm，原点距底边 10 mm。 Apply separately to the plate 5 µL of each of the test solutions, the reference drug solution and the reference solution in band, band length 8 mm, track distance 5 mm, distance from lower edge of the plate 10 mm.
展开剂 Mobile Phase	三氯甲烷－丙酮（60∶1），35 ml。 Chloroform and acetone (60:1), 35 mL.
展开缸 Developing Chamber	双槽展开缸，20 cm×10 cm。 Twin trough chamber, 20 cm×10 cm.
展开 Development	展开缸预平衡 15 分钟，上行展开，展距为 7.5 cm。 Equilibrate the chamber with the mobile phase for 15 minutes, develop vertically for 7.5 cm.
显色 Derivatization	喷以磷钼酸试液，在 105℃加热至斑点显色清晰。 Spray with phosphomolybdic acid TS, and heat at 105℃ until the colours of the bands appear distinctly.
检视 Detection	置可见光下检视。 Examine in white light.

t: 19℃ RH: 56%

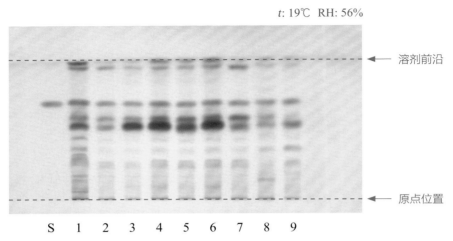

图 1 高效硅胶 GF$_{254}$ 预制薄层板（烟台市化学工业研究所，批号：20161124）

t: 19℃ RH: 56%

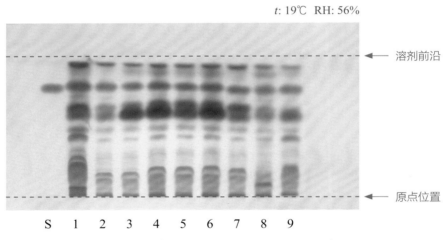

图 2 高效硅胶 GF$_{254}$ 预制薄层板（青岛海洋化工厂，批号：20170209）

t: 19℃ RH: 56%

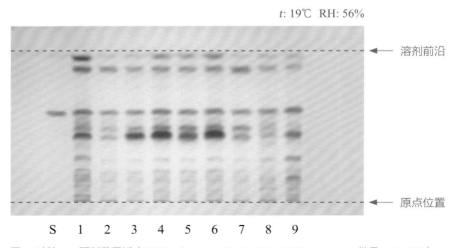

图 3 硅胶 F$_{254}$ 预制薄层板（DC-Fertigplatten DURASIL-25/UV$_{254}$，MN，批号：511327）

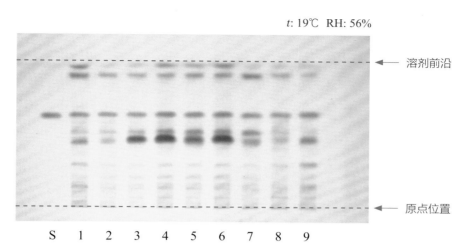

t: 19℃ RH: 56%

溶剂前沿

原点位置

S　1　2　3　4　5　6　7　8　9

图 4　高效硅胶 F₂₅₄ 预制薄层板（HPTLC-Fertigplatten Nano-DURASIL-20 UV₂₅₄，MN，批号：305123）

S.　安五脂素对照品

1.　南五味子对照药材（121118-201204）　　2.　南五味子（购自广东）　　3.　南五味子（购自山西）

4.　南五味子（购自山西）　　　　　　　　　5.　南五味子（购自湖南）　　6.　南五味子（购自山西）

7.　南五味子（购自山西）　　　　　　　　　8.　南五味子（购自湖南）　　9.　南五味子（购自陕西）

（上海中药标准化研究中心　郑瑞蓉）

女贞子
LIGUSTRI LUCIDI FRUCTUS

t: 28℃ RH: 46%

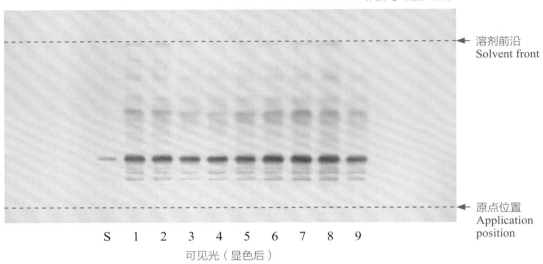

S 1 2 3 4 5 6 7 8 9

可见光（显色后）

A 10% solution of sulfuric acid in ethanol，White light

溶剂前沿
Solvent front

原点位置
Application position

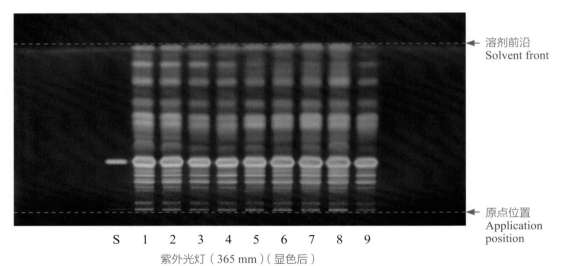

S 1 2 3 4 5 6 7 8 9

紫外光灯（365 mm）（显色后）

A 10% solution of sulfuric acid in ethanol，UV 365 nm

溶剂前沿
Solvent front

原点位置
Application position

S. 齐墩果酸对照品	5. 女贞子（购自湖南）
1. 女贞子（产于安徽）	6. 女贞子（购自广东）
2. 女贞子（产于河南）	7. 女贞子（购自安徽）
3. 女贞子（产于浙江）	8. 女贞子（产于江苏）
4. 女贞子（购自江西）	9. 女贞子（购自安徽）

S, oleanic acid CRS; tracks 1-9, Ligustri lucidi Fructus (1, produced in Anhui; 2, produced in Henan; 3, produced in Zhejiang; 4, obtained from Jiangxi; 5, obtained from Hunan; 6, obtained from Guangdong; 7 and 9, obtained from Anhui; 8, produced in Jiangsu, China)

供试品溶液 Test Solution	取本品粉末 0.5 g，加三氯甲烷 20 ml，超声处理 30 分钟，滤过，滤液蒸干，残渣加甲醇 1 ml 使溶解，作为供试品溶液。 To 0.5 g of the powder, add 20 mL of chloroform, ultrasonicate for 30 minutes, filter. Evaporate the filtrate to dryness, and dissolve the residue in 1 mL of methanol.
对照品溶液 Reference Solution	取齐墩果酸对照品，加甲醇制成每 1 ml 含 1 mg 的溶液，作为对照品溶液。 Dissolve oleanic acid CRS in methanol to produce a solution containing 1 mg per mL.
薄层板 Stationary Phase	硅胶预制薄层板（DC-Fertigplatten DURASIL-25，MN）。 TLC silica gel pre-coated plate (DC-Fertigplatten DURASIL-25，MN).
点样 Sample Application	4 µl；条带状点样，条带宽度为 8 mm，条带间距为 4 mm，原点距底边 10 mm。 Apply separately to the plate 4 µL of each of the test solutions and the reference solution in band, band length 8 mm, track distance 4 mm, distance from lower edge of the plate 10 mm.
展开剂 Mobile Phase	三氯甲烷 – 甲醇 – 甲酸（40:1:1），35 ml。 Chloroform, methanol and formic acid (40:1:1), 35 mL.
展开缸 Developing Chamber	双槽展开缸，20 cm × 10 cm。 Twin trough chamber, 20 cm × 10 cm.
展开 Development	薄层板预饱和 20 分钟，上行展开，展距为 7.5 cm。 Pre-condition the plate in the chamber with the mobile phase for 20 minutes, develop vertically for 7.5 cm.
显色 Derivatization	喷以 10% 硫酸乙醇溶液，在 110℃加热至斑点显色清晰。 Spray with a 10% solution of sulfuric acid in ethanol and heat at 110℃ until the colours of the bands appear distinctly.
检视 Detection	置可见光和紫外光灯（365 mm）下检视。 Examine in white light and under ultraviolet light at 365 nm respectively.

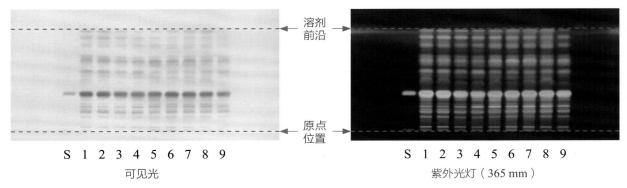

t: 25℃ RH: 45%

溶剂前沿

原点位置

S 1 2 3 4 5 6 7 8 9

可见光

S 1 2 3 4 5 6 7 8 9

紫外光灯（365 mm）

图 1 高效硅胶 GF₂₅₄ 预制薄层板（烟台市化学工业研究所，批号：20160411）

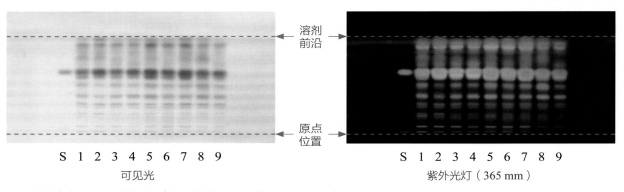

t: 19℃ RH: 31%

溶剂前沿

原点位置

S 1 2 3 4 5 6 7 8 9

可见光

S 1 2 3 4 5 6 7 8 9

紫外光灯（365 mm）

图 2 高效硅胶 GF₂₅₄ 预制薄层板（青岛海洋化工厂，批号：20160904）

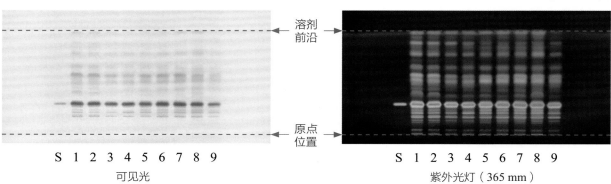

t: 28℃ RH: 46%

溶剂前沿

原点位置

S 1 2 3 4 5 6 7 8 9

可见光

S 1 2 3 4 5 6 7 8 9

紫外光灯（365 mm）

图 3 硅胶预制薄层板（DC-Fertigplatten DURASIL-25，MN，批号：304116）

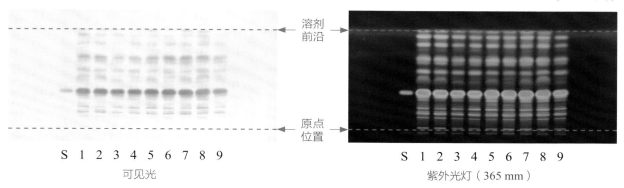

t: 26℃　RH: 52%

溶剂前沿

原点位置

　　S　1　2　3　4　5　6　7　8　9　　　　　　　　S　1　2　3　4　5　6　7　8　9

可见光　　　　　　　　　　　　　　　　　紫外光灯（365 mm）

图 4　高效硅胶预制薄层板（HPTLC-Fertigplatten Nano-DURASIL-20，MN，批号：401003）

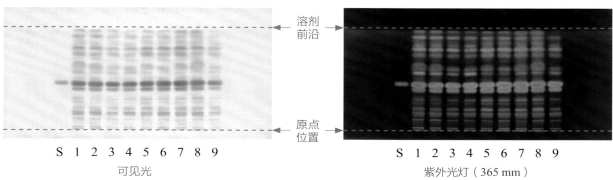

t: 29℃　RH: 45%

溶剂前沿

原点位置

　　S　1　2　3　4　5　6　7　8　9　　　　　　　　S　1　2　3　4　5　6　7　8　9

可见光　　　　　　　　　　　　　　　　　紫外光灯（365 mm）

图 5　高效硅胶 F_{254} 预制薄层板（HPTLC Silica gel 60 F_{254}，Merck，批号：HX55154642）

S. 齐墩果酸对照品
1. 女贞子（产于安徽）　　　2. 女贞子（产于河南）　　　3. 女贞子（产于浙江）　　　4. 女贞子（购自江西）
5. 女贞子（购自湖南）　　　6. 女贞子（购自广东）　　　7. 女贞子（购自安徽）　　　8. 女贞子（产于江苏）
9. 女贞子（购自安徽）

（上海中药标准化研究中心　夏丽）

Oujie
藕节
NELUMBINIS RHIZOMATIS NODUS

t: 25℃　RH: 45%

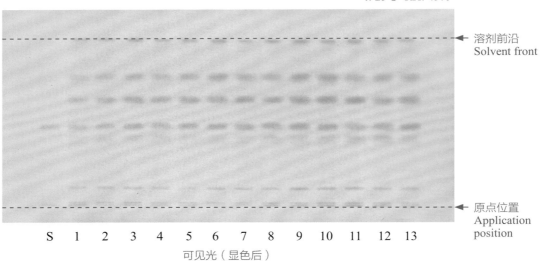

溶剂前沿
Solvent front

原点位置
Application
position

S　1　2　3　4　5　6　7　8　9　10　11　12　13

可见光（显色后）

A 10% solution of sulfuric acid in ethanol，White light

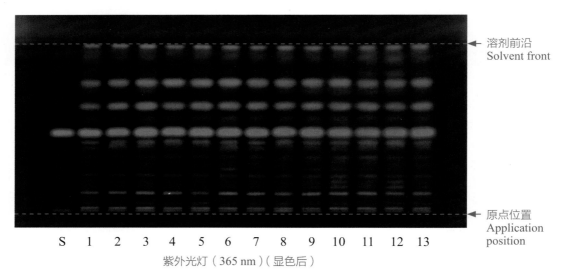

溶剂前沿
Solvent front

原点位置
Application
position

S　1　2　3　4　5　6　7　8　9　10　11　12　13

紫外光灯（365 nm）（显色后）

A 10% solution of sulfuric acid in ethanol，UV 365 nm

S. 白桦脂酸对照品
　（111802-201402）
1. 藕节对照药材
　（121580-201302）
2. 藕节（购自山东）
3. 藕节（购自云南）
4. 藕节（购自北京）
5. 藕节（购自山东）

6. 藕节（购自江苏）
7. 藕节（购自河南）
8. 藕节（购自河南）
9. 藕节（购自湖北）
10. 藕节（购自安徽）
11. 藕节（购自上海）
12. 藕节（购自山东）
13. 藕节（购自河南）

S, betulinic acid CRS; track 1, Nelumbinis Rhizomatis Nodus reference drug; tracks 2-11, Nelumbinis Rhizomatis Nodus (2 and 5, obtained from Shandong; 3, obtained from Yunnan; 4 obtained from Beijing; 6, obtained from Jiangsu; 7 and 13, obtained from Henan; 8, obtained from Henan; 9,obtained from Hubei; 10,obtained from Anhui; 11, obtained from Shanghai; 12, obtained from Shandong, China)

供试品溶液 Test Solution	取本品粉末 1 g，加乙酸乙酯 25 ml，超声 30 分钟，滤过，滤液蒸干，残渣加甲醇 1 ml 使溶解，作为供试品溶液。 To 1 g of the powder, add 25 mL of ethyl acetate, ultrasonicate for 30 minutes. Filter, evaporate the filtrate to dryness, and dissolve the residue in 1 mL of methanol.
对照药材溶液 Reference Drug Solution	取藕节对照药材 1 g，同供试品溶液制备方法制成对照药材溶液。 Prepare a solution of 1 g of Nelumbinis Rhizomatis Nodus reference drug in the same manner as described in the test solution preparation.
对照品溶液 Reference Solution	取白桦脂酸对照品，加甲醇制成每 1 ml 含 1 mg 的溶液，作为对照品溶液。 Dissolve a quantity of betulinic acid CRS in methanol to produce a solution containing 1 mg per mL.
薄层板 Stationary Phase	高效硅胶预制薄层板（HPTLC Silica gel 60，Merck）。 HPTLC silica gel 60 pre-coated plate (HPTLC Silica gel 60, Merck).
点样 Sample Application	7 µl；条带状点样，条带宽度为 8 mm，条带间距为 4 mm，原点距底边 10 mm。 Apply separately to the plate 7 µL of each of the test solutions, the reference drug solution and the reference solution in band, band length 8 mm, track distance 4 mm, distance from lower edge of the plate 10 mm.
展开剂 Mobile Phase	二氯甲烷 – 甲醇（25:1）的溶液，20 ml。 Dichloromethane and methanol (25:1), 20 mL.
展开缸 Developing Chamber	双槽展开缸，20 cm × 10 cm。 Twin trough chamber, 20cm × 10cm.
展开 Development	薄层板预饱和 15 分钟，上行展开，展距为 7.5 cm。 Pre-condition the plate in the chamber with the mobile phase for 15 minutes, develop vertically for 7.5 cm.
显色 Derivatization	喷以 10% 硫酸乙醇溶液，在 105℃加热至斑点显色清晰。 Spray with a 10% solution of sulfuric acid in ethanol, and heat at 105℃ until the colours of the bands appear distinctly.
检视 Detection	置可见光及紫外光灯（365 nm）下检视。 Examine in white light and under ultraviolet light at 365 nm respectively.
备注 Note	本 TLC 图谱以藕节对照药材和白桦脂酸对照品为对照，建立了藕节药材新的薄层鉴别方法，替代《中国药典》（2015 年版 一部）中以丙氨酸对照品为对照的 TLC 鉴别项（图 6）。 In this monograph, a new TLC identification method was established by using Nelumbinis Rhizomatis Nodus reference drug and betulinic acid CRS as reference substances, instead of using dalamine as the reference substance, as recorded in *ChP* (2015 edition) (Fig. 6)

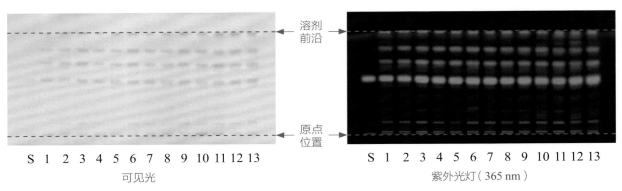

图 1 高效硅胶预制薄层板（烟台市化学工业研究所，批号：20170313）

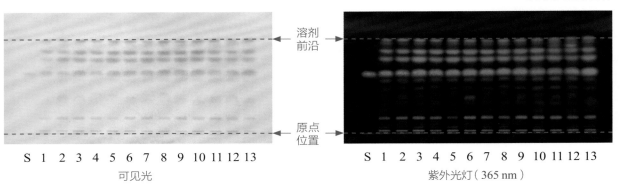

图 2 高效硅胶预制薄层板（青岛海洋化工厂，批号：20170209）

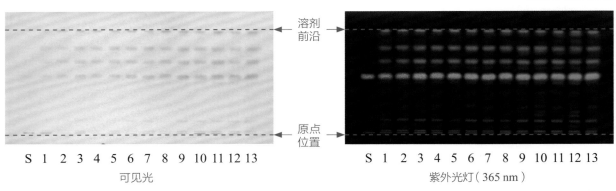

图 3 硅胶预制薄层板（DC-Fertigplatten DURASIL-25，MN，批号：503063）

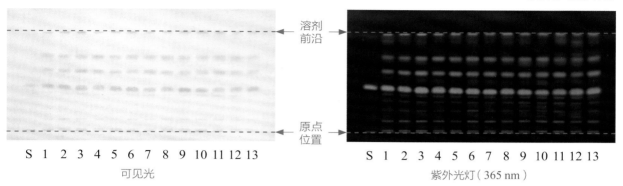

t: 24℃ RH: 47%

溶剂前沿

原点位置

S 1 2 3 4 5 6 7 8 9 10 11 12 13

可见光

S 1 2 3 4 5 6 7 8 9 10 11 12 13

紫外光灯（365 nm）

图 4 高效硅胶预制薄层板（HPTLC-Fertigplatten Nano-DURASIL-20，MN，批号：305143）

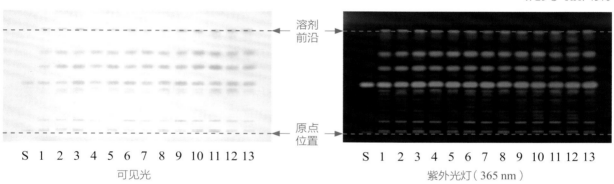

t: 25℃ RH: 45%

溶剂前沿

原点位置

S 1 2 3 4 5 6 7 8 9 10 11 12 13

可见光

S 1 2 3 4 5 6 7 8 9 10 11 12 13

紫外光灯（365 nm）

图 5 高效硅胶预制薄层板（HPTLC Silica gel 60，Merck，批号：HX54710541）

S．白桦脂酸对照品（111802-201402）

1．藕节对照药材（121580-201302）　　2．藕节（购自山东）　　3．藕节（购自云南）　　4．藕节（购自北京）

5．藕节（购自山东）　　　　　　　　　6．藕节（购自江苏）　　7．藕节（购自河南）　　8．藕节（购自河南）

9．藕节（购自湖北）　　　　　　　　　10．藕节（购自安徽）　　11．藕节（购自上海）　　12．藕节（购自山东）

13．藕节（购自河南）

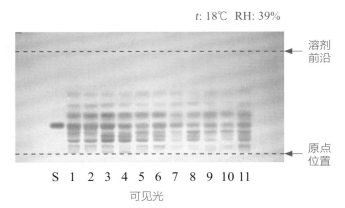

t: 18℃　RH: 39%

溶剂
前沿

原点
位置

S　1　2　3　4　5　6　7　8　9　10 11

可见光

图 6　高效硅胶预制薄层板（HPTLC-Fertigplatten Nano-DURASIL-20，MN，批号：504095）

S. 丙氨酸对照品（140680-201604）

1. 藕节对照药材（121580-201302）　2. 藕节（购自山东）　3. 藕节（购自安徽）　4. 藕节（购自上海）
5. 藕节（购自山东）　6. 藕节（购自湖北）　7. 藕节（购自河南）　8. 藕节（购自北京）
9. 藕节（购自河南）　10. 藕节（购自河南）　11. 藕节（购自云南）

（上海中药标准化研究中心　冯海燕　苗雨）

t: 25℃ RH: 51%

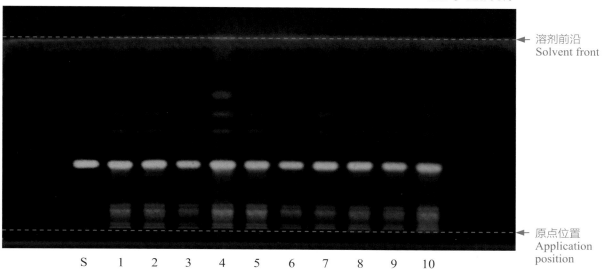

溶剂前沿
Solvent front

原点位置
Application
position

S 1 2 3 4 5 6 7 8 9 10

S. 熊果酸对照品

1. 枇杷叶对照药材
　（121261-201303）

2. 枇杷叶（购自浙江）

3. 枇杷叶（购自广东）

4. 枇杷叶（购自广东）

5. 枇杷叶（购自湖南）

6. 枇杷叶（购自广东）

7. 枇杷叶（购自安徽）

8. 枇杷叶（购自浙江）

9. 枇杷叶（购自安徽）

10. 枇杷叶（购自江苏）

S, ursolic acid CRS; track 1, Eriobtryae Folium reference drug; tracks 2-10, Eriobtryae Folium (2 and 8, obtained from Zhejiang; 3-4, and 6, obtained from Guangdong; 5, obtained from Hunan; 7 and 9, obtained from Anhui; 10, obtained from Jiangsu, China)

供试品溶液 Test Solution	取本品粉末 1 g，加甲醇 20 ml，超声处理 20 分钟，滤过，滤液蒸干，残渣加甲醇 5 ml 使溶解，作为供试品溶液。 To 1 g of the powder, add 20 mL of methanol, ultrasonicate for 20 minutes, filter, evaporate the filtrate to dryness, and dissolve the residue in 5 mL of methanol.
对照药材溶液 Reference Drug Solution	取枇杷叶对照药材 1 g，同供试品溶液制备方法制成对照药材溶液。 Prepare a solution of 1 g of Eriobtryae Folium reference drug in the same manner as described in the test solution preparation.
对照品溶液 Reference Solution	取熊果酸对照品，加甲醇制成每 1 ml 含 1 mg 的溶液，作为对照品溶液。 Dissolve a quantity of ursolic acid CRS in methanol to prepare a solution containing 1 mg per mL.
薄层板 Stationary Phase	硅胶预制薄层板（DC-Fertigplatten DURASIL-25，MN）。 TLC silica gel pre-coated plate (DC-Fertigplatten DURASIL-25, MN).
点样 Sample Application	1 µl；条带状点样，条带宽度为 8 mm，条带间距为 6 mm，原点距底边 10 mm。 Apply separately to the plate 1 µL of each of the test solutions, the reference drug solution and the reference solution in band, band length 8 mm, track distance 6 mm, distance from lower edge of the plate 10 mm.
展开剂 Mobile Phase	甲苯－丙酮（5:1），35 ml。 Toluene and acetone (5:1), 35 mL.
展开缸 Developing Chamber	双槽展开缸，20 cm×10 cm。 Twin trough chamber, 20 cm × 10 cm.
展开 Development	展开缸预平衡 15 分钟，上行展开，展距为 7.5 cm。 Equilibrate the chamber with the mobile phase for 15 minutes, develop vertically for 7.5 cm.
显色 Derivatization	喷以 10％硫酸乙醇溶液，在 105℃加热至斑点显色清晰。 Spray with a 10% solution of sulfuric acid in ethanol, and heat at 105℃ until the colours of the bands appear distinctly.
检视 Detection	置紫外光灯（365 nm）下检视。 Examine under ultraviolet light at 365 nm.
备注 Note	本 TLC 图谱将《中国药典》（2015 年版 一部）中该鉴别项的检视方式"喷以 10％硫酸乙醇溶液，105℃加热至斑点显色清晰，置可见光下检视"修订为"喷以 10％硫酸乙醇溶液，105℃加热至斑点显色清晰，置紫外光灯（365 nm）下检视"，熊果酸斑点更清晰，色谱斑点信息更丰富。 In this monograph, the TLC plate after derivatization was examined under ultraviolet light at 365 nm to get better visualization, instead of examination in white light as described in ChP (2015 edition), in which condition, little chemical information was provided.

不同薄层板薄层色谱图的比较

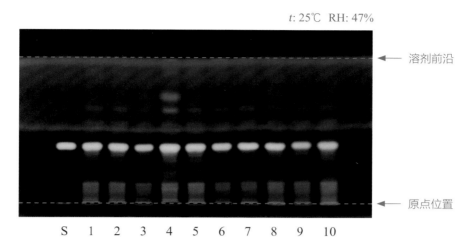

图 1　高效硅胶预制薄层板（烟台市化学工业研究所，批号：131216）

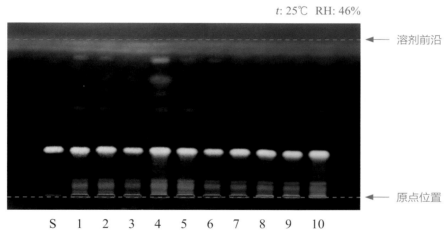

图 2　高效硅胶预制薄层板（青岛海洋化工厂，批号：20150305）

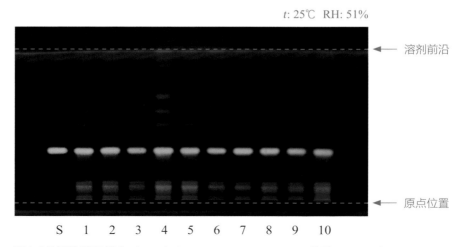

图 3　硅胶预制薄层板（DC-Fertigplatten DURASIL-25，MN，批号：112340）

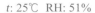

t: 25℃ RH: 51%

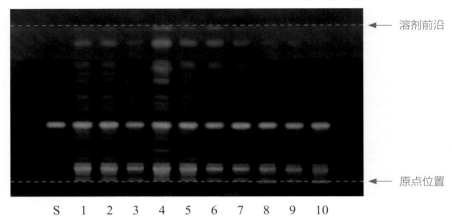

←溶剂前沿

←原点位置

　　　　S　　1　　2　　3　　4　　5　　6　　7　　8　　9　　10

图 4　高效硅胶预制薄层板（HPTLC-Fertigplatten Nano-DURASIL-20，MN，批号：401003）

t: 26℃ RH: 46%

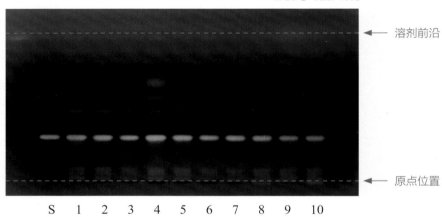

←溶剂前沿

←原点位置

　　　　S　　1　　2　　3　　4　　5　　6　　7　　8　　9　　10

图 5　高效硅胶 F$_{254}$ 预制薄层板（HPTLC Silica gel 60 F$_{254}$，Merck，批号：HX55154642）

S. 熊果酸对照品
1. 枇杷叶对照药材（121261-201303）　2. 枇杷叶（购自浙江）　　3. 枇杷叶（购自广东）　　4. 枇杷叶（购自广东）
5. 枇杷叶（购自湖南）　　　　　　　　6. 枇杷叶（购自广东）　　7. 枇杷叶（购自安徽）　　8. 枇杷叶（购自浙江）
9. 枇杷叶（购自安徽）　　　　　　　　10. 枇杷叶（购自江苏）

（上海中药标准化研究中心　郑瑞蓉）

平贝母

FRITILLARIAE USSURIENSIS BULBUS

t: 27℃　RH: 46%

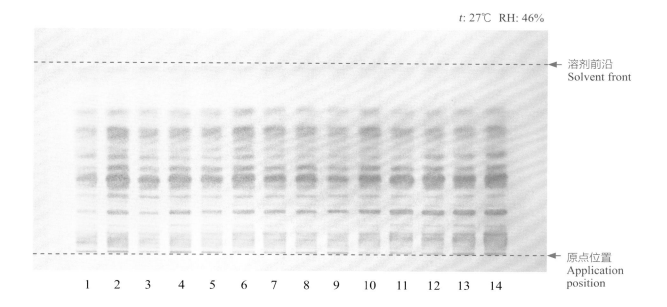

溶剂前沿
Solvent front

原点位置
Application position

1　2　3　4　5　6　7　8　9　10　11　12　13　14

---

1. 平贝母对照药材
（120924-201109）
2. 平贝母（产于四川）
3. 平贝母（购自湖南）
4. 平贝母（购自安徽）
5. 平贝母（产于黑龙江）
6. 平贝母（产于吉林）
7. 平贝母（产于吉林）
8. 平贝母（产于吉林）
9. 平贝母（产于吉林）
10. 平贝母（产于吉林）
11. 平贝母（产于吉林）
12. 平贝母（产于吉林）
13. 平贝母（产于辽宁）
14. 平贝母（产于黑龙江）

Track 1, Fritillariae Ussuriensis Bulbus reference drug; tracks 2-14, Fritillariae Ussuriensis Bulbus (2, produced in Sichuan; 3, obtained from Hunan; 4, obtained from Anhui; 5 and 14, produced in Heilongjiang; 6-12, produced in Jilin; 13, produced in Liaoning, China)

供试品溶液 Test Solution	取本品粉末 10 g，加浓氨试液 10 ml、三氯甲烷 30 ml，超声处理 30 分钟，滤过，滤液蒸干，残渣加甲醇 0.5 ml 使溶解，作为供试品溶液。 To 10 g of the powder add 10 mL of concentrated ammonia TS and 30 mL of chloroform, ultrasonicate for 30 minutes, filter. Evaporate the filtrate to dryness, and dissolve the residue in 0.5 mL of methanol.
对照药材溶液 Reference Drug Solution	取平贝母对照药材 10 g，同供试品溶液制备方法制成对照药材溶液。 Prepare a solution of 10 g of Fritillariae Ussuriensis Bulbus reference drug in the same manner as described in the test solution preparation.
薄层板 Stationary Phase	高效硅胶 GF$_{254}$ 预制薄层板（烟台市化学工业研究所）。 HPTLC silica gel GF$_{254}$ pre-coated plate (Yantai Chemical Industry Research Institute).
点样 Sample Application	15 µl；条带状点样，条带宽度为 8 mm，条带间距为 4 mm，原点距底边 10 mm。 Apply separately to the plate 15 µL of each of the test solutions and the reference drug solution in band, band length 8 mm, track distance 4 mm, distance from lower edge of the plate 10 mm.
展开剂 Mobile Phase	乙酸乙酯－甲醇－浓氨试液－水（10：1：0.5：0.05），35 ml。 Ethyl acetate, methanol, concentrated ammonia TS and water (10:1:0.5:0.05), 35 mL.
展开缸 Developing Chamber	双槽展开缸，20 cm×10 cm。 Twin trough chamber, 20 cm×10 cm.
展开 Development	展开缸预平衡 20 分钟，上行展开，展距为 7.5 cm。 Equilibrate the chamber with the mobile phase for 20 minutes, develop vertically for 7.5 cm.
显色 Derivatization	依次喷以稀碘化铋钾试液和亚硝酸钠乙醇试液。 Spray successively with dilute potassium iodobismuthate TS and sodium nitrite in ethanol TS.
检视 Detection	置可见光下检视。 Examine in white light.
备注 Note	《中国药典》（2015 年版 一部）中本鉴别项供试品溶液点样量为 3～5 µl，对照药材溶液点样量为 3 µl。本 TLC 图谱将供试品溶液、对照药材溶液的点样量均提高至 15 µl，斑点更为清晰。 The application volume of both the test solution and the reference drug solution was modified from 3-5 µL as described in *ChP* (2015 edition) to 15 µL in this monograph to get better visualization.

不同薄层板薄层色谱图的比较

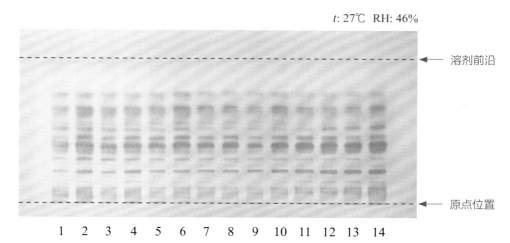

t: 27℃ RH: 46%

← 溶剂前沿

← 原点位置

1 2 3 4 5 6 7 8 9 10 11 12 13 14

图 1 高效硅胶 GF₂₅₄ 预制薄层板（烟台市化学工业研究所，批号：20160411）

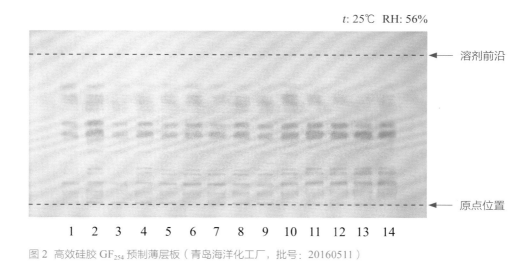

t: 25℃ RH: 56%

← 溶剂前沿

← 原点位置

1 2 3 4 5 6 7 8 9 10 11 12 13 14

图 2 高效硅胶 GF₂₅₄ 预制薄层板（青岛海洋化工厂，批号：20160511）

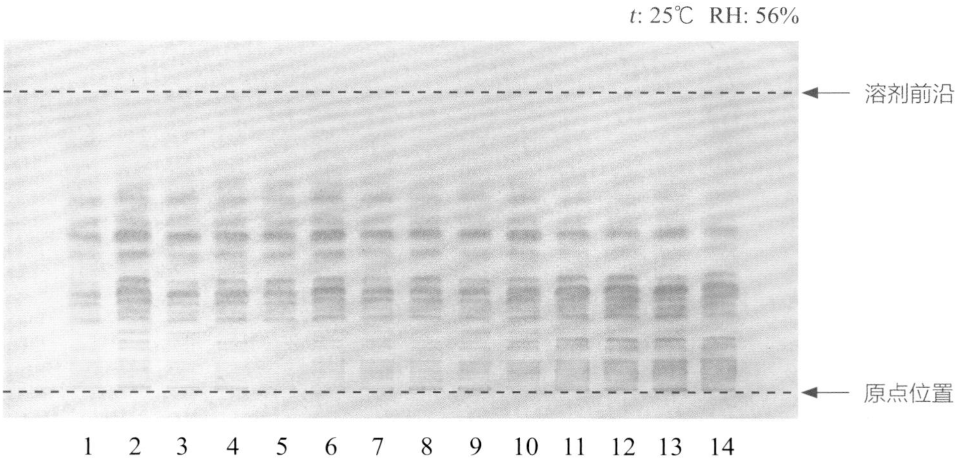

t: 25℃ RH: 56%

← 溶剂前沿

← 原点位置

1 2 3 4 5 6 7 8 9 10 11 12 13 14

图 3 硅胶预制薄层板（DC-Fertigplatten DURASIL-25，MN，批号：305063）

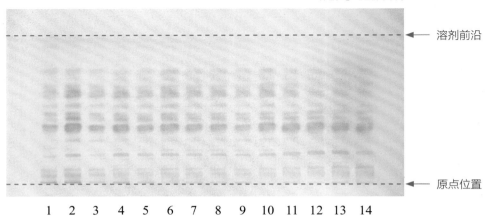

1　2　3　4　5　6　7　8　9　10　11　12　13　14

图 4　高效硅胶预制薄层板（HPTLC-Fertigplatten Nano-DURASIL-20，MN，401003）

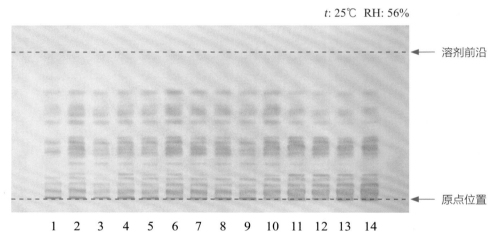

1　2　3　4　5　6　7　8　9　10　11　12　13　14

图 5　高效硅胶 F_{254} 预制薄层板（HPTLC Silica gel 60 F_{254}，Merck，批号：HX56026042）

1. 平贝母对照药材（120924-201109）	2. 平贝母（产于四川）	3. 平贝母（购自湖南）	4. 平贝母（购自安徽）
5. 平贝母（产于黑龙江）	6. 平贝母（产于吉林）	7. 平贝母（产于吉林）	8. 平贝母（产于吉林）
9. 平贝母（产于吉林）	10. 平贝母（产于吉林）	11. 平贝母（产于吉林）	12. 平贝母（产于吉林）
13. 平贝母（产于辽宁）	14. 平贝母（产于黑龙江）		

（上海中药标准化研究中心　夏丽）

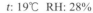

t: 19℃ RH: 28%

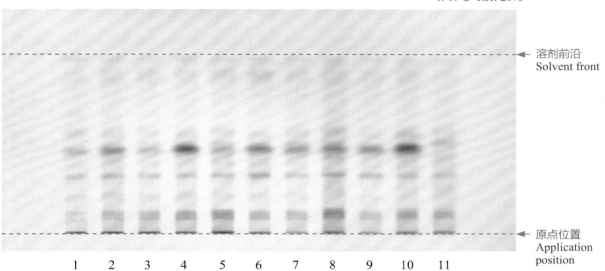

溶剂前沿
Solvent front

原点位置
Application position

1 2 3 4 5 6 7 8 9 10 11

1. 千年健对照药材 （121571-201202）	6. 千年健（购自安徽）
	7. 千年健（产于广西）
2. 千年健（产于广西）	8. 千年健（购自安徽）
3. 千年健（产于广西）	9. 千年健（购自湖南）
4. 千年健（产于广西）	10. 千年健（产于广西）
5. 千年健（购自广东）	11. 千年健（产于广西）

Track 1, Homalomenae Rhizoma reference drug; tracks 2-11, Homalomenae Rhizoma (5, obtained from Guangdong; 6 and 8, obtained from Anhui; 9, obtained from Hunan; the others were produced in Guangxi, China)

供试品溶液 Test Solution	取本品粉末 1 g，加石油醚（60～90℃）20 ml，超声处理 20 分钟，放冷，滤过，滤液挥干，残渣加甲醇 1 ml 使溶解，作为供试品溶液。 To 1 g of the powder, add 20 mL of petroleum ether (60-90℃), ultrasonicate for 20 minutes, cool and filter. Evaporate the filtrate to dryness, and dissolve the residue in 1 mL of methanol.
对照药材溶液 Reference Drug Solution	取千年健对照药材 1 g，同供试品溶液制备方法制成对照药材溶液。 Prepare a solution of 1 g of Homalomenae Rhizoma reference drug in the same manner as described in the test solution preparation.
薄层板 Stationary Phase	硅胶预制薄层板（DC-Fertigplatten DURASIL-25，MN）。 TLC silica gel pre-coated plate (DC-Fertigplatten DURASIL-25, MN).
点样 Sample Application	8 µl；条带状点样，条带宽度为 8 mm，条带间距为 6 mm，原点距底边 10 mm。 Apply separately to the plate 8 µL of each of the test solutions and the reference drug solution in band, band length 8 mm, track distance 6 mm, distance from lower edge of the plate 10 mm.
展开剂 Mobile Phase	环己烷 - 乙酸乙酯（8:2），35 ml。 Cyclohexane and ethyl acetate (8:2), 35 mL.
展开缸 Developing Chamber	双槽展开缸，20 cm×10 cm。 Twin trough chamber, 20 cm × 10 cm.
展开 Development	展开缸预平衡 20 分钟，上行展开，展距为 7.5 cm。 Equilibrate the chamber with the mobile phase for 20 minutes, develop vertically for 7.5 cm.
显色 Derivatization	喷以硫酸乙醇溶液（1→10），在 105℃加热至斑点显色清晰。 Spray with a solution of sulfuric acid in ethanol(1→10), heat at 105℃ until the colours of the bands appear distinctly.
检视 Detection	置可见光下检视。 Examine in white light.

不同薄层板薄层色谱图的比较

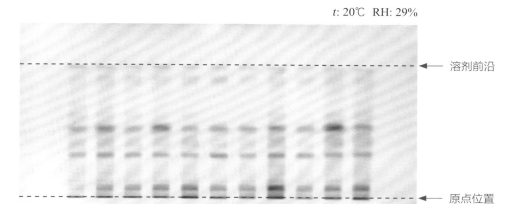

图 1 高效硅胶预制薄层板（烟台市化学工业研究所，批号：20161028）

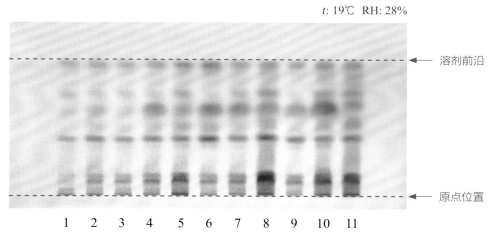

图 2 高效硅胶 GF_{254} 预制薄层板（青岛海洋化工厂，批号：20160904）

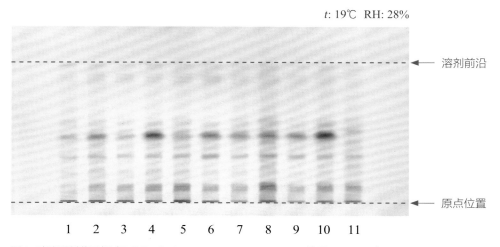

图 3 硅胶预制薄层板（DC-Fertigplatten DURASIL-25，MN，批号：511314）

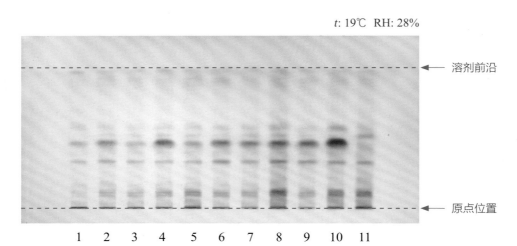

t: 19℃　RH: 28%

溶剂前沿

原点位置

　　　　1　　2　　3　　4　　5　　6　　7　　8　　9　　10　　11

图 4　高效硅胶 F_{254} 预制薄层板（HPTLC-Fertigplatten Nano-DURASIL-20 UV_{254}，MN，批号：305123）

---

1. 千年健对照药材（121571-201202）2. 千年健（产于广西）　　3. 千年健（产于广西）　　4. 千年健（产于广西）
5. 千年健（购自广东）　　6. 千年健（购自安徽）　　7. 千年健（产于广西）　　8. 千年健（购自安徽）
9. 千年健（购自湖南）　　10. 千年健（产于广西）　　11. 千年健（产于广西）

（上海中药标准化研究中心　夏丽）

前胡
PEUCEDANI RADIX

t: 22℃　RH: 47%

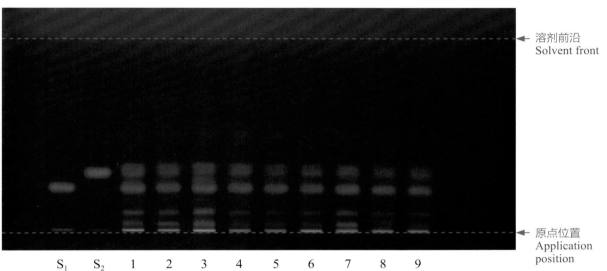

S₁　S₂　1　2　3　4　5　6　7　8　9

溶剂前沿
Solvent front

原点位置
Application
position

S₁. 白花前胡甲素对照品　　5. 前胡（产于浙江）

S₂. 白花前胡乙素对照品　　6. 前胡（产于浙江）

1. 前胡（产于浙江）　　7. 前胡（产于浙江）

2. 前胡（产于浙江）　　8. 前胡（产于浙江）

3. 前胡（产于浙江）　　9. 前胡（购于安徽）

4. 前胡（产于浙江）

S₁, praeruptorin A CRS; S₂, praeruptorin B CRS; tracks 1-9, Peucedani
Radix (1-8, produced in Zhejiang; 9, obtained from Anhui, China)

供试品溶液 Test Solution	取本品粉末 0.5 g，加三氯甲烷 10 ml，超声处理 10 分钟，滤过，滤液蒸干，残渣加甲醇 5 ml 使溶解，作为供试品溶液。 To 0.5 g of the powder, add 10 mL of chloroform, ultrasonicate for 10 minutes and filter. Evaporate the filtrate to dryness, and dissolve the residue in 5 ml of methanol.
对照品溶液 Reference Solution	取白花前胡甲素对照品、白花前胡乙素对照品，分别加甲醇制成每 1 ml 各含 0.5 mg 的溶液，作为对照品溶液。 Dissolve a quantity of praeruptorin A CRS and praeruptorin B CRS, respectively, in methanol to produce two solutions, each containing 0.5 mg per mL.
薄层板 Stationary Phase	硅胶预制薄层板（DC-Fertigplatten DURASIL-25，MN）。 TLC silica gel pre-coated plate (DC-Fertigplatten DURASIL-25, MN).
点样 Sample Application	5 µl；条带状点样，条带宽度为 8 mm，条带间距为 4 mm，原点距底边 10 mm。 Apply separately to the plate 5 µL of each of the test solutions and the reference solutions in band, band length 8 mm, track distance 4 mm, distance from lower edge of the plate 10 mm.
展开剂 Mobile Phase	石油醚（60~90℃）－乙酸乙酯（3:1），35 ml。 Petroleum ether（60-90℃）and ethyl acetate (3:1), 35 mL.
展开缸 Developing Chamber	双槽展开缸，20 cm×10 cm。 Twin trough chamber, 20 cm×10 cm.
展开 Development	展开缸预平衡 15 分钟，上行展开，展距为 7.5 cm。 Equilibrate the chamber with the mobile phase for 15 minutes, develop vertically for 7.5 cm.
检视 Detection	置紫外光灯（365 nm）下检视。 Examine under ultraviolet light at 365 nm.

不同薄层板薄层色谱图的比较

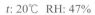

t: 20℃ RH: 47%

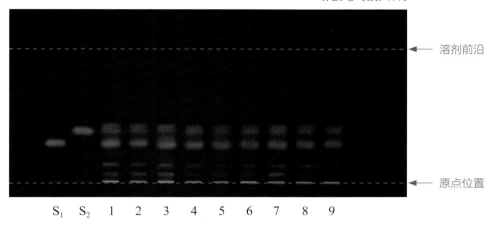

← 溶剂前沿

← 原点位置

S₁ S₂ 1 2 3 4 5 6 7 8 9

图 1 高效硅胶预制薄层板（烟台市化学工业研究所，批号：20151214）

t: 20℃ RH: 47%

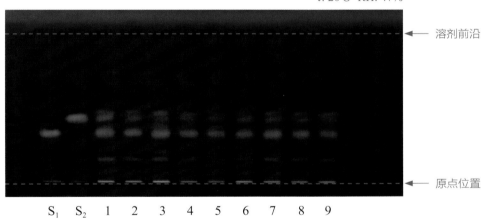

← 溶剂前沿

← 原点位置

S₁ S₂ 1 2 3 4 5 6 7 8 9

图 2 高效硅胶预制薄层板（青岛海洋化工厂，批号：20150706）

t: 22℃ RH: 47%

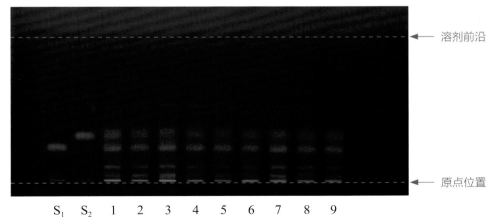

← 溶剂前沿

← 原点位置

S₁ S₂ 1 2 3 4 5 6 7 8 9

图 3 硅胶预制薄层板（DC-Fertigplatten DURASIL-25，MN，批号：304116）

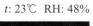

t: 23℃ RH: 48%

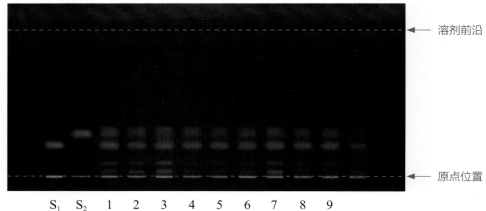

← 溶剂前沿

← 原点位置

S₁ S₂ 1 2 3 4 5 6 7 8 9

图 4　高效硅胶预制薄层板（HPTLC-Fertigplatten Nano-DURASIL-20，MN，批号：812011）

S₁. 白花前胡甲素对照品

S₂. 白花前胡乙素对照品

1. 前胡（产于浙江）　　2. 前胡（产于浙江）　　3. 前胡（产于浙江）　　4. 前胡（产于浙江）　　5. 前胡（产于浙江）

6. 前胡（产于浙江）　　7. 前胡（产于浙江）　　8. 前胡（产于浙江）　　9. 前胡（购于安徽）

（上海中药标准化研究中心　宋利婷）

芡实
EURYALES SEMEN

t: 27℃ RH: 46%

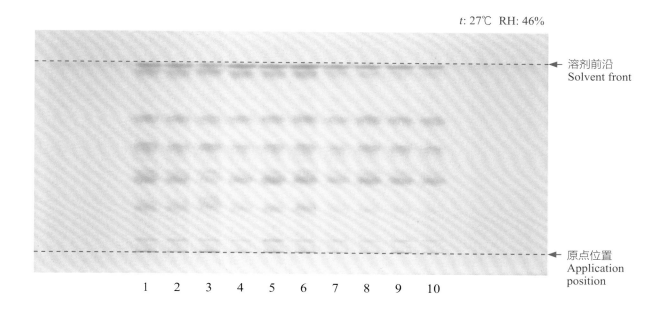

溶剂前沿
Solvent front

原点位置
Application position

1　2　3　4　5　6　7　8　9　10

1. 芡实对照药材
　（121421-201303）
2. 芡实（购自江苏）
3. 芡实（购自江苏）
4. 芡实（购自广东）
5. 芡实（购自安徽）

6. 芡实（购自湖北）
7. 芡实（购自河北）
8. 芡实（购自广东）
9. 芡实（购自安徽）
10. 芡实（购自湖南）

Track 1, Euryales Semen reference drug; tracks 2-10, Euryales Semen (2 and 3, obtained from Jiangsu; 4 and 8, obtained from Guangdong; 5 and 9, obtained from Anhui; 6, obtained from Hubei; 7, obtained from Hebei; 10, obtained from Hunan, China)

供试品溶液 Test Solution	取本品粉末 2 g，加二氯甲烷 30 ml，超声处理 15 分钟，滤过，滤液蒸干，残渣加乙酸乙酯 2 ml 使溶解，作为供试品溶液。 To 2 g of the powder, add 30 mL of dichloromethane, ultrasonicate for 15 minutes, filter. Evaporate the filtrate to dryness, and dissolve the residue in 2 mL of ethyl acetate.
对照药材溶液 ReferenceDrug Solution	取芡实对照药材 2 g，同供试品溶液制备方法制成对照药材溶液。 Prepare a solution of 2 g of Euryales Semen reference drug in the same manner as described in the test solution preparation.
薄层板 Stationary Phase	高效硅胶 F_{254} 预制薄层板（HPTLC Silica gel 60 F_{254}，Merck）。 HPTLC silica gel F_{254} pre-coated plate (HPTLC Silica gel 60 F_{254}，Merck).
点样 Sample Application	10 µl；条带状点样，条带宽度为 8 mm，条带间距为 4 mm，原点距底边 10 mm。 Apply separately to the plate 10 µL of each of the test solutions and the reference drug solution in band, band length 8 mm, track distance 4 mm, distance from lower edge of the plate 10 mm.
展开剂 Mobile Phase	正己烷－丙酮（5:1），35 ml。 *n*-Hexane and acetone (5:1), 35 mL.
展开缸 Developing Chamber	双槽展开缸，20 cm×10 cm。 Twin trough chamber, 20 cm×10 cm.
展开 Development	展开缸预平衡 10 分钟，上行展开，展距为 7.5 cm。 Equilibrate the chamber with the mobile phase for 10 minutes, develop vertically for 7.5 cm.
显色 Derivatization	喷以 10% 硫酸乙醇溶液，在 105℃加热至斑点显色清晰。 Spray with a 10% solution of sulfuric acid in ethanol, and heat at 105℃ until the colours of the bands appear distinctly.
检视 Detection	置可见光下检视。 Examine in white light.

不同薄层板薄层色谱图的比较

t: 27℃ RH: 46%

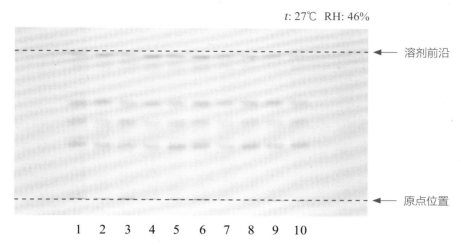

← 溶剂前沿

← 原点位置

1　2　3　4　5　6　7　8　9　10

图 1　硅胶预制薄层板（烟台市化学工业研究所 批号：131216）

t: 28℃ RH: 45%

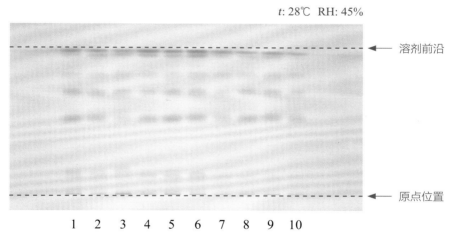

← 溶剂前沿

← 原点位置

1　2　3　4　5　6　7　8　9　10

图 2　高效硅胶预制薄层板（青岛海洋化工厂，批号：20150305）

t: 29℃ RH: 46%

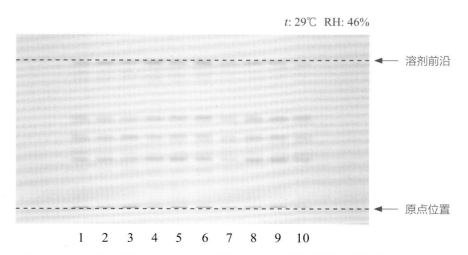

← 溶剂前沿

← 原点位置

1　2　3　4　5　6　7　8　9　10

图 3　硅胶预制薄层板（DC-Fertigplatten DURASIL-25，MN，批号：907208）

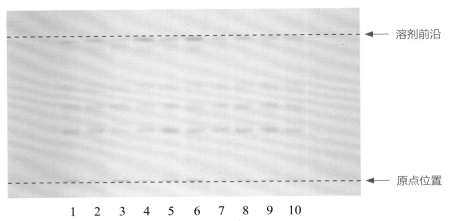

图 4 高效硅胶预制薄层板（HPTLC-Fertigplatten Nano-DURASIL-20，MN，批号：401003）

t: 27℃ RH: 46%

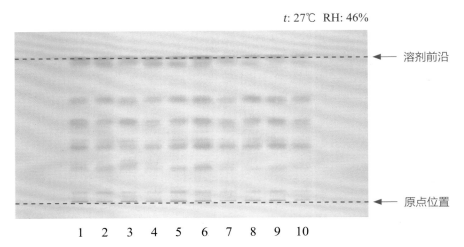

图 5 高效硅胶 F$_{254}$ 预制薄层板（HPTLC Silica gel 60 F$_{254}$，Merck，批号：HX69213042）

1. 芡实对照药材（121421-201303）　2. 芡实（购自江苏）　3. 芡实（购自江苏）　4. 芡实（购自广东）
5. 芡实（购自安徽）　6. 芡实（购自湖北）　7. 芡实（购自河北）　8. 芡实（购自广东）
9. 芡实（购自安徽）　10. 芡实（购自湖南）

（上海中药标准化研究中心　郑瑞蓉）

t: 26℃ RH: 47%

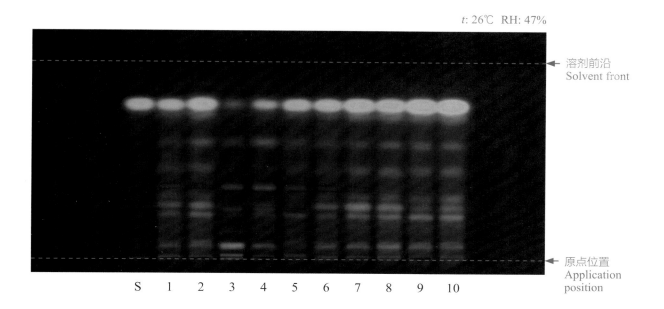

溶剂前沿
Solvent front

原点位置
Application
position

S 1 2 3 4 5 6 7 8 9 10

S. 大叶茜草素对照品

1. 茜草对照药材
   （121049-201404）

2. 茜草（购自安徽）

3. 茜草（购自江西）

4. 茜草（购自湖南）

5. 茜草（购自广东）

6. 茜草（购自安徽）

7. 茜草（购自陕西）

8. 茜草（购自山西）

9. 茜草（购自安徽）

10. 茜草（购自河南）

S₁, rubimaillin CRS; track 1, Rubiae Radix et Rhizoma reference drug; tracks 2-10, Rubiae Radix et Rhizoma (2, 6 and 9, obtained from Anhui; 3, obtained from Jiangxi; 4, obtained from Hunan; 5 obtained from Guangdong; 7, obtained from Shaanxi; 8, obtained from Shanxi; 10, obtained from Henan, China)

供试品溶液 Test Solution	取本品粉末 0.5 g，加甲醇 10 ml，超声处理 30 分钟，滤过，滤液浓缩至 1 ml，作为供试品溶液。 To 0.5 g of the powder, add 10 mL of methanol, ultrasonicate for 30 minutes, filter, and concentrate the filtrate to about 1 mL.
对照药材溶液 Reference Drug Solution	取茜草对照药材 0.5 g，同供试品溶液制备方法制成对照药材溶液。 Prepare a solution of 0.5 g of Rubiae Radix et Rhizoma reference drug in the same manner as described in the test solution preparation.
对照品溶液 Reference Solution	取大叶茜草素对照品，加甲醇制成每 1 ml 含 1 mg 的溶液，作为对照品溶液。 Dissolve a quantity of rubimaillin CRS in methanol to produce a reference solution containing 1 mg per mL.
薄层板 Stationary Phase	高效硅胶预制薄层板（HPTLC-Fertigplatten Nano-DURASIL-20，MN。） HPTLC silica gel pre-coated plate (HPTLC-Fertigplatten Nano-DURASIL-20, MN).
点样 Sample Application	5 µl；条带状点样，条带宽度为 8 mm，条带间距为 4 mm，原点距底边 10 mm。 Apply separately to the plate 5 µL of each of the test solutions, the reference drug solution and the reference solution in band, band length 8 mm, track distance 4 mm, distance from lower edge of the plate 10 mm.
展开剂 Mobile Phase	石油醚（60~90℃）-丙酮（4:1），35 ml。 Petroleum ether (60-90℃) and acetone (4:1), 35 mL.
展开缸 Developing Chamber	双槽展开缸，20 cm×10 cm。 Twin trough chamber, 20 cm×10 cm.
展开 Development	展开缸预平衡 15 分钟，上行展开，展距为 7.5 cm。 Equilibrate the chamber with the mobile phase for 15 minutes, develop vertically for 7.5 cm.
检视 Detection	置紫外光灯（365 nm）下检视。 Examine under ultraviolet light at 365 nm.

不同薄层板薄层色谱图的比较

t: 25℃ RH: 52%

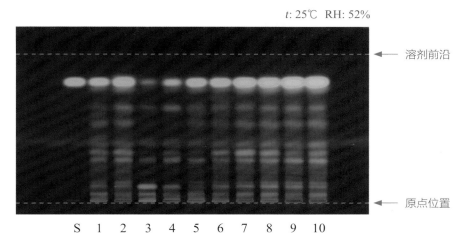

图 1 高效硅胶预制薄层板（烟台市化学工业研究所，批号：20131216）

t: 26℃ RH: 52%

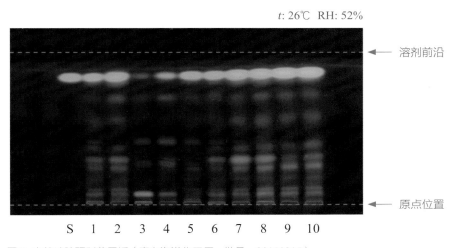

图 2 高效硅胶预制薄层板（青岛海洋化工厂，批号：20150315）

t: 24℃ RH: 47%

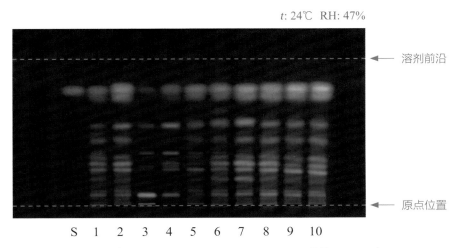

图 3 硅胶预制薄层板（DC-Fertigplatten DURASIL-25，MN，批号：112340）

t: 26℃ RH: 47%

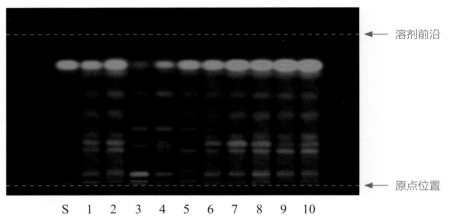

溶剂前沿

原点位置

S 1 2 3 4 5 6 7 8 9 10

图 4 高效硅胶预制薄层板（HPTLC-Fertigplatten Nano-DURASIL-20，MN，批号：401003）

t: 26℃ RH: 52%

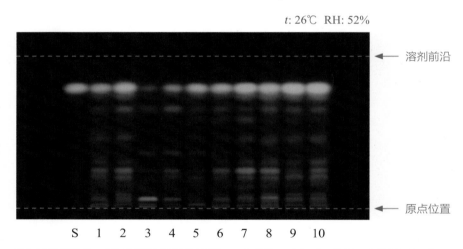

溶剂前沿

原点位置

S 1 2 3 4 5 6 7 8 9 10

图 5 高效硅胶 F_{254} 预制薄层板（HPTLC Silica gel 60 F_{254}，Merck，批号：HX55154642）

S. 大叶茜草素对照品

1. 茜草对照药材（121049-201404） 2. 茜草（购自安徽） 3. 茜草（购自江西） 4. 茜草（购自湖南）

5. 茜草（购自广东） 6. 茜草（购自安徽） 7. 茜草（购自陕西） 8. 茜草（购自山西）

9. 茜草（购自安徽） 10. 茜草（购自河南）

（上海中药标准化研究中心　郑瑞蓉）

羌活

NOTOPTERYGII RHIZOMA ET RADIX

t: 18℃ RH: 20%

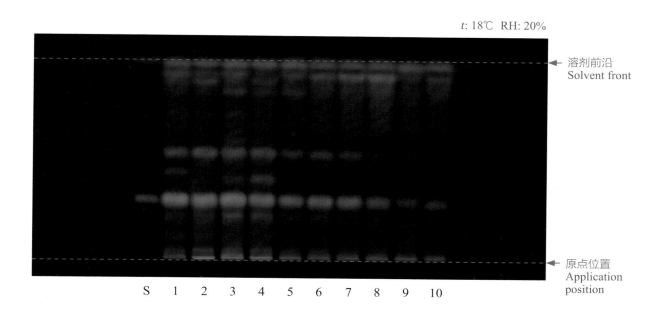

溶剂前沿
Solvent front

原点位置
Application
position

S 1 2 3 4 5 6 7 8 9 10

S. 紫花前胡苷对照品
　（111821-201303）
1. 羌活（购自四川）
2. 羌活（购自四川）
3. 羌活（产自四川）
4. 羌活（购自四川）

5. 羌活（购自四川）
6. 羌活（购自四川）
7. 羌活（购自安徽）
8. 羌活（购自江苏）
9. 羌活（购自四川）
10. 羌活（购自安徽）

S, nodakenin CRS; tracks 1-10, Notopterygii Rhizoma et Radix (1, 2, 4-6, and 9, obtained from Sichuan; 3, produced in Sichuan; 7 and 10, obtained from Anhui; 8, obtained from Jiangsu, China)

供试品溶液 Test Solution	取本品粉末 1 g，加甲醇 5 ml，超声处理 20 分钟，静置，取上清液作为供试品溶液。 To 1 g of the powder, add 5 mL of methanol, ultrasonicate for 20 minutes, allow to stand and use the supernatant.
对照品溶液 Reference Solution	取紫花前胡苷对照品，加甲醇制成每 1 ml 含 0.5 mg 的溶液，作为对照品溶液。 Dissolve a quantity of nodakenin CRS in methanol to produce a solution containing 0.5 mg per mL.
薄层板 Stationary Phase	硅胶预制薄层板（DC-Fertigplatten DURASIL-25，MN）。 TLC silica gel pre-coated plate (DC-Fertigplatten DURASIL-25, MN).
点样 Sample Application	1 µl；条带状点样，条带宽度为 8 mm，条带间距为 4 mm，原点距底边 10 mm。 Apply separately to the plate 1 µL of each of the test solutions and the reference solution in band, band length 8 mm, track distance 4 mm, distance from lower edge of the plate 10 mm.
展开剂 Mobile Phase	三氯甲烷－甲醇（8:2），35 ml。 Chloroform and methanol (8:2), 35 mL.
展开缸 Developing Chamber	双槽展开缸，20 cm × 10 cm. Twin trough chamber, 20 cm × 10 cm.
展开 Development	展开缸预平衡 15 分钟，上行展开，展距为 7.5 cm。 Equilibrate the chamber with the mobile phase for 15 minutes, develop vertically for 7.5 cm.
检视 Detection	置紫外光灯（365 nm）下检视。 Examine under ultraviolet light at 365 nm.

不同薄层板薄层色谱图的比较

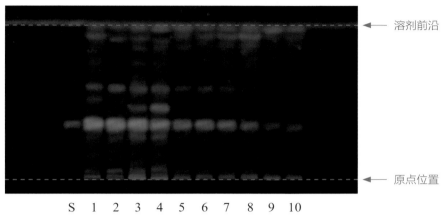

图 1 高效硅胶 GF_{254} 预制薄层板（烟台市化学工业研究所，批号：20161124）

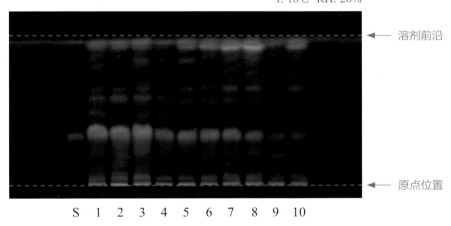

图 2 高效硅胶预制薄层板（青岛海洋化工厂，批号：20160904）

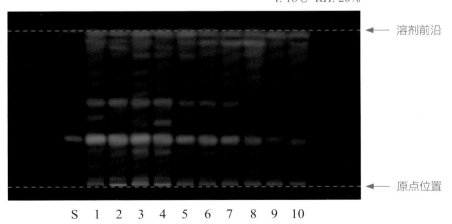

图 3 硅胶预制薄层板（DC-Fertigplatten EURASIL-25，MN，批号：511314）

t: 18℃   RH: 20%

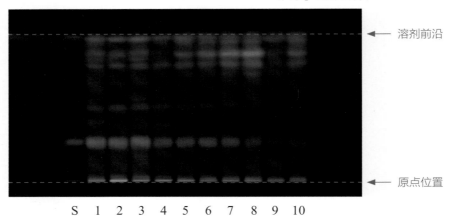

图 4　高效硅胶预制薄层板（HPTLC-Fertigplatten Nano-DURASIL-20，MN，批号：602032）

S. 紫花前胡苷对照品（111821-201303）
1. 羌活（购自四川）　　2. 羌活（购自四川）　　3. 羌活（产自四川）　　4. 羌活（购自四川）　　5. 羌活（购自四川）
6. 羌活（购自四川）　　7. 羌活（购自安徽）　　8. 羌活（购自江苏）　　9. 羌活（购自四川）　　10. 羌活（购自安徽）

（上海中药标准化研究中心　郑瑞蓉）

Qinjiao

秦艽

GENTIANAE MACROPHYLLAE RADIX

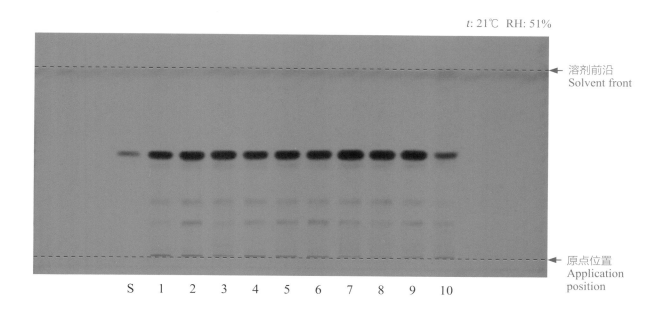

t: 21℃ RH: 51%

溶剂前沿
Solvent front

原点位置
Application
position

S 1 2 3 4 5 6 7 8 9 10

S. 龙胆苦苷对照品

1. 秦艽（产于内蒙古）
2. 秦艽（产于云南）
3. 秦艽（产于内蒙古）
4. 秦艽（购自湖南）
5. 秦艽（购自广东）
6. 秦艽（产于甘肃）
7. 秦艽（产于云南）
8. 秦艽（产于四川）
9. 秦艽（产于四川）
10. 秦艽（产于四川）

S, gentiopicrin CRS; tracks 1-10, Gentianae Macrophyllae Radix (1 and 3, produced in Inner Mongolia; 2 and 7, produced in Yunnan; 4, obtained from Hunan; 5, obtained from Guangdong; 6, produced in Gansu; 8-10, produced in Sichuan, China)

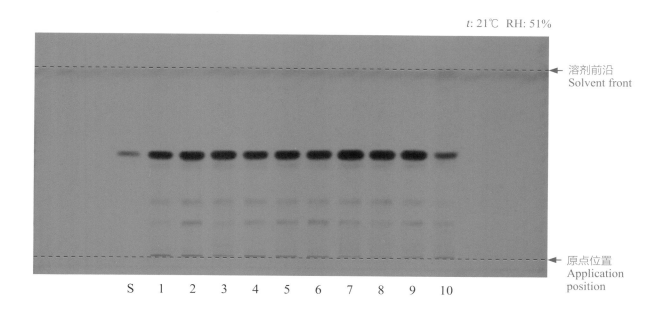

供试品溶液 Test Solution	取本品粉末 0.5 g，加甲醇 10 ml，超声处理 15 分钟，滤过，取滤液作为供试品溶液。 To 0.5 g of the powder add 10 mL of methanol, ultrasonicate for 15 minutes, and filter.
对照品溶液 Reference Solution	取龙胆苦苷对照品，加甲醇制成每 1 ml 含 1 mg 的溶液，作为对照品溶液。 Dissolve a quantity of gentiopicrin CRS in methanol to produce a solution containing 1 mg per mL.
薄层板 Stationary Phase	硅胶 F_{254} 预制薄层板（DC-Fertigplatten DURASIL-25/UV_{254}，MN）。 TLC silica gel F_{254} pre-coated plate (DC-Fertigplatten DURASIL-25/UV_{254}，MN).
点样 Sample Application	供试品溶液 5 µl，对照品溶液 3 µl；条带状点样，条带宽度为 8 mm，条带间距为 4 mm，原点距底边 10 mm。 Apply separately to the plate 5 µL of the test solutions and 3 µL of the reference solution in band, band length 8 mm, track distance 4 mm, distance from lower edge of the plate 10 mm.
展开剂 Mobile Phase	乙酸乙酯－甲醇－水（10:2:1），35 ml。 Ethyl acetate, methanol and water (10:2:1), 35 mL.
展开缸 Developing Chamber	双槽展开缸，20 cm×10 cm。 Twin trough chamber, 20 cm×10 cm.
展开 Development	展开缸预平衡 20 分钟，上行展开，展距为 7.5 cm。 Equilibrate the chamber with the mobile phase for 20 minutes, develop vertically for 7.5 cm.
检视 Detection	置紫外光灯（254 nm）下检视。 Examine under ultraviolet light at 254 nm.

t: 31℃ RH: 60%

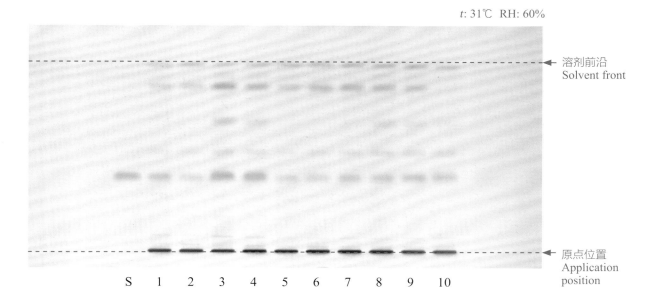

溶剂前沿
Solvent front

原点位置
Application
position

S 1 2 3 4 5 6 7 8 9 10

S. 栎瘿酸对照品

1. 秦艽（产于内蒙古）

2. 秦艽（产于云南）

3. 秦艽（产于内蒙古）

4. 秦艽（购自湖南）

5. 秦艽（购自广东）

6. 秦艽（产于甘肃）

7. 秦艽（产于云南）

8. 秦艽（产于四川）

9. 秦艽（产于四川）

10. 秦艽（产于四川）

S, roburic acid CRS; tracks 1-10, Gentianae Macrophyllae Radix (1 and 3, produced in Inner Mongolia; 2 and 7, produced in Yunnan; 4, obtained from Hunan; 5, obtained from Guangdong; 6, produced in Gansu; 8 to 10, produced in Sichuan, China)

供试品溶液 Test Solution	取鉴别（1）项下的供试品溶液。 Use the test solution prepared under Identification (1).
对照品溶液 Reference Solution	取栎瘿酸对照品，加三氯甲烷制成每 1 ml 含 0.5 mg 的溶液，作为对照品溶液。 Dissolve a quantity of roburic acid CRS in chloroform to produce a solution containing 0.5 mg per mL.
薄层板 Stationary Phase	高效硅胶预制薄层板（HPTLC-Fertigplatten Nano-DURASIL-20，MN）。 HPTLC silica gel pre-coated plate (HPTLC-Fertigplatten Nano-DURASIL-20, MN).
点样 Sample Application	供试品溶液 5 µl，对照品溶液 1 µl；条带状点样，条带宽度为 8 mm，条带间距 为 4 mm，原点距底边 10 mm。 Apply separately to the plate 5 µL of the test solutions and 1 µL of the reference solution in band, band length 8 mm, track distance 4 mm, distance from lower edge of the plate 10 mm.
展开剂 Mobile Phase	三氯甲烷－甲醇－甲酸（50:1:0.5），35 ml。 Chloroform, methanol and formic acid (50:1:0.5), 35 mL.
展开缸 Developing Chamber	双槽展开缸，20 cm×10 cm。 Twin trough chamber, 20 cm × 10 cm.
展开 Development	展开缸预平衡 20 分钟，上行展开，展距为 7.5 cm。 Equilibrate the chamber with the mobile phase for 20 minutes, develop vertically for 7.5 cm.
显色 Derivatization	喷以 10% 硫酸乙醇溶液，在 105℃加热至斑点显色清晰。 Spray with a 10% solution of sulfuric acid in ethanol and heat at 105℃ until the colours of the bands appear distinctly.
检视 Detection	置可见光下检视。 Examine in white light.

鉴别（1）
Identification (1)

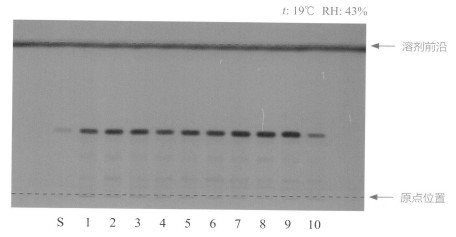

图 1 高效硅胶 GF_{254} 预制薄层板（烟台市化学工业研究所，批号：20150422）

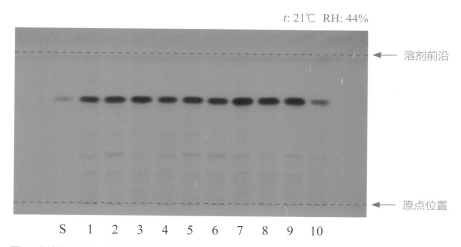

图 2 高效硅胶 GF_{254} 预制薄层板（青岛海洋化工厂，批号：20150706）

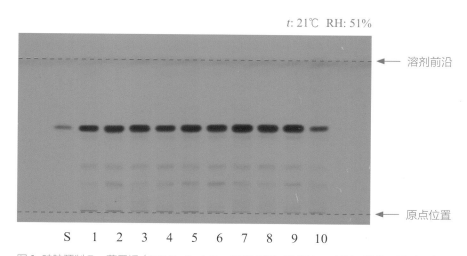

图 3 硅胶预制 F_{254} 薄层板（DC-Fertigplatten DURASIL-25/UV_{254}，MN，批号：305283）

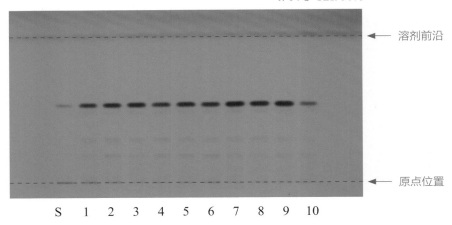

图 4 高效硅胶 F$_{254}$ 预制薄层板（HPTLC-Fertigplatten Nano-DURASIL-20 UV$_{254}$，MN，批号：305123）

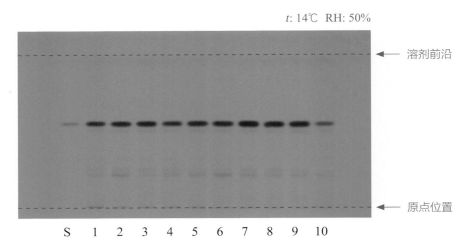

图 5 高效硅胶 F$_{254}$ 预制薄层板（HPTLC Silica gel 60 F$_{254}$，Merck，批号：HX55154642）

S. 龙胆苦苷对照品
1. 秦艽（产于内蒙古）　　　2. 秦艽（产于云南）　　　3. 秦艽（产于内蒙古）　　　4. 秦艽（购自湖南）
5. 秦艽（购自广东）　　　　6. 秦艽（产于甘肃）　　　7. 秦艽（产于云南）　　　8. 秦艽（产于四川）
9. 秦艽（产于四川）　　　　10. 秦艽（产于四川）

不同薄层板薄层色谱图的比较

t: 30℃ RH: 62%

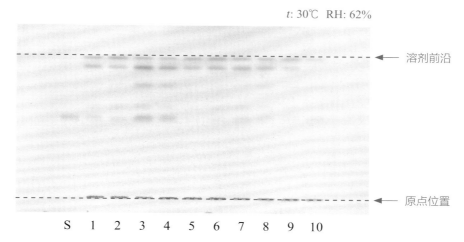

← 溶剂前沿

← 原点位置

S 1 2 3 4 5 6 7 8 9 10

图 1 高效硅胶 GF$_{254}$ 预制薄层板（烟台市化学工业研究所，批号：20160411）

t: 31℃ RH: 61%

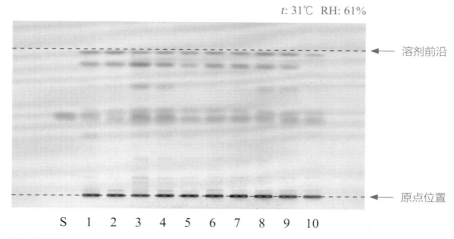

← 溶剂前沿

← 原点位置

S 1 2 3 4 5 6 7 8 9 10

图 2 高效硅胶 GF$_{254}$ 预制薄层板（青岛海洋化工厂，批号：20160509）

t: 26℃ RH: 72%

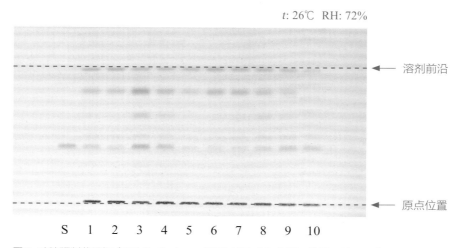

← 溶剂前沿

← 原点位置

S 1 2 3 4 5 6 7 8 9 10

图 3 硅胶预制薄层板（DC-Fertigplatten DURASIL-25，MN，批号：304116）

t: 31℃　RH: 60%

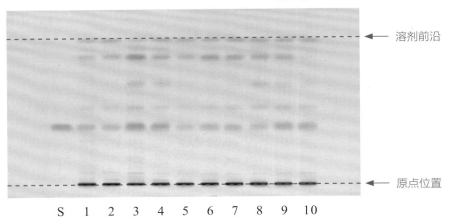

← 溶剂前沿

← 原点位置

　　　　S　1　2　3　4　5　6　7　8　9　10

图 4　高效硅胶预制薄层板（HPTLC-Fertigplatten Nano-DURASIL-20，MN，批号：401003）

t: 30℃　RH: 60%

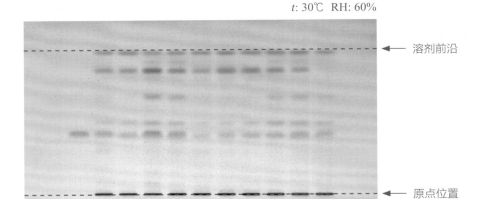

← 溶剂前沿

← 原点位置

　　　　S　1　2　3　4　5　6　7　8　9　10

图 5　高效硅胶 F$_{254}$ 预制薄层板（HPTLC Silica gel 60 F$_{254}$，Merck，批号：HX57415942）

S. 栎瘿酸对照品
1. 秦艽（产于内蒙古）　　2. 秦艽（产于云南）　　3. 秦艽（产于内蒙古）　　4. 秦艽（购自湖南）
5. 秦艽（购自广东）　　6. 秦艽（产于甘肃）　　7. 秦艽（产于云南）　　8. 秦艽（产于四川）
9. 秦艽（产于四川）　　10. 秦艽（产于四川）

（上海中药标准化研究中心　夏丽　杨少冉）

青黛

INDIGO NATURALIS

t: 23℃ RH: 52%

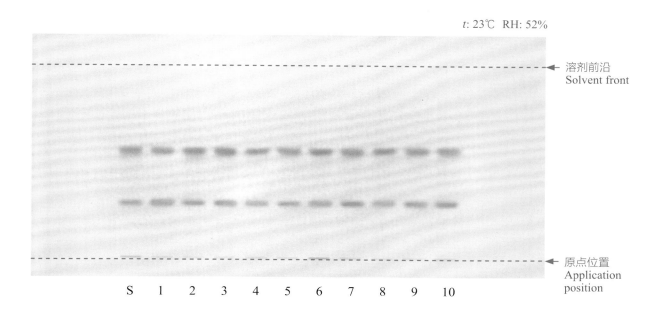

溶剂前沿
Solvent front

原点位置
Application
position

S　1　2　3　4　5　6　7　8　9　10

S. 靛玉红和靛蓝混合对照品
1. 青黛（产于福建）
2. 青黛（产于四川）
3. 青黛（购自江西）
4. 青黛（产于四川）
5. 青黛（购自安徽）
6. 青黛（产于福建）
7. 青黛（产于福建）
8. 青黛（产于福建）
9. 青黛（产于福建）
10. 青黛（产于福建）

S, indirubin CRS and indigo CRS (increasing R_f); tracks 1-10, Indigo Naturalis (1, 6-10, p roduced in Fujian; 2 and 4, produced in Sichuan; 3, obtained from Jiangxi; 5, obtained from Anhui, China)

供试品溶液 Test Solution	取本品 50 mg，加三氯甲烷 5 ml，充分搅拌，滤过，滤液作为供试品溶液。 To 50 mg of the powder add 5 mL of chloroform, stir well and filter.
对照品溶液 Reference Solution	取靛蓝对照品、靛玉红对照品，加三氯甲烷制成每 1 ml 分别含靛蓝 2 mg 和靛玉红 0.5 mg 的溶液，作为对照品溶液。 Dissolve quantities of indigo CRS and indirubin CRS in chloroform to prepare a solution containing 2 mg of indigo and 0.5 mg of indirubin, respectively.
薄层板 Stationary Phase	硅胶预制薄层板（DC-Ferfigplatten DURASIL-25，MN）。 TLC silica gel pre-coated plate (DC-Ferfigplatten DURASIL-25, MN).
点样 Sample Application	供试品溶液 30 µl，对照品溶液 5 µl；条带状点样，条带宽度为 8 mm，条带间距为 4 mm，原点距底边 10 mm。 Apply separately to the plate 30 µL of the test solutions, and 5 µL of the reference solution in band, band length 8 mm, track distance 4 mm, distance from lower edge of the plate 10 mm.
展开剂 Mobile Phase	甲苯 – 三氯甲烷 – 丙酮（5:4:1），35 ml。 Toluene, chloroform and acetone (5:4:1), 35 mL.
展开缸 Developing Chamber	双槽展开缸，20 cm×10 cm。 Twin trough chamber, 20 cm×10 cm.
展开 Development	展开缸预平衡 20 分钟，上行展开，展距为 7.5 cm。 Equilibrate the chamber with the mobile phase for 20 minutes, develop vertically for 7.5 cm.
检视 Detection	置可见光下检视。 Examine in white light.
备注 Note	混合对照品色谱中自下而上依次是靛玉红、靛蓝。 Bands in the chromatogram obtained with the reference solution are indirubin and indigo with increasing R_f.

不同薄层板薄层色谱图的比较

t: 23℃ RH: 49%

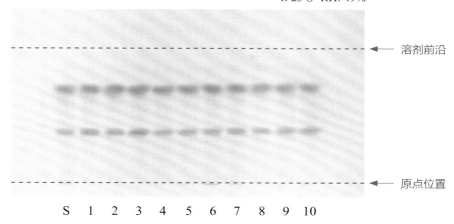

图 1 高效硅胶预制薄层板（烟台市化学工业研究所，批号：20151214）

t: 23℃ RH: 52%

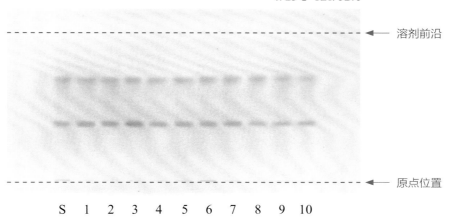

图 2 高效硅胶 GF$_{254}$ 预制薄层板（青岛海洋化工厂，批号：20150706）

t: 23℃ RH: 52%

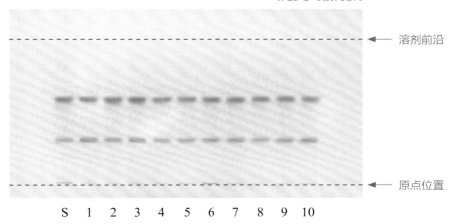

图 3 硅胶预制薄层板（DC-Fertigplatten DURASIL-25，MN，批号：503063）

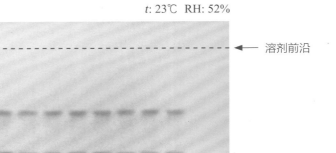

t: 23℃ RH: 52%

溶剂前沿

原点位置

S 1 2 3 4 5 6 7 8 9 10

图 4 高效硅胶预制薄层板（HPTLC-Fertigplatten Nano-DURASIL-20，MN，批号：401003）

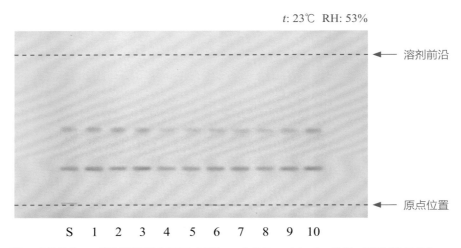

t: 23℃ RH: 53%

溶剂前沿

原点位置

S 1 2 3 4 5 6 7 8 9 10

图 5 高效硅胶 F_{254} 预制薄层板（HPTLC Silica gel 60 F_{254}，Merck，批号：HX56026042）

S. 靛玉红与靛蓝混合对照品
1. 青黛（产于福建）　　2. 青黛（产于四川）　　3. 青黛（购自江西）　　4. 青黛（产于四川）　　5. 青黛（购自安徽）
6. 青黛（产于福建）　　7. 青黛（产于福建）　　8. 青黛（产于福建）　　9. 青黛（产于福建）　　10. 青黛（产于福建）

（上海中药标准化研究中心　夏丽）

t: 20℃ RH: 51%

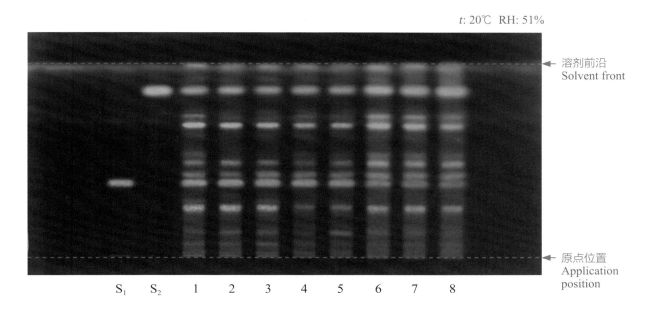

溶剂前沿
Solvent front

原点位置
Application
position

S₁   S₂   1   2   3   4   5   6   7   8

S₁. 獐牙菜苦苷对照品
　　（110770-201314）
S₂. 齐墩果酸对照品
　　（110709-201206）
1. 青叶胆（产于云南）
2. 青叶胆（购自云南）
3. 青叶胆（购自云南）
4. 青叶胆（购自云南）
5. 青叶胆（购自云南）
6. 青叶胆（购自云南）
7. 青叶胆（购自云南）
8. 青叶胆（购自云南）

S₁, swertiamarin CRS; S₂, oleanolic acid CRS; tracks 1-8, Swertiae
Mileensis Herba (1, produced in Yunnan; 2-8, obtained from Yunnan,
China)

供试品溶液 Test Solution	取本品粉末 0.2 g，加甲醇 10 ml，超声处理 10 分钟，滤过，取滤液作为供试品溶液。 To 0.2 g of the powder, add 10 mL of methanol, ultrasonicate for 10 minutes, and filter.
对照品溶液 Reference Solution	取獐牙菜苦苷对照品、齐墩果酸对照品，分别加甲醇制成每 1 ml 各含 2 mg 和 1 mg 的溶液。 Dissolve a quantity of swertiamarin CRS and oleanolic acid CRS in methanol separately to produce two solutions, containing swertiamarin 2 mg per ml and oleanolic acid 1 mg per mL.
薄层板 Stationary Phase	高效硅胶 F_{254} 预制薄层板（HPTLC Silica gel 60 F_{254}，Merck）。 HPTLC silica gel F_{254} pre-coated plate (HPTLC Silica gel 60 F_{254}, Merck).
点样 Sample Application	5 μl；条带状点样，条带宽度为 8 mm，条带间距为 4 mm，原点距底边 10 mm。 Apply separately to the plate 5 μL of each of the test solutions and the reference solutions in band, band length 8 mm, track distance 4 mm, distance from lower edge of the plate 10 mm.
展开剂 Mobile Phase	三氯甲烷－甲醇－水－甲酸（8:2:0.2:0.2），35 ml。 Chloroform, methanol, water and formic acid (8:2:0.2:0.2), 35 mL.
展开缸 Developing Chamber	双槽展开缸，20 cm×10 cm。 Twin trough chamber, 20 cm × 10 cm.
展开 Development	展开缸预平衡 15 分钟，上行展开，展距为 8 cm。 Equilibrate the chamber with the mobile phase for 15 minutes, develop vertically for 7.5 cm.
显色 Derivatization	喷以 10% 硫酸乙醇溶液，在 105℃加热至斑点显色清晰。 Spray with a 10% solution of sulfuric acid in ethanol, and heat at 105℃ until the colours of the bands appear distinctly.
检视 Detection	置紫外光灯（365 nm）下检视。 Examine under ultraviolet light at 365 nm.
备注 Note	《中国药典》（2015 年版 一部）中青叶胆药材的薄层色谱鉴别项有两项，分别以齐墩果酸对照品和青叶胆对照药材为对照，专属性不强且操作繁复。本 TLC 图谱以齐墩果酸、獐牙菜苦苷和青叶胆对照药材为对照，修订了青叶胆药材的薄层色谱鉴别方法，不仅专属性较强，鉴别信息丰富，可有效区别同属植物。且将两个 TLC 鉴别项合二为一，操作简便。 In this monograph, a new TLC identification method was established by using oleanolic acid CRS, swertiamarin CRS, and Swertiae Mileensis Herba reference drug as the references instead of conducting two TLC identification methods in which oleanolic acid CRS and Swertiae Mileensis Herba reference drug were used respectively as the references as described in *ChP* (2015 edition). With the newly established method, the adulterants and substitutes of Swertiae Mileensis Herba derived from the same genus of *Swertia* L. could be easily discriminated.

不同薄层板薄层色谱图的比较

t: 20℃ RH: 47%

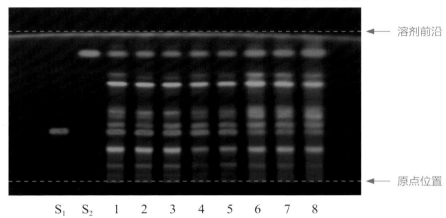

→ 溶剂前沿

→ 原点位置

S₁ S₂ 1 2 3 4 5 6 7 8

图 1 高效硅胶 GF$_{254}$ 预制薄层板（烟台市化学工业研究所，批号：20160907）

t: 21℃ RH: 48%

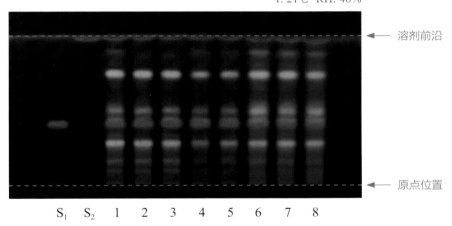

→ 溶剂前沿

→ 原点位置

S₁ S₂ 1 2 3 4 5 6 7 8

图 2 高效硅胶 GF$_{254}$ 预制薄层板（青岛海洋化工厂，批号：20160919）

t: 20℃ RH: 46%

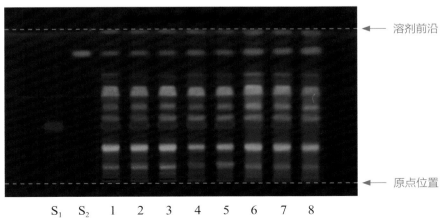

→ 溶剂前沿

→ 原点位置

S₁ S₂ 1 2 3 4 5 6 7 8

图 3 硅胶 F$_{254}$ 预制薄层板（DC-Fertigplatten DURASIL-25/UV$_{254}$，MN，批号：511327）

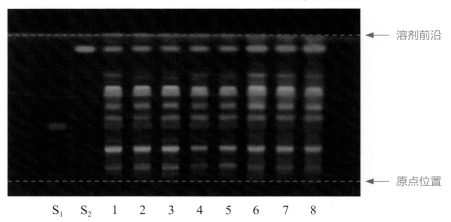

S₁ S₂ 1 2 3 4 5 6 7 8

图 4 高效硅胶 F₂₅₄ 预制薄层板（HPTLC-Fertigplatten Nano-DURASIL-20 UV₂₅₄，MN，批号：305123）

t: 20℃ RH: 51%

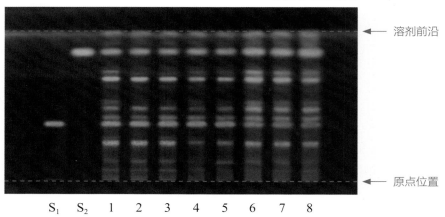

溶剂前沿

原点位置

S₁ S₂ 1 2 3 4 5 6 7 8

图 5 高效硅胶 F₂₅₄ 预制薄层板（HPTLC Silica gel 60 F₂₅₄，Merck，批号：HX57415942）

S₁. 獐牙菜苦苷对照品（110770-201314）
S₂. 齐墩果酸对照品（110709-201206）

1. 青叶胆（产于云南）	2. 青叶胆（购自云南）	3. 青叶胆（购自云南）	4. 青叶胆（购自云南）
5. 青叶胆（购自云南）	6. 青叶胆（购自云南）	7. 青叶胆（购自云南）	8. 青叶胆（购自云南）

（上海中药标准化研究中心　刘晓龙）

忍冬藤

LONICERAE JAPONICAE CAULIS

t: 22℃ RH: 41%

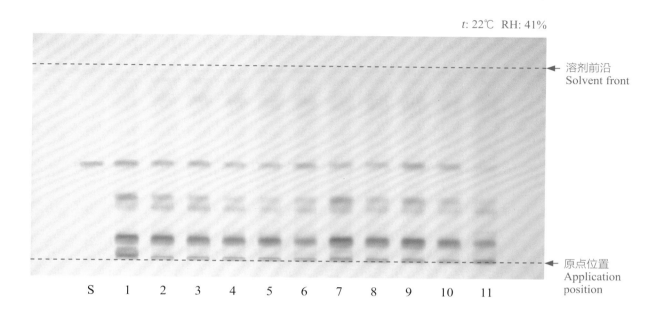

溶剂前沿
Solvent front

原点位置
Application
position

S   1   2   3   4   5   6   7   8   9   10   11

S. 马钱苷对照品

1. 忍冬藤对照药材
    （121069-201506）

2. 忍冬藤（购自山东）

3. 忍冬藤（购自山东）

4. 忍冬藤（购自山东）

5. 忍冬藤（购自安徽）

6. 忍冬藤（购自安徽）

7. 忍冬藤（购自山东）

8. 忍冬藤（购自安徽）

9. 忍冬藤（购自河南）

10. 忍冬藤（购自安徽）

11. 忍冬藤（购自浙江）

S, loganin CRS; track 1, Lonicerae Japonicae Caulis reference drug; tracks 2-11, Lonicerae Japonicae Caulis (2-4, and 7, obtained from Shandong; 5-6, 8, and 10, obtained from Anhui; track 9, obtained from Henan; 11, obtained from Zhejiang, China)

供试品溶液 Test Solution	取本品粉末 1 g，加 50% 甲醇 10 ml，超声处理 30 分钟，滤过，取滤液作为供试品溶液。 To 1 g of the powder add 10 mL of 50% methanol, ultrasonicate for 30 minutes, and filter.
对照药材溶液 Reference Drug Solution	取忍冬藤对照药材 1 g，同供试品溶液制备方法制成对照药材溶液。 Prepare a solution of 1 g of Lonicerae Japonicae Caulis reference drug in the same manner as described in the test solution preparation.
对照品溶液 Reference Solution	取马钱苷对照品，加 50% 甲醇制成每 1 ml 含 1 mg 的溶液，作为对照品溶液。 Dissolve a quantity of loganin CRS in 50% methanol to produce a solution containing 1 mg per mL.
薄层板 Stationary Phase	高效硅胶 GF_{254} 预制薄层板（烟台市化学工业研究所）。 HPTLC silica gel GF_{254} pre-coated plate (Yantai Chemical Industry Research Institute).
点样 Sample Application	10 µl；条带状点样，条带宽度为 8 mm，条带间距为 5.6 mm，原点距底边 10 mm。 Apply separately to the plate 10 µL of each of the test solutions, the reference drug solution and the reference solution in band, band length 8 mm, track distance 5.6 mm, distance from lower edge of the plate 10 mm.
展开剂 Mobile Phase	三氯甲烷－甲醇－水（65∶35∶10）10℃以下放置的下层溶液，35 ml。 Chloroform, methanol and water (65:35:10), using the lower layer separated on standing below 10℃, 35 mL.
展开缸 Developing Chamber	双槽展开缸，20 cm×10 cm。 Twin trough chamber, 20 cm × 10 cm.
展开 Development	展开缸预平衡 15 分钟，上行展开，展距为 7.5 cm。 Equilibrate the chamber with the mobile phase for 15 minutes, develop vertically for 7.5 cm.
显色 Derivatization	喷以 10% 硫酸乙醇溶液，在 105℃加热至斑点显色清晰。 Spray with a 10% solution of sulfuric acid in ethanol and heat at 105℃ until the colours of the bands appear distinctly.
检视 Detection	置可见光下检视。 Examine in white light.

不同薄层板薄层色谱图的比较

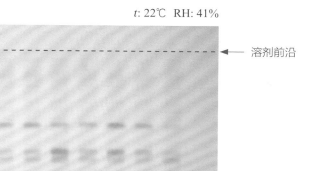

图 1　高效硅胶 GF₂₅₄ 预制薄层板（烟台市化学工业研究所，批号：20161028）

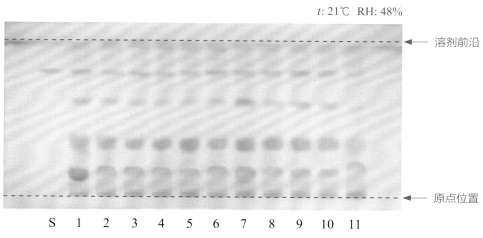

图 2　高效硅胶 GF₂₅₄ 预制薄层板（青岛海洋化工厂，批号：20160511）

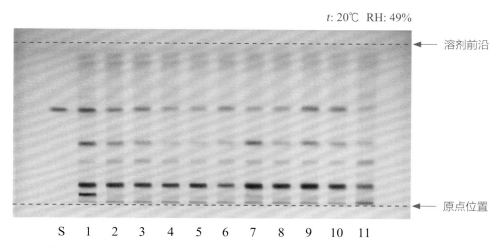

图 3　硅胶 F₂₅₄ 预制薄层板（DC-Fertigplatten DURASIL-25/UV₂₅₄，MN，批号：511327）

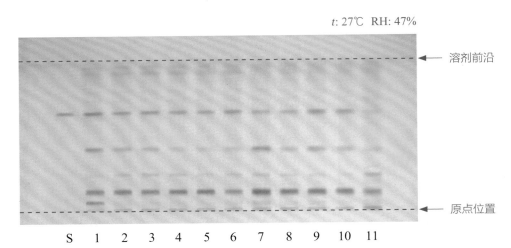

t: 27℃　RH: 47%

溶剂前沿

原点位置

　　S　1　2　3　4　5　6　7　8　9　10　11

图 4　高效硅胶 F$_{254}$ 预制薄层板（HPTLC-Fertigplatten Nano-DURASIL-20 UV$_{254}$，MN，批号：305123）

S. 马钱苷对照品
1. 忍冬藤对照药材（121069-201506）　2. 忍冬藤（购自山东）　3. 忍冬藤（购自山东）　4. 忍冬藤（购自山东）
5. 忍冬藤（购自安徽）　　　　　　　 6. 忍冬藤（购自安徽）　7. 忍冬藤（购自山东）　8. 忍冬藤（购自安徽）
9. 忍冬藤（购自河南）　　　　　　　 10. 忍冬藤（购自安徽）　11. 忍冬藤（购自浙江）

（上海中药标准化研究中心　郑瑞蓉）

三颗针
BERBERIDIS RADIX

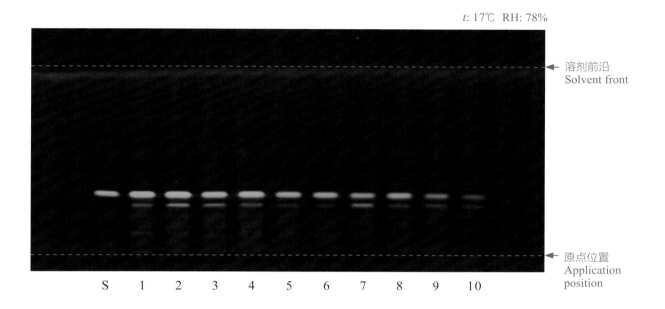

t: 17℃ RH: 78%

溶剂前沿
Solvent front

原点位置
Application
position

S 1 2 3 4 5 6 7 8 9 10

S. 盐酸小檗碱对照品	6. 三颗针（产于广西）
1. 三颗针（购自湖南）	7. 三颗针（产于黑龙江）
2. 三颗针（产于湖北）	8. 三颗针（产于云南）
3. 三颗针（产于福建）	9. 三颗针（产于吉林）
4. 三颗针（产于广西）	10. 三颗针（产于云南）
5. 三颗针（购自安徽）	

S, berberine hydrochloride CRS ; tracks 1-10, Berberidis Radix (1, obtained from Hunan; 2, produced in Hubei; 3, produced in Fujian; 4 and 6, produced in Guangxi; 5, obtained from Anhui; 7, produced in Heilongjiang; 8 and 10, produced in Yunnan; 9, produced in Jilin, China)

供试品溶液 Test Solution	取本品粉末 1 g，加甲醇 20 ml，超声处理 20 分钟，滤过，取滤液作为供试品溶液。 To 1 g of the powder add 20 mL of methanol, ultrasonicate for 20 minutes, and filter.
对照品溶液 Reference Solution	取盐酸小檗碱对照品，加甲醇制成每 1 ml 含 0.5 mg 的溶液，作为对照品溶液。 Dissolve a quantity of berberine hydrochloride CRS in methanol to produce a solution containing 0.5 mg per mL.
薄层板 Stationary Phase	高效硅胶预制薄层板（HPTLC-Fertigplatten Nano-DURASIL-20，MN）。 HPTLC silica gel pre-coated plate (HPTLC-Fertigplatten Nano-DURASIL-20, MN）.
点样 Sample Application	2 µl；条带状点样，条带宽度为 8 mm，条带间距为 5 mm，原点距底边 10 mm。 Apply separately to the plate 2 µL of each of the test solutions and the reference solution in band, band length 8 mm, track distance 5 mm, distance from lower edge of the plate 10 mm.
展开剂 Mobile Phase	正丁醇－醋酸－水（2∶0.5∶1）的上层溶液，35 ml。 n-Butanol, acetic acid and water (2:0.5:1), using the upper layer separated on standing, 35 mL.
展开缸 Developing Chamber	双槽展开缸，20 cm×10 cm。 Twin trough chamber, 20 cm × 10 cm.
展开 Development	展开缸预平衡 15 分钟，上行展开，展距为 7.5 cm。 Equilibrate the chamber with the mobile phase for 15 minutes, develop vertically for 7.5 cm.
检视 Detection	置紫外光灯（365 nm）下检视。 Examine under ultraviolet light at 365 nm.

不同薄层板薄层色谱图的比较

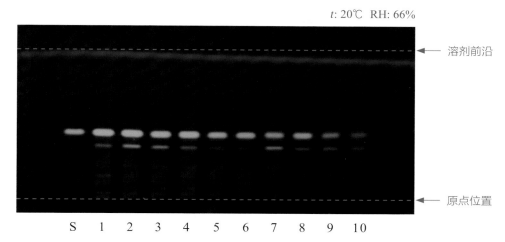

图 1　高效硅胶预制薄层板（烟台市化学工业研究所，批号：20160729）

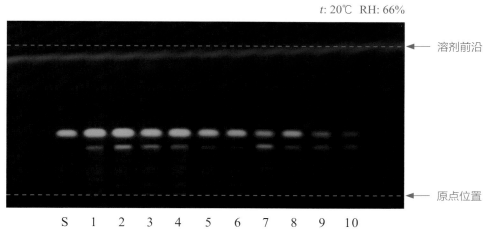

图 2　高效硅胶预制薄层板（青岛海洋化工厂，批号：20160904）

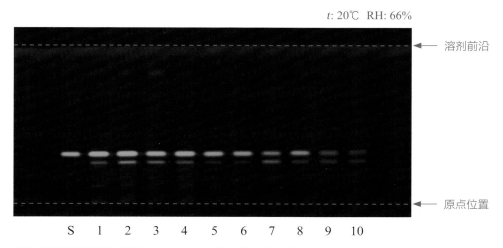

图 3　硅胶预制薄层板（DC-Fertigplatten DURASIL-25，MN，批号：304116）

t: 17℃ RH: 78%

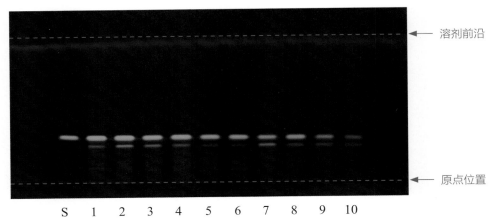

　　　　S　　1　　2　　3　　4　　5　　6　　7　　8　　9　　10

图 4　高效硅胶预制薄层板（HPTLC-Fertigplatten Nano-DURASIL-20，MN，批号：605125）

t: 20℃ RH: 66%

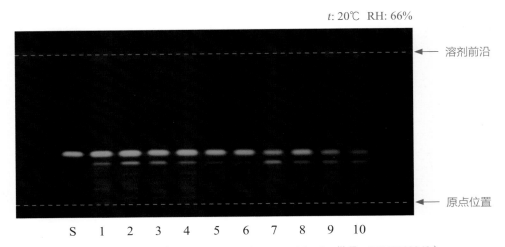

　　　　S　　1　　2　　3　　4　　5　　6　　7　　8　　9　　10

图 5　高效硅胶 F$_{254}$ 预制薄层板（HPTLC Silica gel 60 F$_{254}$，Merck，批号：HX69819242）

S.　盐酸小檗碱对照品
1. 三颗针（购自湖南）　　　2. 三颗针（产于湖北）　　　3. 三颗针（产于福建）　　　4. 三颗针（产于广西）
5. 三颗针（购自安徽）　　　6. 三颗针（产于广西）　　　7. 三颗针（产于黑龙江）　　8. 三颗针（产于云南）
9. 三颗针（产于吉林）　　　10. 三颗针（产于云南）

（上海中药标准化研究中心　夏丽）

山豆根

SOPHORAE TONKINENSIS RADIX ET RHIZOMA

t: 21℃   RH: 30%

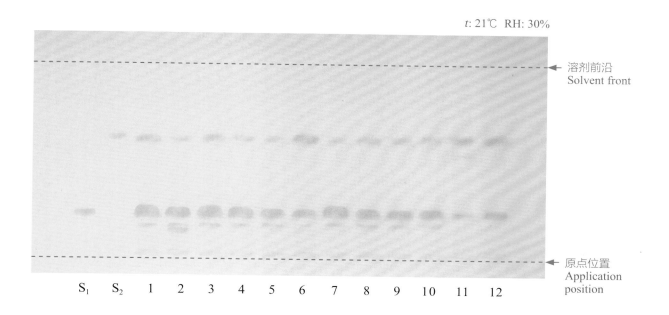

溶剂前沿
Solvent front

原点位置
Application
position

S₁   S₂   1   2   3   4   5   6   7   8   9   10   11   12

S₁. 氧化苦参碱对照品
S₂. 苦参碱对照品
1. 山豆根（产于广西）
2. 山豆根（购自安徽）
3. 山豆根（产于四川）
4. 山豆根（产于广西）
5. 山豆根（产于广西）
6. 山豆根（产于广西）
7. 山豆根（购自安徽）
8. 山豆根（产于广西）
9. 山豆根（购自吉林）
10. 山豆根（产于广西）
11. 山豆根（产于广西）
12. 山豆根（产于广西）

S₁, oxymatrine CRS; S₂, matrine CRS; tracks 1-12, Sophorae Tonkinensis Radix et Rhizoma (1, 4-6, 8, and 10-12, produced in Guangxi; 2 and 7, obtained from Anhui; 3, produced in Sichuan; 9, obtained from Jilin, China)

供试品溶液 Test Solution	取本品粗粉约 0.5 g，加三氯甲烷 10 ml，浓氨试液 0.2 ml，振摇 15 分钟，滤过，滤液蒸干，残渣加三氯甲烷 0.5 ml 使溶解，作为供试品溶液。 Shake 0.5 g of the coarse powder with 10 mL of chloroform and 0.2 mL of concentrated ammonia TS for 15 minutes, filter. Evaporate the filtrate to dryness and dissolve the residue in 0.5 mL of chloroform.
对照药材溶液 Reference Drug Solution	取氧化苦参碱对照品、苦参碱对照品，加三氯甲烷分别制成每 1 ml 各含 1 mg 的溶液，作为对照品溶液。 Dissolve a quantity of matrine CRS and oxymatrine CRS in chloroform separately to produce two solutions, each containing 1 mg per mL.
薄层板 Stationary Phase	高效硅胶 GF$_{254}$ 预制薄层板（烟台市化学工业研究所）。 HPTLC silica gel F$_{254}$ pre-coated plate (Yantai Chemical Industry Research Institute).
点样 Sample Application	供试品溶液 2 µl，对照品溶液 6 µl；条带状点样，条带宽度为 8 mm，条带间距为 4 mm，原点距底边 10 mm。 Apply separately to the plate 2 µL of the test solutions and 6 µL of the reference solutions in band, band length 8 mm, track distance 4 mm, distance from lower edge of the plate 10 mm.
展开剂 Mobile Phase	三氯甲烷 – 甲醇 – 浓氨试液（9:1:0.1），35 ml。 Chloroform, methanol and concentrated ammonia TS (9:1:0.1), 35 mL.
展开缸 Developing Chamber	双槽展开缸，20 cm×10 cm。 Twin trough chamber, 20 cm × 10 cm.
展开 Development	展开缸预平衡 20 分钟，上行展开，展距为 7.5 cm。 Equilibrate the chamber with the mobile phase for 20 minutes, develop vertically for 7.5 cm.
显色 Derivatization	喷以稀碘化铋钾试液。 Spray with dilute potassium iodobismuthate TS.
检视 Detection	置可见光下检视。 Examine in white light.
备注 Note	本 TLC 图谱将《中国药典》（2015 年版 一部）中该鉴别项的展开剂"三氯甲烷 – 甲醇 – 氨水（4:1:0.1）"，修订为"三氯甲烷 – 甲醇 – 氨水（9:1:0.1）"，使苦参碱斑点的 R_f 值偏高的问题得到改善。 In this monograph, a mixture of chloroform, methanol and concentrated ammonia TS (9:1:0.1) was used as the mobile phase for better separation of the two target markers and moderate R_f values, instead of using a mixture of chloroform, methanol and concentrated ammonia TS (4:1:0.1) as described in *ChP* (2015 edition).

不同薄层板薄层色谱图的比较

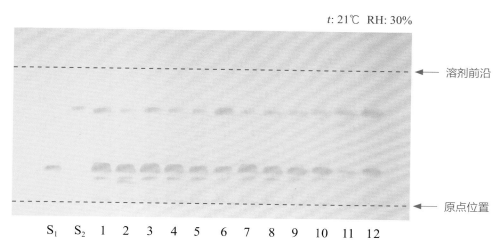

t: 21℃　RH: 30%

溶剂前沿

原点位置

S₁　S₂　1　2　3　4　5　6　7　8　9　10　11　12

图1　高效硅胶 GF₂₅₄ 预制薄层板（烟台市化学工业研究所，批号：20161124）

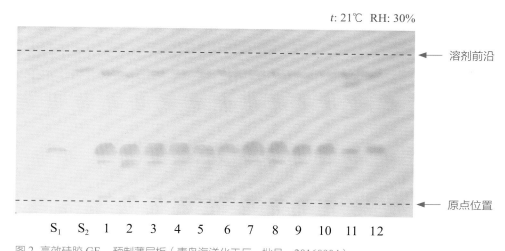

t: 21℃　RH: 30%

溶剂前沿

原点位置

S₁　S₂　1　2　3　4　5　6　7　8　9　10　11　12

图2　高效硅胶 GF₂₅₄ 预制薄层板（青岛海洋化工厂，批号：20160904）

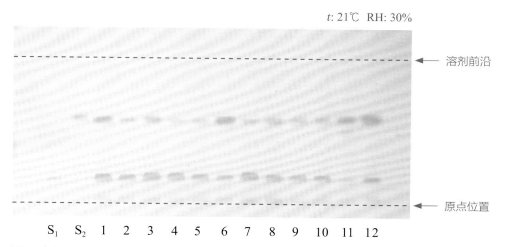

t: 21℃　RH: 30%

溶剂前沿

原点位置

S₁　S₂　1　2　3　4　5　6　7　8　9　10　11　12

图3　硅胶 F₂₅₄ 预制薄层板（DC-Fertigplatten DURASIL-25/UV₂₅₄，MN，批号：512337）

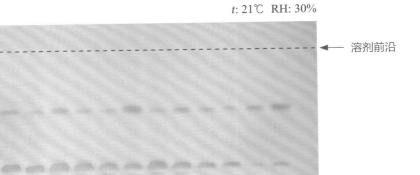

t: 21℃ RH: 30%

溶剂前沿

原点位置

S₁ S₂ 1 2 3 4 5 6 7 8 9 10 11 12

图4 高效硅胶预制薄层板（HPTLC-Fertigplatten Nano-DURASIL-20，MN，批号：401003）

S₁. 氧化苦参碱对照品
S₂. 苦参碱对照品
1. 山豆根（产于广西）　　2. 山豆根（购自安徽）　　3. 山豆根（产于四川）　　4. 山豆根（产于广西）
5. 山豆根（产于广西）　　6. 山豆根（产于广西）　　7. 山豆根（购自安徽）　　8. 山豆根（产于广西）
9. 山豆根（购自吉林）　　10. 山豆根（产于广西）　　11. 山豆根（产于广西）　　12. 山豆根（产于广西）

（上海中药标准化研究中心　夏丽）

t: 25℃ RH: 48%

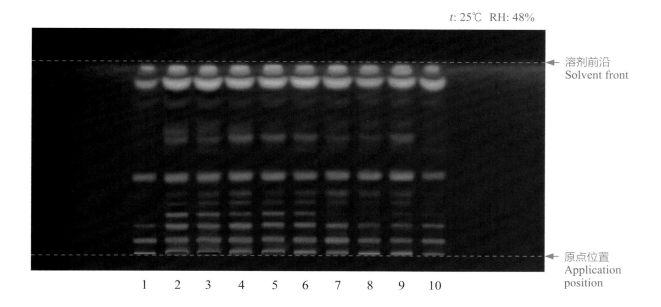

溶剂前沿
Solvent front

原点位置
Application
position

1　2　3　4　5　6　7　8　9　10

1. 山药对照药材
　（121137-201606）
2. 山药（购自安徽）
3. 山药（购自广东）
4. 山药（购自安徽）
5. 山药（购自安徽）

6. 山药（购自安徽）
7. 山药（购自安徽）
8. 山药（购自河南）
9. 山药（购自湖南）
10. 山药（购自江苏）

Track 1, Dioscoreae Rhizoma reference drug; tracks 2-10, Dioscoreae Rhizoma (2, 4-7, obtained from Anhui; 3, obtained from Guangdong; 8, obtained from Henan; 9, obtained from Hunan; 10, obtained from Jiangsu, China)

供试品溶液 Test Solution	取本品粉末 5 g，加二氯甲烷 30 ml，加热回流 2 小时，滤过，滤液蒸干，残渣加二氯甲烷 1 ml 使溶解，作为供试品溶液。 To 5 g of the powder, add 30 mL of dichloromethane, heat under reflux for 2 hours and filter. Evaporate the filtrate to dryness, and dissolve the residue in 1 mL of dichloromethane.
对照药材溶液 Reference Drug Solution	取山药对照药材 5 g，同供试品溶液制备方法制成对照药材溶液。 Prepare a solution of 5 g of Dioscoreae Rhizoma reference drug in the same manner as described in the test solution preparation.
薄层板 Stationary Phase	高效硅胶预制薄层板（HPTLC-Fertigplatten Nano-DURASIL-20，MN）。 HPTLC silica gel pre-coated plate (HPTLC-Fertigplatten Nano-DURASIL-20, MN).
点样 Sample Application	4 μl；条带状点样，条带宽度为 8 mm，条带间距为 4 mm，原点距底边 10 mm。 Apply separately to the plate 4 μL of each of the test solutions and the reference drug solution in band, band length 8 mm, track distance 4 mm, distance from lower edge of the plate 10 mm.
展开剂 Mobile Phase	乙酸乙酯－甲醇－浓氨试液（9∶1∶0.5），35 ml。 Ethyl acetate, methanol and concentrated ammonia TS (9:1:0.5), 35 mL.
展开缸 Developing Chamber	双槽展开缸，20 cm×10 cm。 Twin trough chamber, 20 cm × 10 cm
展开 Development	薄层板置展开缸中预平衡 10 分钟，上行展开，展距为 7.5 cm。 Pre-condition the plate in the chamber with the mobile phase for 10 minutes, develop vertically for 7.5 cm.
显色 Derivatization	喷以 10% 硫酸乙醇溶液，在 105℃加热约 5 分钟。 Spray with a 10% solution of sulfuric acid in ethanol and heat at 105℃ for about 5 minutes.
检视 Detection	置紫外光灯（365 nm）下检视。 Examine under ultraviolet light at 365 nm.
备注 Note	《中国药典》（2015 年版 一部）中该鉴别项的显色剂为 10% 磷钼酸乙醇溶液，斑点显色不够清晰，鉴别特征不明显。本 TLC 图谱改用 10% 硫酸乙醇溶液作为显色剂，在 105℃加热后置紫外光灯（365 nm）下检视，色谱图质量得到明显改善。 In this monograph, a 10% solution of sulfuric acid in ethanol was used for derivatization to get better visualization under ultraviolet light at 365 nm, instead of examination in white light after being derivatized with a 10% solution of phosphomolybdic acid in ethanol as described in *ChP* (2015 edition), in which condition, not only the bands was not easy to be detected, but also little chemical information was showed.

不同薄层板薄层色谱图的比较

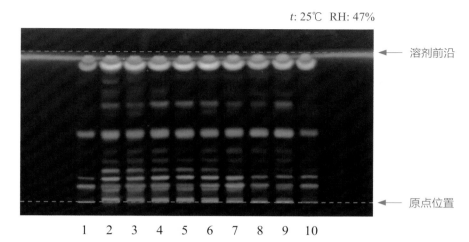

图 1 高效硅胶预制薄层板（烟台市化学工业研究所，批号：131216）

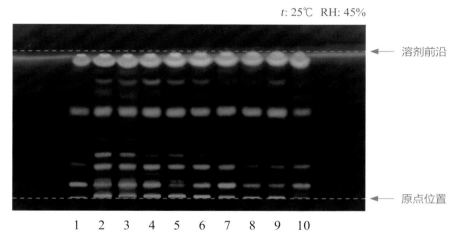

图 2 高效硅胶预制薄层板（青岛海洋化工厂，批号：20150315）

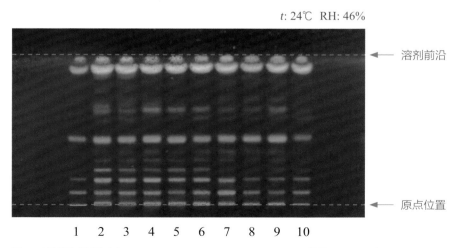

图 3 硅胶预制薄层板（DC-Fertigplatten DURASIL-25，MN，批号：304116）

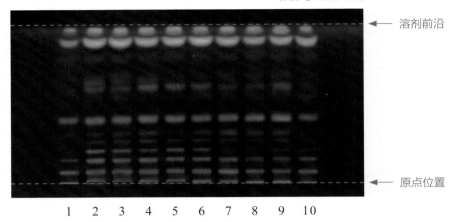

图 4 高效硅胶预制薄层板（HPTLC-Fertigplatten Nano-DURASIL-20，MN，批号：602032）

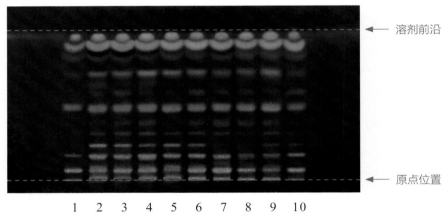

图 5 高效硅胶 F_{254} 预制薄层板（HPTLC Silica gel 60 F_{254}，Merck，批号：HX55154642）

1. 山药对照药材（121137-201606）　　2. 山药（购自安徽）　　3. 山药（购自广东）　　4. 山药（购自安徽）
5. 山药（购自安徽）　　6. 山药（购自安徽）　　7. 山药（购自安徽）　　8. 山药（购自河南）
9. 山药（购自湖南）　　10. 山药（购自江苏）

（上海中药标准化研究中心　郑瑞蓉）

t: 23℃ RH: 48%

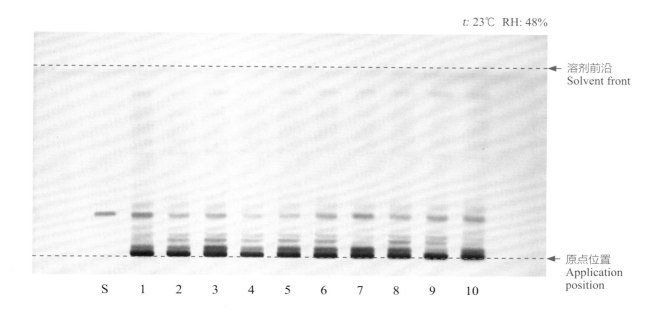

溶剂前沿
Solvent front

原点位置
Application position

S 1 2 3 4 5 6 7 8 9 10

S. 商陆皂苷甲对照品
　（111922-201102）

1. 商陆（产于安徽）

2. 商陆（产于湖北）

3. 商陆（产于湖北）

4. 商陆（产于湖北）

5. 商陆（产于四川））

6. 商陆（产于山东）

7. 商陆（产于山东）

8. 商陆（购自安徽）

9. 商陆（产于山东）

10. 商陆（产于河南）

S, esculentoside A CRS; tracks 1-10, Phytolaccae Radix (1, produced in Anhui; 2-4, produced in Hubei; 5, produced in Sichuan; 6-7, and 9, produced in Shandong; 8, obtained from Anhui; 10, produced in Henan, China)

供试品溶液 Test Solution	取本品粉末 3 g，加稀乙醇 25 ml，超声处理 30 分钟，滤过，取滤液作为供试品溶液。 To 3 g of the powder, add 25 mL of dilute ethanol, ultrasonicate for 30 minutes, filter and use the filtrate.
对照品溶液 Reference Solution	取商陆皂苷甲对照品，加甲醇制成每 1 ml 含 0.5 mg 的溶液，即得。 Dissolve a quantity of esculentoside A CRS in methanol to produce a solution containing 0.5 mg per mL.
薄层板 Stationary Phase	硅胶预制薄层板（DC-Fertigplatten DURASIL-25，MN）。 TLC silica gel pre-coated plate (DC-Fertigplatten DURASIL-25, MN).
点样 Sample Application	10 μl；条带状点样，条带宽度为 8 mm，条带间距为 4 mm，原点距底边 10 mm。 Apply separately 10 μL of each of the test solutions and the reference solution in band, band length 8 mm, track distance 4 mm, distance from lower edge of the plate 10 mm.
展开剂 Mobile Phase	三氯甲烷－甲醇－水（7∶3∶1）的下层溶液，35 ml。 Chloroform, methanol and water (7:3:1), using the lower layer after separation, 35 mL.
展开缸 Developing Chamber	双槽展开缸，20 cm×10 cm。 Twin trough chamber, 20 cm×10 cm.
展开 Development	展开缸预平衡 15 分钟，上行展开，展距为 8 cm。 Equilibrate the chamber with the mobile phase for 15 minutes, develop vertically for 8 cm.
显色 Derivatization	晾干，喷以 10% 硫酸乙醇溶液，加热至斑点显色清晰。 Spray with a 10% solution of sulfuric acid in ethanol, and heat at 105℃ until the colours of the bands appear distinctly.
检视 Detection	置可见光下检视。 Examine in white light.

不同薄层板薄层色谱图的比较

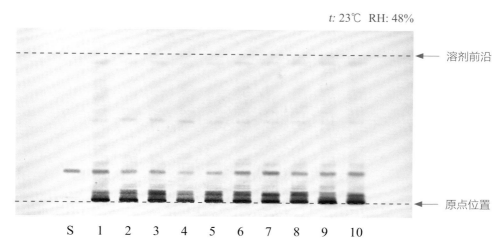

t: 23℃ RH: 48%

溶剂前沿

原点位置

S 1 2 3 4 5 6 7 8 9 10

图 1 高效硅胶预制薄层板（烟台市化学工业研究所，批号：20151214）

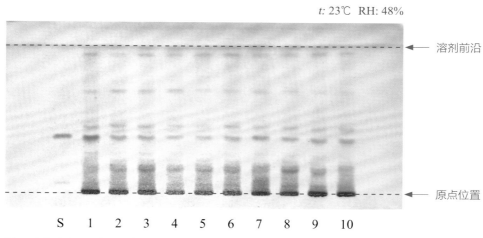

t: 23℃ RH: 48%

溶剂前沿

原点位置

S 1 2 3 4 5 6 7 8 9 10

图 2 高效硅胶预制薄层板（青岛海洋化工厂，批号：20150706）

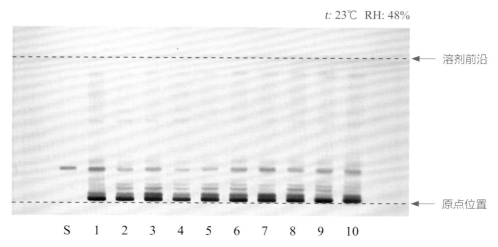

t: 23℃ RH: 48%

溶剂前沿

原点位置

S 1 2 3 4 5 6 7 8 9 10

图 3 硅胶预制薄层板（DC-Fertigplatten DURASIL-25，MN，批号：112340）

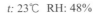

t: 23℃ RH: 48%

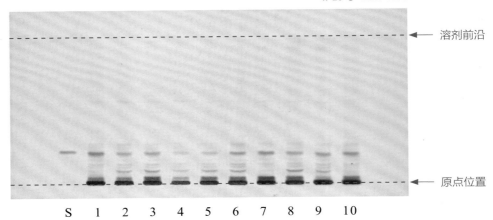

← 溶剂前沿

← 原点位置

S 1 2 3 4 5 6 7 8 9 10

图 4 高效硅胶预制薄层板（HPTLC-Fertigplatten Nano-DURASIL-20，MN，批号：401003）

S. 商陆皂苷甲对照品（111922-201102）
1. 商陆（产于安徽）　2. 商陆（产于湖北）　3. 商陆（产于湖北）　4. 商陆（产于湖北）　5. 商陆（产于四川）
6. 商陆（产于山东）　7. 商陆（产于山东）　8. 商陆（购自安徽）　9. 商陆（产于山东）　10. 商陆（产于河南）

（上海中药标准化研究中心　宋利婷）

t: 27℃ RH: 57%

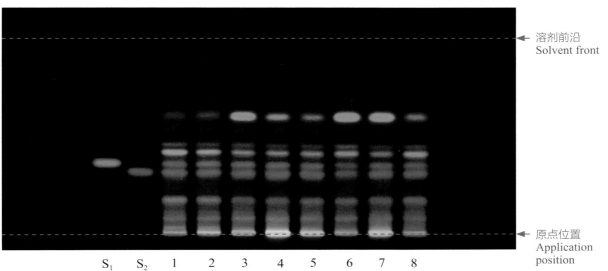

溶剂前沿
Solvent front

原点位置
Application
position

S₁ S₂ 1 2 3 4 5 6 7 8

S₁. 阿魏酸对照品 　　（110773-201614）	3. 升麻（产于吉林）	
S₂. 异阿魏酸对照品 　　（111698-201103）	4. 升麻（产于东北）	
	5. 升麻（产于内蒙古）	
1. 升麻（产于吉林）	6. 升麻（产于黑龙江）	
2. 升麻（购自安徽）	7. 升麻（产于四川）	
	8. 升麻（产于黑龙江）	

S₁, ferulic acid CRS; S₂, isoferulic acid CRS; tracks 1-8, Cimicifugae Rhizoma (1 and 3, produced in Jilin; 2, obtained from Anhui, 4, produced in Northeast China; 5, produced in Inner Mongolia; 6 and 8, produced in Heilongjiang; 7, obtained from Sichuan, China)

供试品溶液 Test Solution	取本品粉末 1 g，加乙醇 50 ml，加热回流 1 小时，滤过，滤液蒸干，残渣加乙醇 1 ml 使溶解，作为供试品溶液。 To 1 g of the powder, add 50 mL of ethanol, heat under reflux for 1 hour and filter. Evaporate the filtrate to dryness, and dissolve the residue in 1 mL of ethanol.
对照品溶液 Reference Solution	取阿魏酸对照品、异阿魏酸对照品，加乙醇分别制成每 1 ml 含 1 mg 的溶液，作为对照品溶液。 Dissolve a quantity of ferulic acid CRS and isoferulic acid CRS in ethanol separately to produce two solutions, each containing 1 mg per mL.
薄层板 Stationary Phase	高效硅胶 F$_{254}$ 预制薄层板（HPTLC-Fertigplatten Nano-DURASIL-20 /UV$_{254}$，MN）。 HPTLC silica gel F$_{254}$ pre-coated plate (HPTLC-Fertigplatten Nano-DURASIL-20/UV$_{254}$, MN).
点样 Sample Application	5 µl；条带状点样，条带宽度为 8 mm，条带间距为 5 mm，原点距底边 10 mm。 Apply separately to the plate 5 µL of each of the test solutions and the reference solutions in band, band length 8 mm, track distance 4 mm, distance from lower edge of the plate 10 mm.
展开剂 Mobile Phase	环己烷－乙酸乙酯－冰醋酸（7:2:1），35 ml。 Cyclohexane, ethyl acetate, and glacial acetic acid (7:2:1), 35 mL.
展开缸 Developing Chamber	双槽展开缸，20 cm × 10 cm。 Twin trough chamber, 20 cm × 10 cm.
展开 Development	展开缸预平衡 15 分钟，上行展开，展距为 7.5 cm。 Equilibrate the chamber with the mobile phase for 15 minutes, develop vertically for 7.5 cm.
检视 Detection	置紫外光灯（365 nm）下检视。 Examine under ultraviolet light at 365 nm.
备注 Note	本 TLC 图谱将《中国药典》（2015 年版 一部）中该鉴别项的展开剂"苯－三氯甲烷－冰醋酸（6:1:0.5）"修订为"环己烷－乙酸乙酯－冰醋酸（7:2:1）"，不仅避免了毒性试剂苯的使用，色谱质量也得到明显改善。 In this monograph, a mixture of cyclohexane, ethyl acetate and glacial acetic acid (7:2:1) was used as the mobile phase in order to avoid the use of toxic reagents and meanwhile get better resolution, instead of using a mixture of benzene, chloroform and glacial acetic acid (6:1:0.5) as described in *ChP* (2015 edition).

不同薄层板薄层色谱图的比较

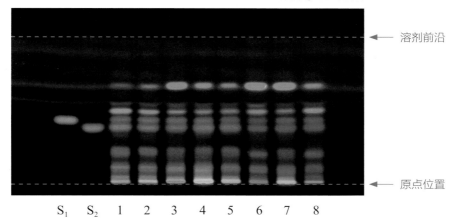

图 1　高效硅胶 GF$_{254}$ 预制薄层板（烟台市化学工业研究所，批号：20160726）

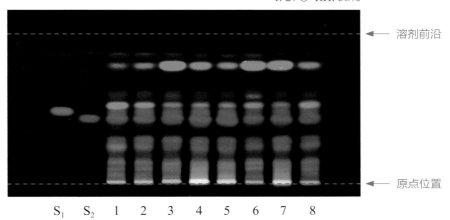

图 2　高效硅胶 GF$_{254}$ 预制薄层板（青岛海洋化工厂，批号：20150306）

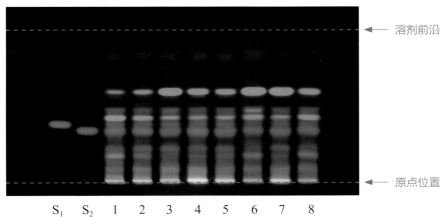

图 3　硅胶 F$_{254}$ 预制薄层板（DC-Fertigplatten DURASIL-25/UV$_{254}$，MN，批号：907208）

t: 27℃ RH: 57%

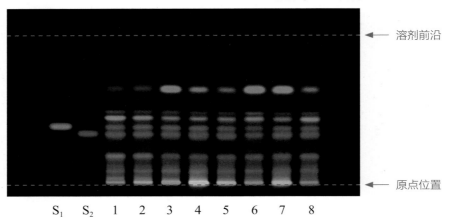

溶剂前沿

原点位置

S₁ S₂ 1 2 3 4 5 6 7 8

图 4 高效硅胶 F₂₅₄ 预制薄层板（HPTLC-Fertigplatten Nano-DURASIL-20 UV₂₅₄，MN，批号：305123）

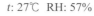

t: 27℃ RH: 57%

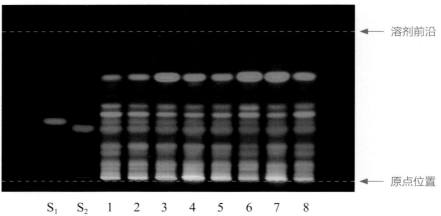

溶剂前沿

原点位置

S₁ S₂ 1 2 3 4 5 6 7 8

图 5 高效硅胶 F₂₅₄ 预制薄层板（HPTLC Silica gel 60 F₂₅₄，Merck，批号：HX69213942）

S₁. 阿魏酸对照品（110773-201614）
S₂. 异阿魏酸对照品（111698-201103）
1. 升麻（产于吉林）　　2. 升麻（购自安徽）　　3. 升麻（产于吉林）　　4. 升麻（产于东北）　　5. 升麻（产于内蒙古）
6. 升麻（产于黑龙江）　　7. 升麻（产于四川）　　8. 升麻（产于黑龙江）

（上海中药标准化研究中心　夏丽）

t:18℃ RH:53%

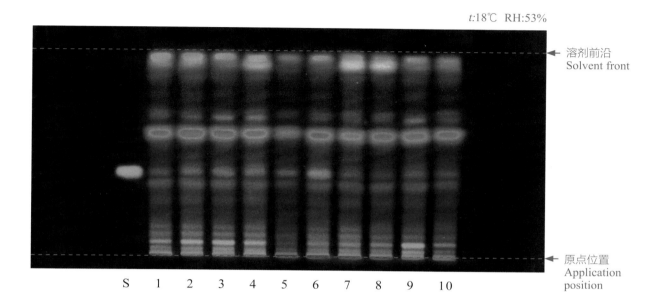

溶剂前沿
Solvent front

原点位置
Application
position

S   1   2   3   4   5   6   7   8   9   10

S. 花旗松素对照品
（111816-201102）

1. 水红花子（购自安徽）

2. 水红花子（购自湖北）

3. 水红花子（购自安徽）

4. 水红花子（购自上海）

5. 水红花子（购自河南）

6. 水红花子（购自河北）

7. 水红花子（购自河北）

8. 水红花子（购自上海）

9. 水红花子（购自河北）

10. 水红花子（购自安徽）

S, taxifolin CRS; tracks 1-10, Polygoni Orientalis Fructus, (1, 3, and 10, obtained from Anhui; 2, obtained from Hubei; 4,8, obtained from Shanghai; 5, obtained from Henan; 6, 7, and 9, obtained from Hebei, China)

供试品溶液 Test Solution	取本品粉末 1 g，加甲醇 20 ml，超声处理 40 分钟，滤过，滤液蒸干，残渣加甲醇 1 ml 使溶解，作为供试品溶液。 To 1 g of the powder, add 20 mL of methanol, ultrasonicate for 40 minutes, filter. Evaporate the filtrate to dryness and dissolve the residue in 1 mL of methanol.
对照品溶液 Reference Solution	取花旗松素对照品，加甲醇制成每 1 ml 含 1 mg 的溶液，作为对照品溶液。 Dissolve a quantity of taxifolin CRS in methanol to produce a solution containing 1 mg per mL.
薄层板 Stationary Phase	硅胶 F_{254} 预制薄层板（DC-Fertigplatten DURASIL-25/UV_{254}, MN）。 TLC silica gel F_{254} pre-coated plate (DC-Fertigplatten DURASIL-25/UV_{254}, MN).
点样 Sample Application	供试品溶液 10 µl，对照品溶液 5 µl；条带状点样，条带宽度为 8 mm，条带间距为 4 mm，原点距底边 8 mm。 Apply separately to the plate 10 µL of the test solutions, 5 µL of the reference solution in band, band length 8 mm, track distance 4 mm, distance from lower edge of the plate 8mm.
展开剂 Mobile Phase	石油醚（60～90℃）－乙酸乙酯－甲酸（10∶11∶0.5），20 ml。 Petroleum ether (60-90℃), ethyl acetate and formic acid (10:11:0.5), 20 mL.
展开缸 Developing Chamber	双槽展开缸，20 cm×10 cm。 Twin trough chamber, 20 cm×10cm.
展开 Development	展开缸预平衡 15 分钟，上行展开，展距为 8 cm。 Equilibrate the chamber with the mobile phase for 15 minutes, develop vertically for 8 cm.
显色 Derivatization	喷以 2% 三氯化铝乙醇溶液，105℃加热约 5 分钟。 Spray with a 2% solution of aluminum chloride in ethanol, and heat at 105℃ for about 5 minutes.
检视 Detection	置紫外光灯（365 nm）下检视。 Examine under ultraviolet light at 365 nm,
备注 Note	本 TLC 图谱将《中国药典》（2015 年版 一部）中该鉴别项采用的显色剂及检识方法"喷以 10% 硫酸乙醇溶液，在 105℃加热至斑点显色清晰"修订为"喷以 2% 三氯化铝乙醇溶液，105℃加热约 5 分钟，置紫外光灯（365 nm）下检视"，对照品花旗松素的条斑更加清晰。 In this monograph, a 2% solution of aluminum chloride in ethanol was used as the derivatization reagent, heat at 105℃ for about 5 minutes, and examine under ultraviolet light at 365 nm, which is special for flavonoids, instead of spraying with a 10% solution of sulfuric acid in ethanol, heat at 105℃ to the band clear as recorded in *ChP* (2015 edition).

不同薄层板薄层色谱图的比较

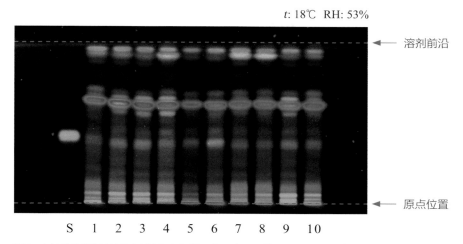

图 1 高效硅胶预制薄层板（烟台市化学工业研究所，批号：20170814）

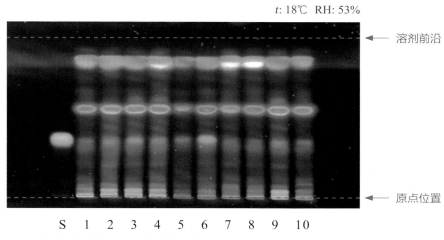

图 2 高效硅胶预制薄层板（青岛海洋化工厂，批号：20170209）

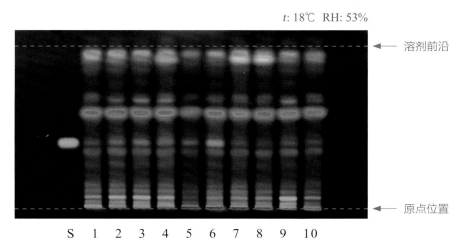

图 3 硅胶 F_{254} 预制薄层板（DC-Fertigplatten DURASIL-25/ UV$_{254}$，MN，批号：907206）

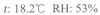

t: 18.2℃ RH: 53%

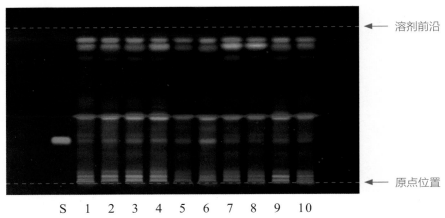

← 溶剂前沿

← 原点位置

S　1　2　3　4　5　6　7　8　9　10

图 4　高效硅胶预制薄层板（HPTLC-Fertigplatten Nano-DURASIL-20，MN，批号：305143）

t: 18℃ RH: 53%

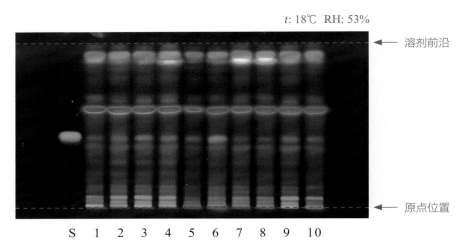

← 溶剂前沿

← 原点位置

S　1　2　3　4　5　6　7　8　9　10

图 5　高效硅胶 F$_{254}$ 预制薄层板（HPTLC Silica gel 60 F$_{254}$，Merck，批号：HX57415942）

S. 花旗松素对照品（111816-201102）
1. 水红花子（购自安徽）　　2. 水红花子（购自湖北）　　3. 水红花子（购自安徽）　　4. 水红花子（购自上海）
5. 水红花子（购自河南）　　6. 水红花子（购自河北）　　7. 水红花子（购自河北）　　8. 水红花子（购自上海）
9. 水红花子（购自河北）　　10. 水红花子（购自安徽）

（上海中药标准化研究中心　潘丽　郑瑞蓉）

t: 21℃ RH: 28%

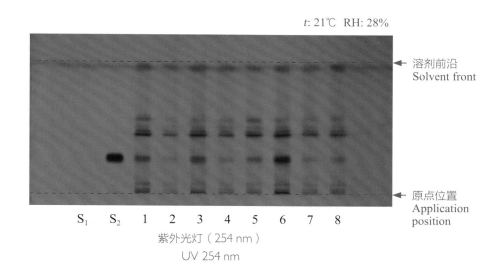

紫外光灯（254 nm）
UV 254 nm

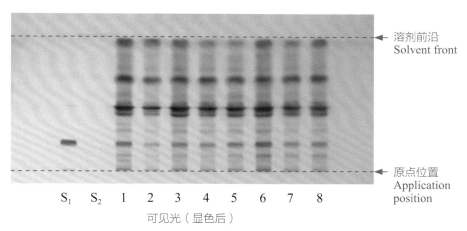

可见光（显色后）
A 1% solution of vanillin in sulfuric acid，White light

S₁. 长梗冬青苷对照品
   （111868-201001）
S₂. 原儿茶酸对照品
1. 四季青（购自安徽）
2. 四季青（购自安徽）
3. 四季青（购自安徽）
4. 四季青（购自广西）
5. 四季青（购自浙江）
6. 四季青（购自安徽）
7. 四季青（购自江苏）
8. 四季青（购自江苏）

S₁, pedunculoside CRS; S₂, protocatechuic acid CRS; tracks 1-8, Ilicis Chinensis Folium (1-3, and 6, obtained from Anhui; 4, obtained from Guangxi; 5, obtained from Zhejiang; 7 and 8, obtained from Jiangsu, China)

供试品溶液 Test Solution	取本品粉末1g，加乙酸乙酯20ml，超声处理30分钟，滤过，滤液蒸干，残渣加甲醇1ml使溶解，作为供试品溶液。 To 1 g of the powder add 20 mL of ethyl acetate, ultrasonicate for 30 minutes, and filter. Evaporate the filtrate to dryness and dissolve, the residue in 1 mL of methanol.
对照品溶液 Reference Solution	取原儿茶酸对照品、长梗冬青苷对照品，分别加甲醇制成每1ml含1mg的溶液，作为对照品溶液。 Dissolve respectively a quantity of pedunculisode CRS and protocatechuic acid CRS in methanol to produce two solutions, each containing 1 mg per mL.
薄层板 Stationary Phase	高效硅胶F$_{254}$预制薄层板（HPTLC-Fertigplatten Nano-DURASIL-20/ UV$_{254}$，MN）。 HPTLC silica gel F$_{254}$ pre-coated plate (HPTLC-Fertigplatten Nano-DURASAL-20/ UV$_{254}$, MN).
点样 Sample Application	6 µl；条带状点样，条带宽度为8 mm，条带间距为7 mm，原点距底边10 mm。 Apply separately to the plate 6 µL of each of the test solutions and the reference solutions in band, band length 8 mm, track distance 7 mm, distance from lower edge of the plate 10 mm.
展开剂 Mobile Phase	三氯甲烷－甲醇－甲酸（7:1:0.2），35 ml。 Chloroform, methanol and formic acid (7:1:0.2), 35 mL.
展开缸 Developing Chamber	双槽展开缸，20 cm×10 cm。 Twin trough chamber, 20 cm×10 cm.
展开 Development	展开缸预平衡15分钟，展距8 cm。 Equilibrate the chamber with the mobile phase for 15 minutes, develop vertically for 8 cm.
显色 Derivatization	喷以1%香草醛硫酸溶液，在105℃加热至斑点显色清晰。 Spray with a 1% solution of vanillin in sulfuric acid and heat at 105℃ until the colours of the bands appear distinctly.
检视 Detection	置紫外光灯（254 nm）下检视，显色后置可见光下检视。 Examine under ultraviolet light at 254 nm, then in white light after derivatization.

不同薄层板薄层色谱图的比较

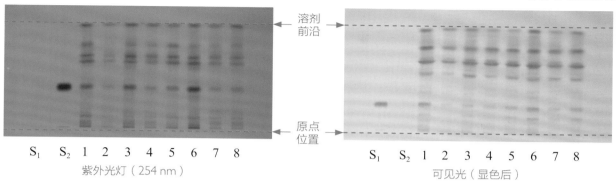

图 1　高效硅胶 GF_{254} 预制薄层板（烟台市化学工业研究所，批号：20161024）

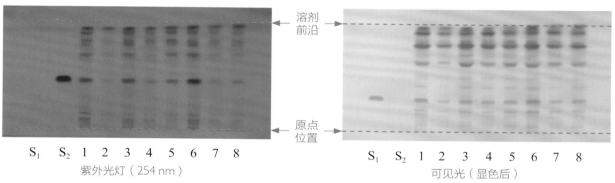

图 2　高效硅胶 GF_{254} 预制薄层板（青岛海洋化工厂，批号：20170209）

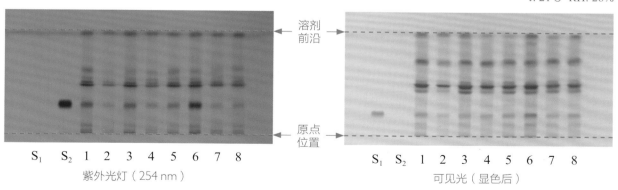

图 3　硅胶 F_{254} 预制薄层板（DC-Fertigplatten DUARSIL-25/UV$_{254}$，MN，批号：907208）

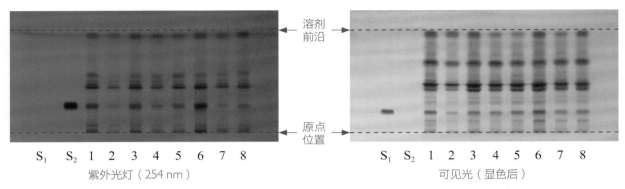

溶剂
前沿

原点
位置

S₁ S₂ 1 2 3 4 5 6 7 8
紫外光灯（254 nm）

S₁ S₂ 1 2 3 4 5 6 7 8
可见光（显色后）

图 4 高效硅胶 F₂₅₄ 预制薄层板（HPTLC-Fertigplatten Nano-DURASIL-20 UV₂₅₄，MN，批号：305123）

S₁. 长梗冬青苷对照品（111868-201001）
S₂. 原儿茶酸对照品
1. 四季青（购自安徽）　　2. 四季青（购自安徽）　　3. 四季青（购自安徽）　　4. 四季青（购自广西）
5. 四季青（购自浙江）　　6. 四季青（购自安徽）　　7. 四季青（购自江苏）　　8. 四季青（购自江苏）

（上海中药标准化研究中心　邓雪莉）

桃仁
PERSICAE SEMEN

t: 22℃ RH: 37%

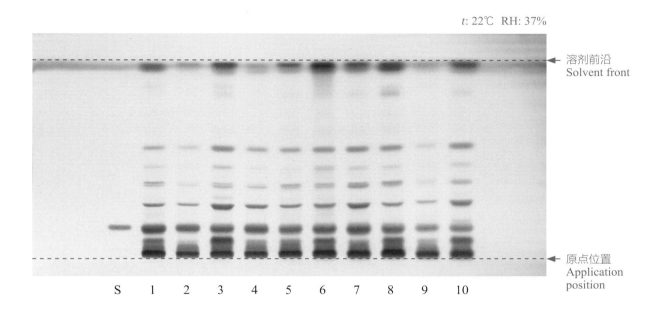

溶剂前沿
Solvent front

原点位置
Application
position

S 1 2 3 4 5 6 7 8 9 10

S. 苦杏仁苷对照品　　6. 桃仁（购自安徽）

1. 桃仁（购自山西）　　7. 桃仁（购自陕西）

2. 桃仁（购自内蒙古）　8. 桃仁（购自河南）

3. 桃仁（购自内蒙古）　9. 桃仁（购自山东）

4. 桃仁（购自内蒙古）　10. 桃仁（购自河南）

5. 桃仁（购自山东）

S, amygdalin CRS; tracks 1-10, Persicae Semen (1, obtained from Shanxi; 2-4, obtained from Inner Mongolia ; 5 and 9, obtained from Shandong; 6, obtained from Anhui; 7, obtained from shaanxi; 8 and 10, obtained from Henan, China)

供试品溶液 Test Solution	取本品粗粉 2 g，加石油醚（60～90℃）50 ml，加热回流 1 小时，滤过，弃去石油醚液，药渣再用石油醚 25 ml 洗涤，弃去石油醚，药渣挥干，加甲醇 30 ml，加热回流 1 小时，放冷，滤过，取滤液作为供试品溶液。 To 2 g of the coarse powder, add 50 mL of petroleum ether (60-90℃), heat under reflux for 1 hour, filter and discard the petroleum ether solution. Wash the residue with 25 mL of petroleum ether, discard the petroleum ether solution. Evaporate the residue to dryness, add 30 mL of methanol, heat under reflux for 1 hour, and filter.
对照品溶液 Reference Solution	取苦杏仁苷对照品，加甲醇制成每 1 ml 含 2 mg 的溶液，作为对照品溶液。 Dissolve a quantity of amygdalin CRS in methanol to produce a solution containing 2 mg per mL.
薄层板 Stationary Phase	高效硅胶预制薄层板（烟台市化学工业研究所）。 HPTLC silica gel pre-coated plate (Yantai Chemical Industry Research Institute).
点样 Sample Application	供试品溶液 5 μl，对照品溶液 10 μl；条带状点样，条带宽度为 8 mm，条带间距为 5.6 mm，原点距底边 10 mm。 Apply separately to the plate 5 μL of the test solutions and 10 μL of the reference solution in band, band length 8 mm, track distance 5.6 mm, distance from lower edge of the plate 10 mm.
展开剂 Mobile Phase	三氯甲烷－乙酸乙酯－甲醇－水（15:40:22:10）4℃左右放置 12 小时的下层溶液，35 ml。 Chloroform, ethyl acetate, methanol and water (15:40:22:10), using the lower layer separated on standing at about 4℃ for 12 hours, 35 mL.
展开缸 Developing Chamber	双槽展开缸，20 cm×10 cm。 Twin trough chamber, 20 cm × 10 cm.
展开 Development	展开缸预平衡 15 分钟，上行展开，展距为 7.5cm。 Equilibrate the chamber with the mobile phase for 15 minutes, develop vertically for 7.5 cm.
显色 Derivatization	喷以 5% 磷钼酸乙醇溶液，在 105℃加热至斑点显色清晰。 Spray with a 5% solution of phosphomolybdic acid in ethanol, heat at 105℃ until the colours of the bands appear distinctly.
检视 Detection	置可见光下检视。 Examine in white light.

不同薄层板薄层色谱图的比较

t: 22℃ RH: 37%

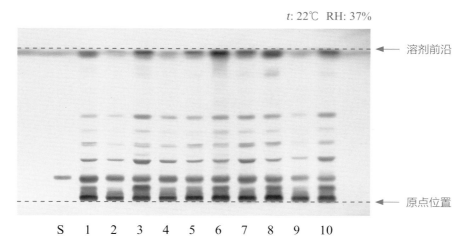

图 1 高效硅胶预制薄层板（烟台市化学工业研究所，批号：20160729）

t: 23℃ RH: 33%

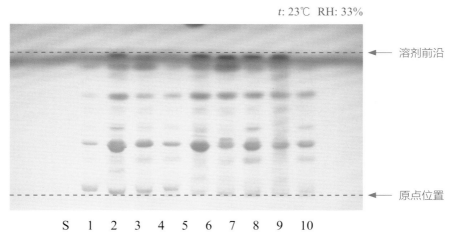

图 2 高效硅胶预制薄层板（青岛海洋化工厂，批号：20160904）

t:22℃ RH: 37%

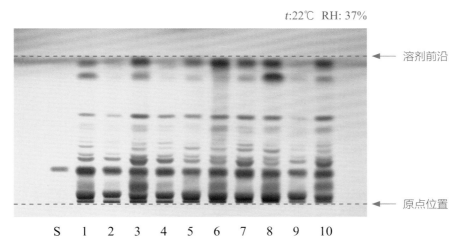

图 3 硅胶预制薄层板（DC-Fertigplatten DURASIL-25，MN，批号：503063）

t: 22℃ RH: 47%

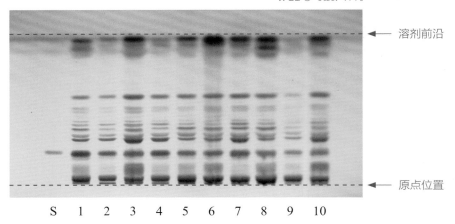

溶剂前沿

原点位置

S 1 2 3 4 5 6 7 8 9 10

图 4 高效硅胶预制薄层板（HPTLC-Fertigplatten Nano-DURASIL-20，MN，批号：602032）

S. 苦杏仁苷对照品
1. 桃仁（购自山西） 2. 桃仁（购自内蒙古） 3. 桃仁（购自内蒙古） 4. 桃仁（购自内蒙古） 5. 桃仁（购自山东）
6. 桃仁（购自安徽） 7. 桃仁（购自陕西） 8. 桃仁（购自河南） 9. 桃仁（购自山东） 10. 桃仁（购自河南）

（上海中药标准化研究中心　郑瑞蓉）

天葵子
SEMIAQUILEGIAE RADIX

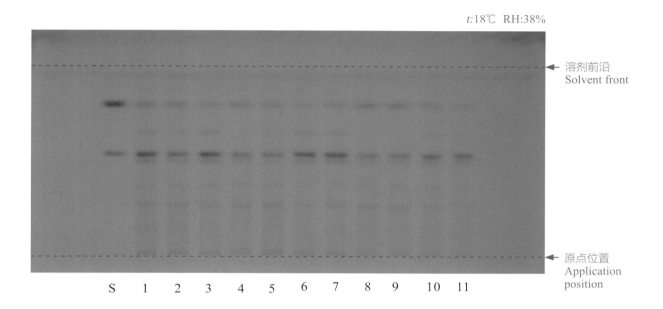

t:18℃ RH:38%

溶剂前沿
Solvent front

原点位置
Application position

S   1   2   3   4   5   6   7   8   9   10   11

S. 紫草氰苷（111847-201102）和格列风内酯
（111883-201102）混合对照品

1. 天葵子（产于安徽）   7. 天葵子（产于安徽）
2. 天葵子（产于安徽）   8. 天葵子（产于贵州）
3. 天葵子（产于湖北）   9. 天葵子（产于重庆）
4. 天葵子（购自安徽）   10. 天葵子（产于四川）
5. 天葵子（产于湖南）   11. 天葵子（产于江苏）
6. 天葵子（购自安徽）

S, lithospermoside CRS and griffonilide CRS (increasing R_f); tracks 1-11, Semiaquilegiae Radix (1, 2, and 7, produced in Anhui; 3, produced in Hubei; 4 and 6, obtained from Anhui; 5, produced in Hunan; 8, produced in Guizhou; 9, produced in Chongqing; 10, produced in Sichuan; 11, produced in Jiangsu, China)

供试品溶液 Test Solution	取本品粉末 2 g，加甲醇 20 ml，加热回流 30 分钟，放冷，滤过，滤液浓缩至 5 ml，作为供试品溶液。 To 2 g of the powder add 20 mL of methanol, heat under reflux for 30 minutes, allow to cool, filter, and evaporate the filtrate to 5 mL.
对照品溶液 Reference Solution	取格列风内酯对照品、紫草氰苷对照品，加甲醇制成每 1 ml 各含 2 mg 的混合溶液，作为对照品溶液。 Dissolve quantities of griffonilide CRS and lithospermoside CRS in methanol to produce a mixture containing 2 mg of each per mL.
薄层板 Stationary Phase	高效硅胶 F_{254} 预制薄层板（HPTLC Silica gel 60 F_{254}，Merck）。 HPTLC silica gel F_{254} pre-coated plate (HPTLC Silica gel 60 F_{254}, Merck).
点样 Sample Application	2 µl；条带状点样，条带宽度为 8 mm，条带间距为 4 mm，原点距底边 10 mm。 Apply separately to the plate 2 µL of each of the test solutions and the reference solution in band, band length 8 mm, track distance 4 mm, distance from lower edge of the plate 10 mm.
展开剂 Mobile Phase	三氯甲烷 – 甲醇 – 水（6:4:1），35 ml。 Chloroform, methanol and water (6:4:1), 35 mL.
展开缸 Developing Chamber	双槽展开缸，20 cm × 10 cm。 Twin trough chamber, 20 cm × 10 cm.
展开 Development	展开缸预平衡 20 分钟，上行展开，展距为 7.5 cm。 Equilibrate the chamber with the mobile phase for 20 minutes, develop vertically for 7.5 cm.
检视 Detection	置紫外光灯（254 nm）下检视。 Examine under ultraviolet light at 254 nm.
备注 Note	混合对照品色谱中自下而上依次是紫草氰苷、格列风内酯。 Bands in the chromatogram obtained with the reference solution are lithospermoside and griffonilide with increasing R_f.

不同薄层板薄层色谱图的比较

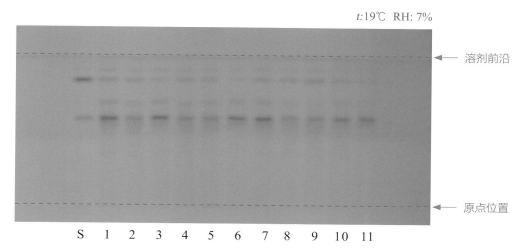

图 1 高效硅胶 GF_{254} 预制薄层板（烟台市化学工业研究所，批号：20161124）

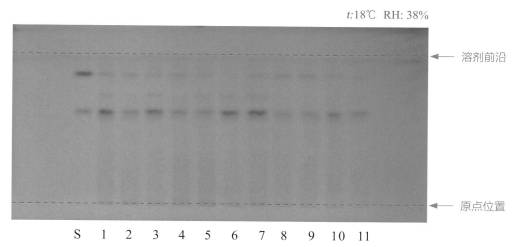

图 2 高效硅胶 GF_{254} 预制薄层板（青岛海洋化工厂，批号：20160919）

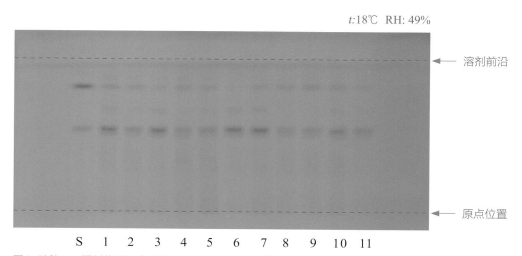

图 3 硅胶 F_{254} 预制薄层板（DC-Fertigplatten DURASIL-25/UV_{254}，MN，批号：821812）

*t:*18℃ RH: 49%

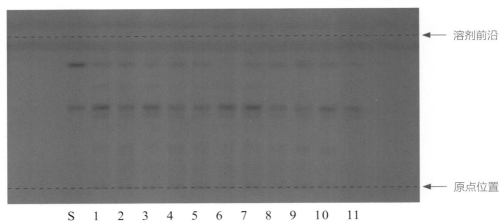

溶剂前沿

原点位置

S 1 2 3 4 5 6 7 8 9 10 11

图 4 高效硅胶 F₂₅₄ 预制薄层板（HPTLC-Fertigplatten Nano-DURASIL-20 UV₂₅₄，MN，批号：602032）

*t:*18℃ RH: 38%

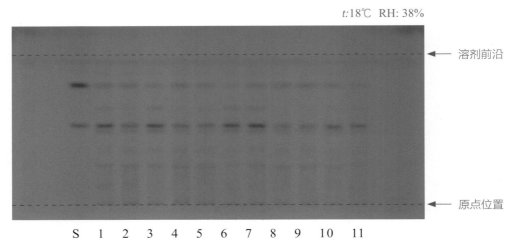

溶剂前沿

原点位置

S 1 2 3 4 5 6 7 8 9 10 11

图 5 高效硅胶 F₂₅₄ 预制薄层板（HPTLC Silica gel 60 F₂₅₄，Merck，批号：HX57415942）

S. 紫草氰苷（111847-201102）与格列风内酯（111883-201102）混合对照品
1. 天葵子（产于安徽） 2. 天葵子（产于安徽） 3. 天葵子（产于湖北） 4. 天葵子（购自安徽） 5. 天葵子（产于湖南）
6. 天葵子（购自安徽） 7. 天葵子（产于安徽） 8. 天葵子（产于贵州） 9. 天葵子（产于重庆） 10. 天葵子（产于四川）
11. 天葵子（产于江苏）

（上海中药标准化研究中心 夏丽 宋利婷）

天麻
GASTRODIAE RHIZOMA

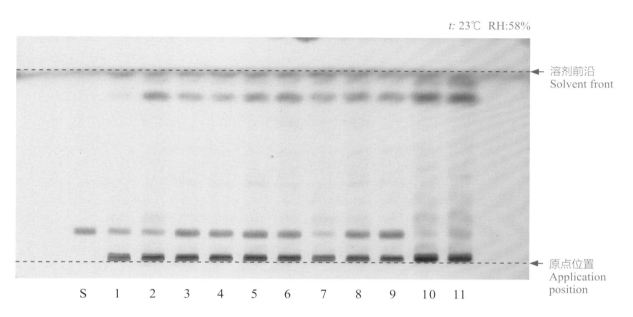

t: 23℃ RH:58%

溶剂前沿
Solvent front

原点位置
Application
position

S 1 2 3 4 5 6 7 8 9 10 11

S. 天麻素对照品
1. 天麻对照药材
　（121944-201009）
2. 天麻（产于云南）
3. 天麻（产于云南）
4. 天麻（产于云南）
5. 天麻（产于云南）
6. 天麻（产于云南）
7. 天麻（产于贵州）
8. 天麻（产于云南）
9. 天麻（购自韩国）
10. 天麻（购自韩国）
11. 天麻（购自韩国）

S, gastrodin CRS; track 1, Gastrodiae Rhizoma reference drug; tracks 2-11, Gastrodiae Rhizoma (2-6, 8, produced in Yunnan; 7, produced in Guizhou, China; 9-11, obtained from Korea)

供试品溶液 Test Solution	取本品粉末 0.5 g，加 70% 甲醇 5 ml，超声处理 30 分钟，滤过，取滤液作为供试品溶液。 To 0.5 g of the powder, add 5 mL of 70% methanol, ultrasonicate for 30 minutes, and filter.
对照药材溶液 Reference Drug Solution	取天麻对照药材 0.5 g，同供试品溶液制备方法制成对照药材溶液。 Prepare a solution of 0.5 g of Gastrodiae Rhizoma reference drug in the same manner as described in the test solution preparation.
对照品溶液 Reference Solution	取天麻素对照品，加甲醇制成每 1 ml 含 1 mg 的溶液，作为对照品溶液。 Dissolve a quantity of gastrodin CRS in methanol to produce a solution containing 1 mg per mL.
薄层板 Stationary Phase	高效硅胶预制薄层板（烟台市化学工业研究所）。 HPTLC silica gel pre-coated plate (Yantai Chemical Industry Research Institute).
点样 Sample Application	供试品溶液 10 µl，对照药材溶液、对照品溶液各 5 µl；条带状点样，条带宽度为 8 mm，条带间距为 5 mm，原点距底边 10 mm。 Apply separately to the plate 10 µL of the test solutions, 5 µL of each of the reference drug solution and the reference solution in band, band length 8 mm, track distance 5 mm, distance from lower edge of the plate 10 mm.
展开剂 Mobile Phase	乙酸乙酯－甲醇－水（9 : 1 : 0.2），20 ml。 Ethyl acetate, methanol and water (9:1:0.2), 20 mL.
展开缸 Developing Chamber	双槽展开缸，20 cm × 10 cm。 Twin trough chamber, 20 cm × 10 cm.
展开 Development	展开缸预平衡 15 分钟，上行展开，展距为 7.5 cm。 Equilibrate the chamber with the mobile phase for 15 minutes, develop vertically for 7.5 cm.
显色 Derivatization	喷以 10% 磷钼酸乙醇溶液，在 105℃ 加热至斑点显色清晰。 Spray with a 10% solution of phosphomolybdic acid in ethanol, and heat at 105℃ until the colours of the bands appear distinctly.
检视 Detection	置可见光下检视。 Examine in white light.

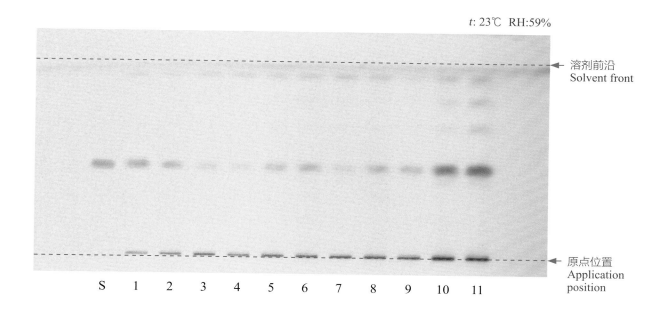

t: 23℃　RH:59%

← 溶剂前沿
Solvent front

← 原点位置
Application
position

S　1　2　3　4　5　6　7　8　9　10　11

S. 对羟基苯甲醇对照品

1. 天麻对照药材
（120944-201009）

2. 天麻（产于云南）

3. 天麻（产于云南）

4. 天麻（产于云南）

5. 天麻（产于云南）

6. 天麻（产于云南）

7. 天麻（产于贵州）

8. 天麻（产于云南）

9. 天麻（购自韩国）

10. 天麻（购自韩国）

11. 天麻（购自韩国）

S, *p*-hydroxybenzyl alcohol CRS; track 1, Gastrodiae Rhizoma reference drug; track 2-11, Gastrodiae Rhizoma (2-6, 8, produced in Yunnan; 7, produced in Guizhou, China; 9-11, obtained from Korea)

供试品溶液 Test Solution	取鉴别（2）项下的供试品溶液。 Use the test solution prepared under Identification（2）.
对照药材溶液 Reference Drug Solution	取天麻对照药材 0.5 g，同供试品溶液制备方法制成对照药材溶液。 Prepare a solution of 0.5 g of Gastrodiae Rhizoma reference drug in the same manner as described in the test solution preparation.
对照品溶液 Reference Solution	取对羟基苯甲醇对照品，加乙醇制成每 1 ml 含 1 mg 的溶液，作为对照品溶液。 Dissolve a quantity of *p*-hydroxybenzyl alcohol CRS in ethanol to produce a solution containing 1 mg per mL.
薄层板 Stationary Phase	高效硅胶预制薄层板（烟台市化学工业研究所）。 HPTLC silica gel pre-coated plate (Yantai Chemical Industry Research Institute).
点样 Sample Application	供试品溶液 20 μl，对照药材溶液 10 μl，对照品溶液 5 μl；条带状点样，条带宽度为 8 mm，条带间距为 5 mm，原点距底边 10 mm。 Apply separately to the plate 20 μL of the test solutions, 10 μL of the reference drug solution and 5 μL of the reference solution in band, band length 8 mm, track distance 5 mm, distance from lower edge of the plate 10 mm.
展开剂 Mobile Phase	石油醚（60~90℃）－乙酸乙酯（1:1），20 ml。 Petroleum ether (60-90℃) and ethyl acetate (1:1), 20 mL.
展开缸 Developing Chamber	双槽展开缸，20 cm×10 cm。 Twin trough chamber, 20 cm×10 cm.
展开 Development	展开缸预平衡 15 分钟，上行展开，展距为 7.5 cm。 Equilibrate the chamber with the mobile phase for 15 minutes, develop vertically for 7.5 cm.
显色 Derivatization	喷以 10% 磷钼酸乙醇溶液，在 105℃加热至斑点显色清晰。 Spray with a 10% solution of phosphomolybdic acid in ethanol, and heat at 105℃ until the colours of the bands appear distinctly.
检视 Detection	置可见光下检视。 Examine in white light.

不同薄层板薄层色谱图的比较

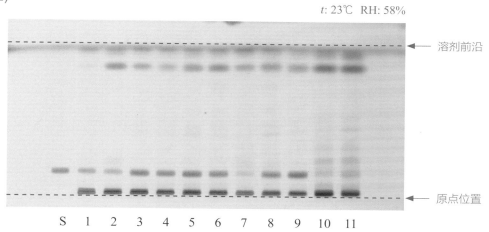

图 1 高效硅胶预制薄层板（烟台市化学工业研究所，批号：20170328）

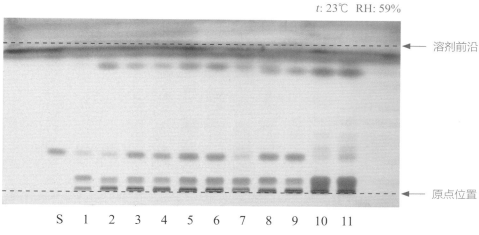

图 2 高效硅胶预制薄层板（青岛海洋化工厂，批号：20170209）

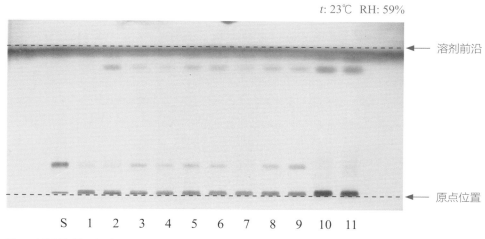

图 3 硅胶预制薄层板（DC-Fertigplatten DURASIL-25，MN，批号：812003）

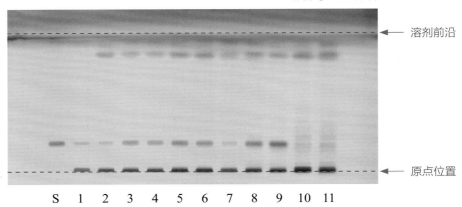

t: 23℃ RH: 59%

← 溶剂前沿

← 原点位置

S 1 2 3 4 5 6 7 8 9 10 11

图 4 高效硅胶预制薄层板（HPTLC-Fertigplatten Nano-DURASIL-20，MN，批号：812011）

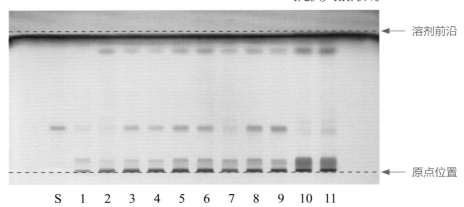

t: 23℃ RH: 59%

← 溶剂前沿

← 原点位置

S 1 2 3 4 5 6 7 8 9 10 11

图 5 硅胶预制薄层板（TLC Silica gel 60，Merck，批号：HX69481826）

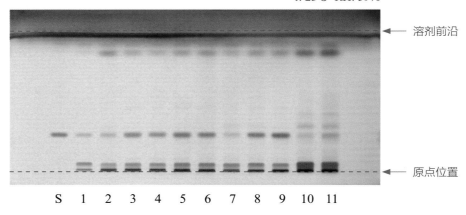

t: 23℃ RH: 59%

← 溶剂前沿

← 原点位置

S 1 2 3 4 5 6 7 8 9 10 11

图 6 高效硅胶预制薄层板（HPTLC Silica gel 60，Merck，批号：HX68850041）

S. 天麻素对照品

1. 天麻对照药材（120944-201009）　2. 天麻（产于云南）　3. 天麻（产于云南）　4. 天麻（产于云南）

5. 天麻（产于云南）　　　　　　　　6. 天麻（产于云南）　7. 天麻（产于贵州）　8. 天麻（产于云南）

9. 天麻（购自韩国）　　　　　　　　10. 天麻（购自韩国）　11. 天麻（购自韩国）

不同薄层板薄层色谱图的比较

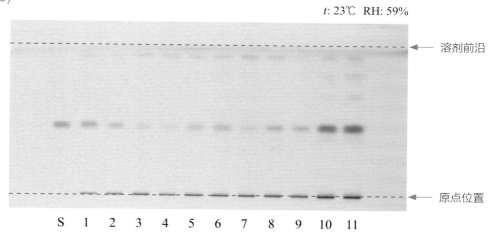

图 7 高效硅胶预制薄层板（烟台市化学工业研究所，批号：20170328）

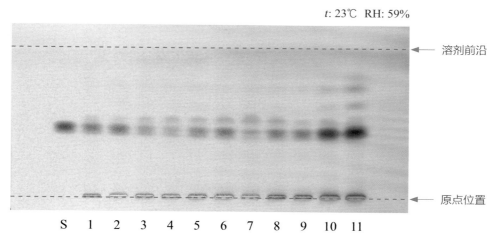

图 8 高效硅胶预制薄层板（青岛海洋化工厂，批号：20170209）

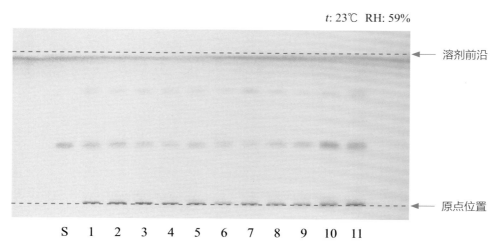

图 9 硅胶预制薄层板（DC-Fertigplatten DURASIL-25，MN，批号：812003）

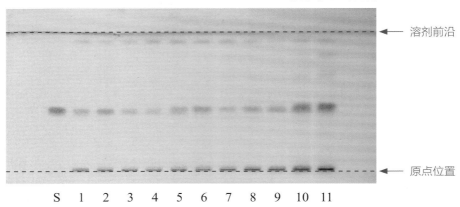

图 10　高效硅胶预制薄层板（HPTLC-Fertigplatten Nano-DURASIL-20，MN，批号：812011）

t: 23℃　RH: 59%

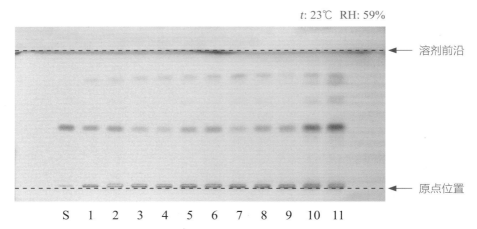

图 11　硅胶预制薄层板（TLC Silica gel 60，Merck，批号：HX69481826）

t: 23℃　RH: 59%

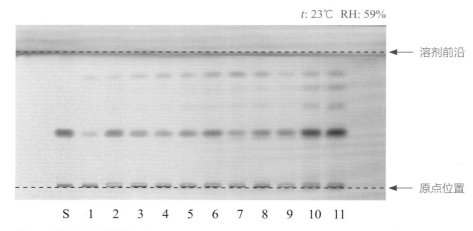

图 12　高效硅胶预制薄层板（HPTLC Silica gel 60，Merck，批号：HX68850041）

S.　对羟基苯甲醇对照品

1.　天麻对照药材（120944-201009）　2.　天麻（产于云南）　　3.　天麻（产于云南）　　4.　天麻（产于云南）

5.　天麻（产于云南）　　　　　　　　6.　天麻（产于云南）　　7.　天麻（产于贵州）　　8.　天麻（产于云南）

9.　天麻（购自韩国）　　　　　　　10.　天麻（购自韩国）　　11.　天麻（购自韩国）

（上海中药标准化研究中心　徐红　丁玉莲）

土贝母

BOLBOSTEMMATIS RHIZOMA

t: 20℃ RH: 50%

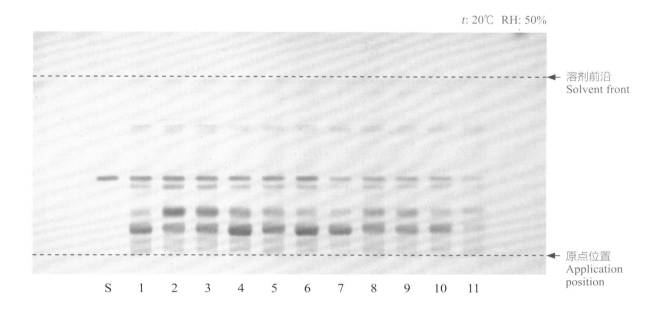

溶剂前沿
Solvent front

原点位置
Application
position

S 1 2 3 4 5 6 7 8 9 10 11

S. 土贝母苷甲对照品

1. 土贝母（购自山西）
2. 土贝母（购自河南）
3. 土贝母（购自湖南）
4. 土贝母（购自安徽）
5. 土贝母（购自河北）
6. 土贝母（购自安徽）
7. 土贝母（购自河南）
8. 土贝母（购自河北）
9. 土贝母（购自湖北）
10. 土贝母（购自河南）
11. 土贝母（购自云南）

S, tubeimoside A CRS; tracks 1-11, Bolbostemmatis Rhizoma (1, obtained from Shanxi; 2, 7 and 10, obtained from Henan; 3, obtained from Hunan; 4 and 6, obtained from Anhui; 5 and 8, obtained from Hebei; 9, obtained from Hubei; 11, obtained from Yunnan, China)

供试品溶液 Test Solution	取本品粉末 0.1 g，加 70％乙醇 20 ml，超声处理 20 分钟，滤过，滤液蒸干，残渣加甲醇 1 ml 使溶解，作为供试品溶液。 To 0.1 g of the powder, add 20 mL of 70% ethanol, ultrasonicate for 20 minutes, filter. Evaporate the filtrate to dryness, and dissolve the residue in 1 mL of methanol.
对照品溶液 Reference Solution	取土贝母苷甲对照品，加甲醇制成每 1 ml 含 1 mg 的溶液，作为对照品溶液。 Dissolve a quantity of tubeimoside A CRS in methanol to produce a solution containing 1 mg per mL.
薄层板 Stationary Phase	硅胶预制薄层板（DC-Fertigplatten DURASIL-25，MN）。 TLC silica gel pre-coated plate (DC-Fertigplatten DURASIL-25, MN).
点样 Sample Application	5 µl；条带状点样，条带宽度为 8 mm，条带间距为 4 mm，原点距底边 10 mm。 Apply separately to the plate 5 µL of each of the test solutions and the reference solution in band, band length 8 mm, track distance 4 mm, distance from lower edge of the plate 10 mm.
展开剂 Mobile Phase	三氯甲烷－乙酸乙酯－甲醇－甲酸－水（12:3:8:2:2），35 ml。 Chloroform, ethyl acetate, methanol, formic acid and water (12:3:8:2:2), 35 mL.
展开缸 Developing Chamber	双槽展开缸，20 cm×10 cm。 Twin trough chamber, 20 cm × 10 cm.
展开 Development	薄层板置展开缸中预平衡 35 分钟，上行展开，展距为 7.5 cm。 Pre-condition the plate in the chamber with the mobile phase for 35 minutes, develop vertically for 7.5 cm.
显色 Derivatization	喷以醋酐－硫酸－乙醇（1:1:10）混合溶液，在 110℃加热至斑点显色清晰。 Spray with a mixture of acetic anhydride, sulfuric acid and ethanol (1:1:10), and heat at 110℃ until the colours of the bands appear distinctly.
检视 Detection	置可见光下检视。 Examine in white light.

不同薄层板薄层色谱图的比较

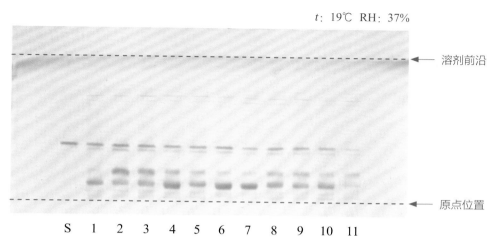

图 1 高效硅胶预制薄层板（烟台市化学工业研究所，批号：111014）

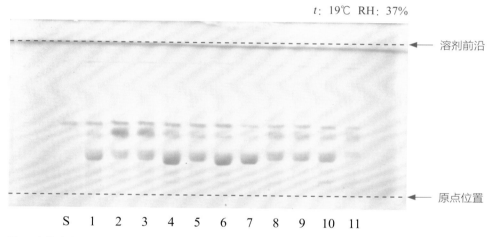

图 2 高效硅胶预制薄层板（青岛海洋化工厂，批号：20150305）

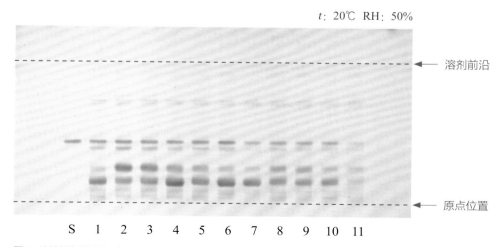

图 3 硅胶预制薄层板（DC-Fertigplatten DURASIL-25，MN，批号：112340）

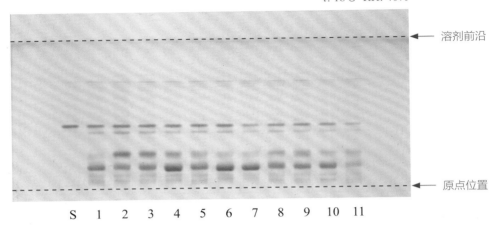

溶剂前沿

原点位置

S 1 2 3 4 5 6 7 8 9 10 11

图 4 高效硅胶预制薄层板（HPTLC-Fertigplatten Nano-DURASIL-20，MN，批号：401003）

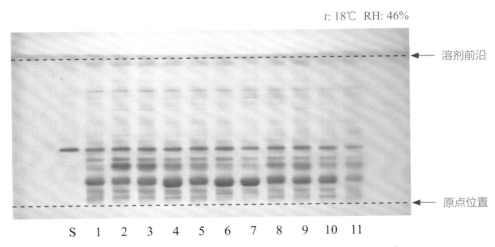

溶剂前沿

原点位置

S 1 2 3 4 5 6 7 8 9 10 11

图 5 高效硅胶 F$_{254}$ 预制薄层板（HPTLC Silica gel 60 F$_{254}$，Merck：HX55154642）

S. 土贝母苷甲对照品
1. 土贝母（购自山西）2. 土贝母（购自河南）3. 土贝母（购自湖南）4. 土贝母（购自安徽）5. 土贝母（购自河北）
6. 土贝母（购自安徽）7. 土贝母（购自河南）8. 土贝母（购自河北）9. 土贝母（购自湖北）10. 土贝母（购自河南）
11. 土贝母（购自云南）

（上海中药标准化研究中心　郑瑞蓉）

土木香
INULAE RADIX

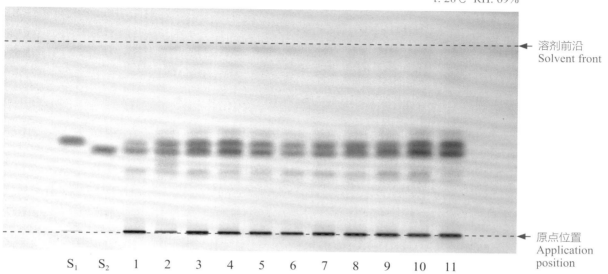

t: 28℃ RH: 69%

溶剂前沿
Solvent front

原点位置
Application
position

S₁ S₂ 1 2 3 4 5 6 7 8 9 10 11

S₁. 土木香内酯对照品
　（110760-201209）

S₂. 异土木香内酯对照品
　（110761-200204）

1. 土木香对照药材
　（121090-201002）

2. 土木香（产于青海）

3. 土木香（购自安徽）

4. 土木香（产于河北）

5. 土木香（产于河北）

6. 土木香（产于河北）

7. 土木香（产于河北）

8. 土木香（产于河北）

9. 土木香（产于云南）

10. 土木香（产于河北）

11. 土木香（产于河北）

S₁, alantolactone CRS; S₂, isoalantolactone CRS; track 1, Inulae Radix reference drug; tracks 2-11, Inulae Radix (2, produced in Qinghai; 3, obtained from Anhui; 4-8, 10-11, produced in Hebei; 9, produced in Yunnan, China)

供试品溶液 Test Solution	取本品粉末 0.5 g，置具塞锥形瓶中，加甲醇 4 ml，密塞，振摇，放置 30 分钟，滤过，取滤液作为供试品溶液。 Place 0.5 g of the powder in a stoppered conical flask, add 4 mL of methanol, tightly stopper and shake, allow to stand for 30 minutes, filter and use the filtrate as the test solution.
对照药材溶液 Reference Drug Solution	取土木香对照药材 0.5 g，同供试品溶液制备方法制成对照药材溶液。 Prepare a solution of 0.5 g of Inulae Radix reference drug in the same manner as described in the test solution preparation.
对照品溶液 Reference Solution	取土木香内酯对照品与异土木香内酯对照品，加甲醇分别制成每 1 ml 含 2 mg 的溶液，作为对照品溶液。 Dissolve a quantity of alantolactone CRS and isoalantolactone CRS in methanol separately to produce two solutions, each containing 2 mg per mL.
薄层板 Stationary Phase	高效硅胶预制薄层板（烟台市化学工业研究所）。 HPTLC silica gel pre-coated plate (Yantai Chemical Industry Research Institute).
点样 Sample Application	3 µl；条带状点样，条带宽度为 8 mm，条带间距为 4 mm，原点距底边 10 mm。 Apply separately to the plate 3 µL of each of the test solutions, the reference drug solution and the reference solutions in band, band length 8 mm, track distance 4 mm, distance from lower edge of the plate 10 mm.
展开剂 Mobile Phase	石油醚（60~90℃）－乙酸乙酯（10:1.5），35 ml。 Petroleum ether (60-90℃) and ethyl acetate (10:1.5), 35 mL.
展开缸 Developing Chamber	双槽展开缸，20 cm×10 cm。 Twin trough chamber, 20 cm×10 cm.
展开 Development	展开缸预平衡 15 分钟，上行展开，展距为 7.5 cm。 Equilibrate the chamber with the mobile phase for 15 minutes, develop vertically for 7.5 cm.
显色 Derivatization	喷以 5％茴香醛硫酸溶液，105℃加热至斑点显色清晰。 Spray with a 5％ solution of anisaldehyde in sulfuric acid, heat at 105℃ until the colours of the bands appear distinctly.
检视 Detection	置可见光下检视。 Examine in white light.
备注 Note	《中国药典》（2015 年版 一部）中本鉴别项采用 0.25％硝酸银溶液制备的硅胶 G 薄层板，以石油醚（60~90℃）－甲苯－乙酸乙酯（10:1:1）为展开剂，置 10℃以下避光处展开二次。硝酸银为易爆品，二次避光展开操作复杂。本 TLC 图谱改用硅胶 G 薄层板，以石油醚（60~90℃）－乙酸乙酯（10:1.5）为展开剂，以 5％茴香醛硫酸溶液为显色剂，方法简便易行。 In this monograph, silica gel G was used as the coating substance, a mixture of petroleum ether (60-90℃) and ethyl acetate (10:1.5) was used as the mobile phase, instead of using silica gel G mixed with a 0.25％ solution of silver nitrate as the coating substance, a mixture of petroleum ether (60-90℃), toluene and ethyl acetate (10:1:1) as the mobile phase, and developed two times below 10℃ (protected from light), as described in *ChP* (2015 edition), which was not only dangerous, but also complicated to operate.

不同薄层板薄层色谱图的比较

t: 28℃　RH: 69%

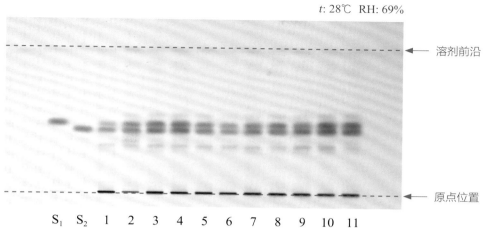

溶剂前沿

原点位置

S₁　S₂　1　2　3　4　5　6　7　8　9　10　11

图 1　高效硅胶预制薄层板（烟台市化学工业研究所，批号：20160729）

t: 28℃　RH: 70%

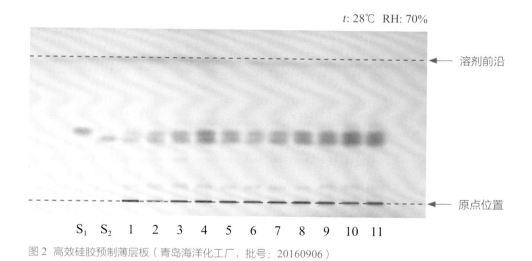

溶剂前沿

原点位置

S₁　S₂　1　2　3　4　5　6　7　8　9　10　11

图 2　高效硅胶预制薄层板（青岛海洋化工厂，批号：20160906）

t: 26℃　RH: 60%

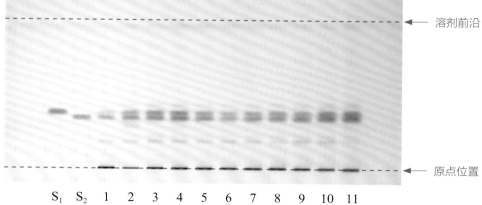

溶剂前沿

原点位置

S₁　S₂　1　2　3　4　5　6　7　8　9　10　11

图 3　硅胶预制薄层板（DC-Fertigplatten DURASIL-25，MN，批号：503063）

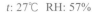
t: 27℃　RH: 57%

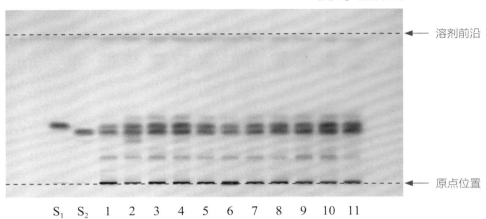

← 溶剂前沿

← 原点位置

| | S₁ | S₂ | 1 | 2 | 3 | 4 | 5 | 6 | 7 | 8 | 9 | 10 | 11 |

图 4　高效硅胶预制薄层板（HPTLC-Fertigplatten Nano-DURASIL-20，MN，批号：605125）

t: 26℃　RH: 57%

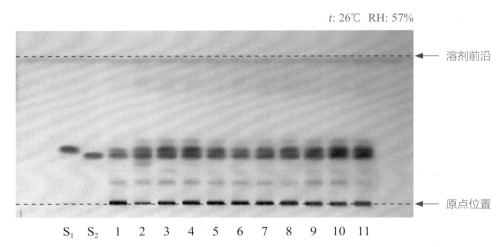

← 溶剂前沿

← 原点位置

| | S₁ | S₂ | 1 | 2 | 3 | 4 | 5 | 6 | 7 | 8 | 9 | 10 | 11 |

图 5　高效硅胶 F_{254} 预制薄层板（HPTLC Silica gel 60 F_{254}，Merck，批号：HX69213942）

S₁. 土木香内酯对照品（110760-201209）

S₂. 异土木香内酯对照品（110761-200204）

1. 土木香对照药材（121090-201002）　2. 土木香（产于青海）　3. 土木香（购自安徽）　4. 土木香（产于河北）

5. 土木香（产于河北）　　　6. 土木香（产于河北）　7. 土木香（产于河北）　8. 土木香（产于河北）

9. 土木香（产于云南）　　　10. 土木香（产于河北）　11. 土木香（产于河北）

（上海中药标准化研究中心　夏丽）

王不留行

VACCARIAE SEMEN

t: 20℃ RH: 42%

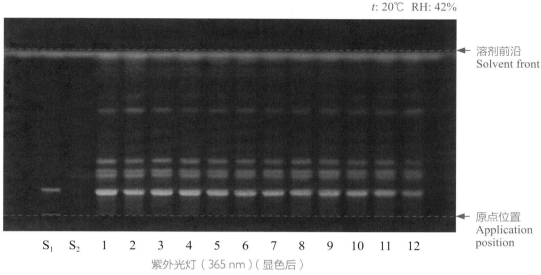

→ 溶剂前沿 Solvent front

→ 原点位置 Application position

S₁ S₂ 1 2 3 4 5 6 7 8 9 10 11 12

紫外光灯（365 nm）（显色后）

A 2% solution of aluminium chloride in ethanol，UV 365 nm

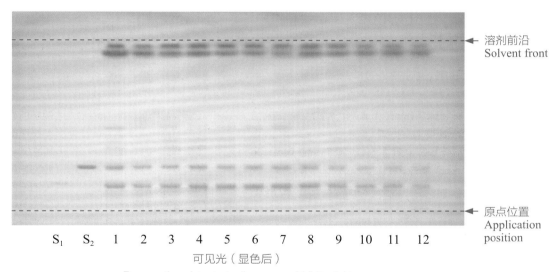

→ 溶剂前沿 Solvent front

→ 原点位置 Application position

S₁ S₂ 1 2 3 4 5 6 7 8 9 10 11 12

可见光（显色后）

Expose the plate to iodine vapor, White light

S₁. 王不留行黄酮苷对照品 （111853-201303）	5. 王不留行（购自河北）
S₂. 刺桐碱对照品	6. 王不留行（购自河北）
1. 王不留行对照药材 （121094-201305）	7. 王不留行（购自河北）
2. 王不留行（购自甘肃）	8. 王不留行（购自安徽）
3. 王不留行（购自甘肃）	9. 王不留行（购自安徽）
4. 王不留行（购自河北）	10. 王不留行（购自山西）
	11. 王不留行（购自河南）
	12. 王不留行（购自四川）

S₁, vaccarin CRS; S₂, hypaphorine CRS; track 1, Vaccariae Semen reference drug; tracks 2-12, Vaccariae Semen (2-3, obtained from Gansu, 4-7, obtained from Hebei; 8-9, obtained from Anhui; 10, obtained from Shanxi; 11, obtained from Henan; 12, obtained from Sichuan, China)

供试品溶液 Test Solution	取本品粉末 1.5 g，加甲醇 20 ml，加热回流 30 分钟，滤过，滤液蒸干，残渣加甲醇 2 ml 使溶解，作为供试品溶液。 To 1.5 g of the powder, add 20 mL of methanol, heat under reflux for 30 minutes, cool and filter, evaporate the filtrate to dryness. Dissolve the residue in 2 mL of methanol.
对照药材溶液 Reference Drug Solution	取王不留行对照药材 1.5 g，同供试品溶液制备方法制成对照药材溶液。 Prepare a solution of 1.5 g of Vaccariae Semen reference drug in the same manner as described in the test solution preparation.
对照品溶液 Reference Solution	取王不留行黄酮苷对照品和刺桐碱对照品，分别加甲醇制成每 1 ml 含 0.2 和 1 mg 的溶液，作为对照品溶液。 Dissolve a quantity of vaccarin CRS and hypaphorine CRS in methanol separately to produce two solutions, containing vaccarin 0.2 mg per ml and hypaphorine 1 mg per mL.
薄层板 Stationary Phase	高效硅胶 F_{254} 预制薄层板（HPTLC Silica gel 60 F_{254}，Merck）。 HPTLC silica gel F_{254} pre-coated plate (HPTLC silica gel 60 F_{254}, Merck).
点样 Sample Application	5 μl；条带状点样，条带宽度为 8 mm，条带间距为 4 mm，原点距底边 10 mm。 Apply separately to the plate 5 μL of each of the test solutions, the reference drug solution and the reference solutions in band, band length 8 mm, track distance 4 mm, distance from lower edge of the plate 10 mm.
展开剂 Mobile Phase	三氯甲烷 - 甲醇 - 水（15:7:2）的下层溶液，20 ml。 Chloroform, methanol and water (15:7:2), allow the mixture to separate, and use the lower layer, 20 mL.
展开缸 Developing Chamber	双槽展开缸，20 cm×10 cm。 Twin trough chamber, 20 cm×10 cm.
展开 Development	展开缸预平衡 30 分钟，上行展开，展距 7.5 cm。 Equilibrate the chamber with the mobile phase for 30 minutes, develop vertically for 7.5 cm.
显色和检视 Derivatization and Detection	喷以 2% 三氯化铝乙醇溶液，置紫外光灯（365 nm）下检视，然后置碘蒸气中熏至斑点显色清晰，置可见光下检视。 Spray with a 2% solution of aluminium chloride in ethanol, examine under ultraviolet light at 365 nm, and then expose the plate to iodine vapor until the colours of the bands appear distinctly, examine in white light.
备注 Note	《中国药典》（2015 年版 一部）中王不留行药材有两项薄层鉴别项，其中鉴别（2）是以王不留行对照药材为对照，以改良碘化铋钾试液为显色剂，鉴别（3）是以王不留行黄酮苷对照品为对照，聚酰胺薄膜为固定相。本 TLC 图谱将上述两个鉴别项合并，采用鉴别（2）项下的供试品溶液制备方法和展开剂，除王不留行黄酮苷，另增刺桐碱对照品，先用 2% 三氯化铝乙醇溶液显色，在紫外光灯（365 nm）下检视王不留行黄酮苷，再用碘蒸气熏蒸，检视刺桐碱。方法简单，斑点清晰。 In the monograph, a new TLC identification method was established by using vaccarin CRS, hypaphorine CRS, and Vaccariae Semen reference drug as references, successively detecting vaccarin by spraying with a 2% solution of aluminium chloride in ethanol and then detecting hypaphorine by exposing the plate to iodine vapor on the same plate, instead of conducting two methods in which Vaccariae Semen reference drug (Identification 2) and vaccarin CRS (Identification 3) were used respectively as the references as described in *ChP* (2015 edition), which is operationally complicated.

不同薄层板薄层色谱图的比较

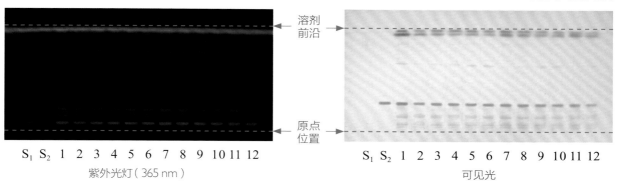

图 1 高效硅胶预制薄层板（烟台市化学工业研究所，批号：20160729）

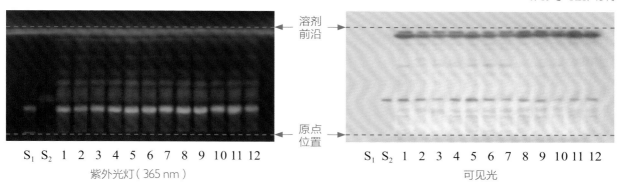

图 2 高效硅胶预制薄层板（青岛海洋化工厂，批号：20170209）

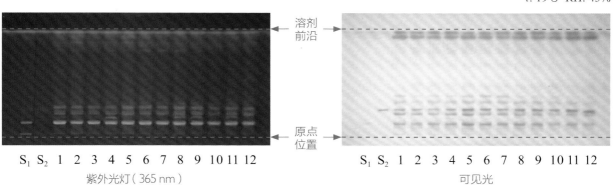

图 3 硅胶预制薄层板（DC-Fertigplatten DURASIL-25，MN，批号：511327）

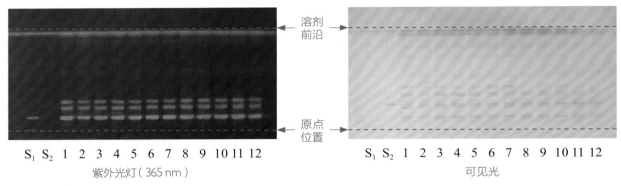

t: 20℃ RH: 42%

图 4　高效硅胶预制薄层板（HPTLC -Fertigplatten Nano-DURASIL-20，MN，批号：401003）

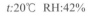

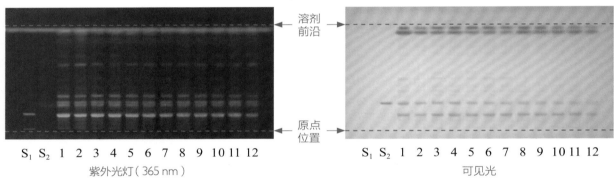

t:20℃ RH:42%

图 5　高效硅胶 F_{254} 预制薄层板（HPTLC Silica gel 60 F_{254}，Merck，批号：HX69819242）

S_1. 王不留行黄酮苷对照品（111853-201303）

S_2. 刺桐碱对照品

1. 王不留行对照药材（121094-201305）2. 王不留行（购自甘肃）　3. 王不留行（购自甘肃）　4. 王不留行（购自河北）

5. 王不留行（购自河北）　　　　6. 王不留行（购自河北）　7. 王不留行（购自河北）　8. 王不留行（购自安徽）

9. 王不留行（购自安徽）　　　　10. 王不留行（购自山西）11. 王不留行（购自河南）12. 王不留行（购自四川）

（上海中药标准化研究中心　吴佳丽）

吴茱萸

EUODIAE FRUCTUS

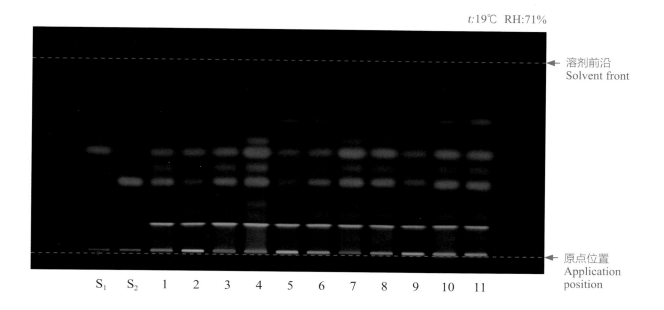

*t:*19℃ RH:71%

溶剂前沿
Solvent front

原点位置
Application
position

S₁ S₂ 1 2 3 4 5 6 7 8 9 10 11

S₁. 吴茱萸次碱对照品

S₂. 吴茱萸碱对照品

1. 吴茱萸（吴茱萸，产于安徽）

2. 吴茱萸（吴茱萸，产于江西）

3. 吴茱萸（吴茱萸，产于重庆）

4. 吴茱萸（吴茱萸，产于广西）

5. 吴茱萸（石虎，产于江西）

6. 吴茱萸（石虎，产于湖南）

7. 吴茱萸（石虎，产于湖南）

8. 吴茱萸（石虎，产于广西）

9. 吴茱萸（疏毛吴茱萸，产于浙江）

10. 吴茱萸（疏毛吴茱萸，产于湖南）

11. 吴茱萸（疏毛吴茱萸，产于湖南）

S₁, rutaecarpine CRS; S₂, evodiamine CRS; tracks 1-4, fruit of *Euodia rutaecarpa* (1, produced in Anhui; 2, produced in Jiangxi; 3, produced in Chongqing; 4, produced in Guangxi, China); tracks 5-8, fruit of *Euodia rutaecarpa* var. *officinalis* (5, produced in Jiangxi; 6-7, produced in Hunan; 8, produced in Guangxi, China); tracks 9-11, fruit of *Euodia rutaecarpa* var. *bodinieri* (9, produced in Zhejiang; 10-11, produced in Hunan, China)

供试品溶液 Test Solution	取本品粉末 0.4 g，加乙醇 10 ml，静置 30 分钟，超声处理 30 分钟，滤过，取滤液作为供试品溶液。 To 0.4 g of the powder, add 10 mL of ethanol, allow to stand for 30 minutes, ultrasonicate for 30 minutes, and filter.
对照品溶液 Reference Solution	取吴茱萸次碱对照品、吴茱萸碱对照品，加乙醇分别制成每 1 ml 含 0.2 mg 和 1.5 mg 的溶液，作为对照品溶液。 Dissolve a quantity of rutaecarpine CRS and evodiamine CRS in ethanol separately to produce two solutions, containing 0.2 mg and 1.5 mg per mL respectively.
薄层板 Stationary Phase	硅胶预制薄层板（DC-Fertigplatten DURASIL-25，MN）。 TLC silica gel pre-coated plate (DC-Fertigplatten DURASIL-25，MN).
点样 Sample Application	2 µl；条带状点样，条带宽度为 8 mm，条带间距为 4 mm，原点距底边 10 mm。 Apply separately to the plate 2 µL of each of the test solutions and the reference solutions in band, band length 8 mm, track distance 4 mm, distance from lower edge of the plate 10 mm.
展开剂 Mobile Phase	石油醚（60～90℃）－乙酸乙酯－三乙胺（7:3:0.1），35 ml。 Petroleum ether (60-90℃), ethyl acetate and trimethylamine (7:3:0.1), 35 mL.
展开缸 Developing Chamber	双槽展开缸，20 cm×10 cm。 Twin trough chamber, 20 cm × 10 cm.
展开 Development	展开缸预平衡 20 分钟，上行展开，展距为 7.5 cm。 Equilibrate the chamber with the mobile phase for 20 minutes, develop vertically for 7.5 cm.
检视 Detection	置紫外光灯（365 nm）下检视。 Examine under ultraviolet light 365 nm.

不同薄层板薄层色谱图的比较

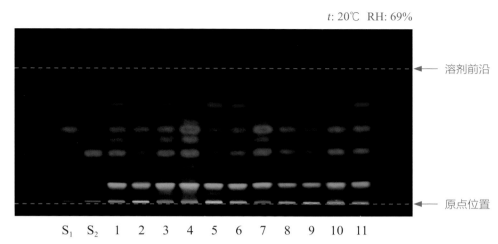

t: 20℃   RH: 69%

溶剂前沿

原点位置

S₁ S₂ 1 2 3 4 5 6 7 8 9 10 11

图 1 高效硅胶预制薄层板（烟台市化学工业研究所，批号：20151214）

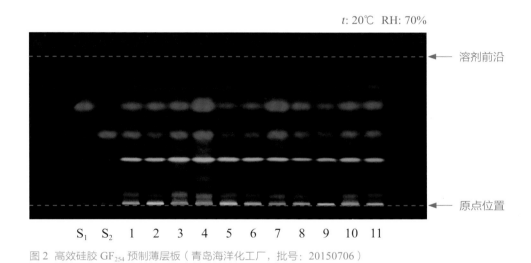

t: 20℃   RH: 70%

溶剂前沿

原点位置

S₁ S₂ 1 2 3 4 5 6 7 8 9 10 11

图 2 高效硅胶 GF₂₅₄ 预制薄层板（青岛海洋化工厂，批号：20150706）

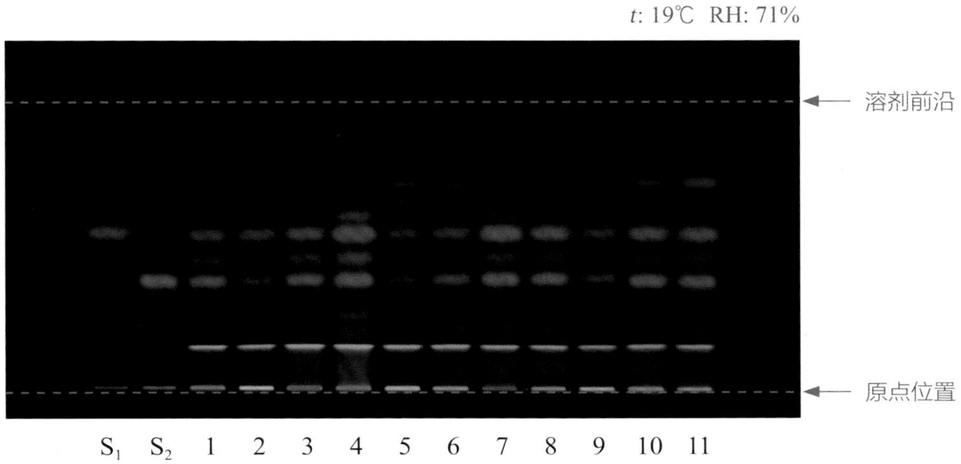

t: 19℃   RH: 71%

溶剂前沿

原点位置

S₁ S₂ 1 2 3 4 5 6 7 8 9 10 11

图 3 硅胶预制薄层板（DC-Fertigplatten DURASIL-25，MN，批号：503063）

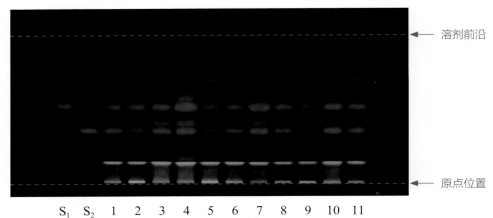

图 4 高效硅胶预制薄层板（HPTLC-Fertigplatten Nano-DURASIL-20，MN，批号：401003）

t: 19℃ RH: 69%

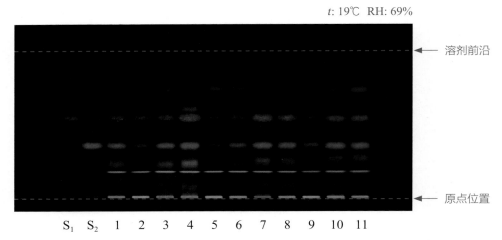

图 5 高效硅胶 F₂₅₄ 预制薄层板（HPTLC Silica gel 60 F₂₅₄，Merck，批号：HX56026042）

S₁. 吴茱萸次碱对照品
S₂. 吴茱萸碱对照品

1. 吴茱萸（吴茱萸，产于安徽）	2. 吴茱萸（吴茱萸，产于江西）	3. 吴茱萸（吴茱萸，产于重庆）
4. 吴茱萸（吴茱萸，产于广西）	5. 吴茱萸（石虎，产于江西）	6. 吴茱萸（石虎，产于湖南）
7. 吴茱萸（石虎，产于湖南）	8. 吴茱萸（石虎，产于广西）	9. 吴茱萸（疏毛吴茱萸，产于浙江）
10. 吴茱萸（疏毛吴茱萸，产于湖南）	11. 吴茱萸（疏毛吴茱萸，产于湖南）	

（上海中药标准化研究中心　夏丽）

Wujiapi

五加皮
ACANTHOPANACIS CORTEX

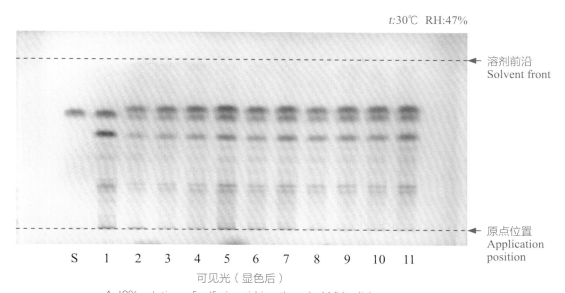

t:30℃ RH:47%

溶剂前沿
Solvent front

原点位置
Application position

S   1   2   3   4   5   6   7   8   9   10   11

可见光（显色后）

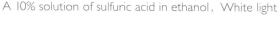

A 10% solution of sulfuric acid in ethanol, White light

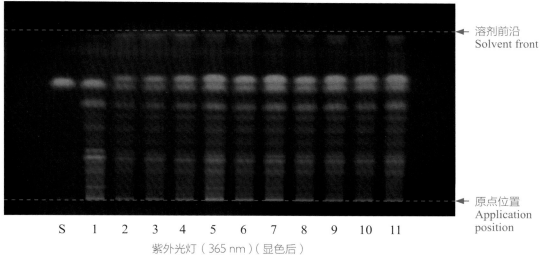

溶剂前沿
Solvent front

原点位置
Application position

S   1   2   3   4   5   6   7   8   9   10   11

紫外光灯（365 nm）（显色后）

A 10% solution of sulfuric acid in ethanol, UV 365 nm

S. 异贝壳杉烯酸对照品
　（111999-201501）

1. 五加皮对照药材
　（121523-200802）

2. 五加皮（购自安徽）

3. 五加皮（购自安徽）

4. 五加皮（产于湖北）

5. 五加皮（产于东北）

6. 五加皮（产于黑龙江）

7. 五加皮（产于山西）

8. 五加皮（产于湖北）

9. 五加皮（产于陕西）

10. 五加皮（购自安徽）

11. 五加皮（产于湖北）

S, kaurenoic acid CRS; track 1, Acanthopanacis Cortex reference drug; tracks 2-11, Acanthopanacis Cortex (2-3, and 10, obtained from Anhui; 4, 8 and 11, produced in Hubei; 5, produced in Northeast China; 6, produced in Heilongjiang; 7, produced in Shanxi; 9, produced in Shaanxi, China)

供试品溶液 Test Solution	取本品粉末 0.2 g，加二氯甲烷 10 ml，超声处理 30 分钟，滤过，滤液蒸干，残渣加二氯甲烷 1 ml 使溶解，作为供试品溶液。 To 0.2 g of the powder add 10 mL of dichloromethane, ultrasonicate for 30 minutes, and filter. Evaporate the filtrate to dryness, and dissolve the residue in 1 mL of dichloromethane.
对照药材溶液 Reference Drug Solution	取五加皮对照药材 0.2 g，同供试品溶液制备方法制成对照药材溶液。 Prepare a solution of 0.2 g of Acanthopanacis Cortex reference drug in the same manner as described in the test solution preparation.
对照品溶液 Reference Solution	取异贝壳杉烯酸对照品，加甲醇制成每 1 ml 含 2 mg 的溶液，作为对照品溶液。 Dissolve a quantity of kaurenoic acid CRS in methanol to produce a solution containing 2 mg per mL.
薄层板 Stationary Phase	高效硅胶预制薄层板（HPTLC-Fertigplatten Nano-DURASIL-20，MN）。 HPTLC silica gel pre-coated plate (HPTLC-Fertigplatten Nano-DURASIL-20, MN).
点样 Sample Application	3 µl；条带状点样，条带宽度为 8 mm，条带间距为 4 mm，原点距底边 10 mm。 Apply separately to the plate 3 µL of each of the test solutions, the reference drug solution and the reference solution in band, band length 8 mm, track distance 4 mm, distance from lower edge of the plate 10 mm.
展开剂 Mobile Phase	石油醚（60~90℃）－乙酸乙酯－甲酸（10:3:0.1），35 ml。 Petroleum ether (60-90℃), ethyl acetate and formic acid (10:3:0.1), 35 mL.
展开缸 Developing Chamber	双槽展开缸，20 cm×10 cm。 Twin trough chamber, 20 cm × 10 cm.
展开 Development	展开缸预平衡 20 分钟，上行展开，展距为 7.5 cm。 Equilibrate the chamber with the mobile phase for 20 minutes, develop vertically for 7.5 cm.
显色 Derivatization	喷以 10%硫酸乙醇溶液，在 105℃加热至斑点显色清晰。 Spray with a 10% solution of sulfuric acid in ethanol and heat at 105℃ until the colours of the bands appear distinctly.
检视 Detection	在可见光和紫外光灯（365 nm）下检视。 Examine in white light and under ultraviolet light at 365 nm.
备注 Note	1. 本 TLC 图谱将《中国药典》（2015 年版 一部）中该鉴别项的展开剂"石油醚（60～90℃）－丙酮－异丙醇－甲酸（12:2:0.5:0.1）"修订为"石油醚（60~90℃）－乙酸乙酯－甲酸（10:3:0.1）"，使异贝壳杉烯酸与位于其上方的未知条带的分离度得到明显改善。 2. 显色后放置一段时间，再次显色，条带会更加清晰。 1. In this monograph, a mixture of petroleum ether (60-90℃), ethyl acetate and formic acid (10:3:0.1) was used as the mobile phase to effectively separate the marker kaurenoic acid from the band adjoined above it, instead of using a mixture of petroleum ether (60-90℃), acetone, isopropanol and formic acid (12:2:0.5:0.1) as described in *ChP* (2015 edition). 2. More distinct bands can be observed by derivatizing the plate again on standing for a while after the first derivatization.

不同薄层板薄层色谱图的比较

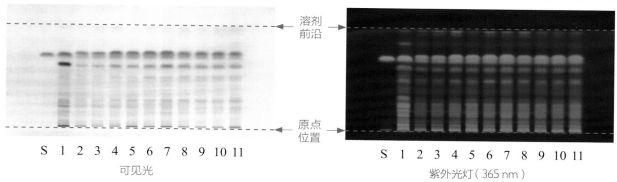

图 1 高效硅胶预制薄层板（烟台市化学工业研究所，批号：20161228）

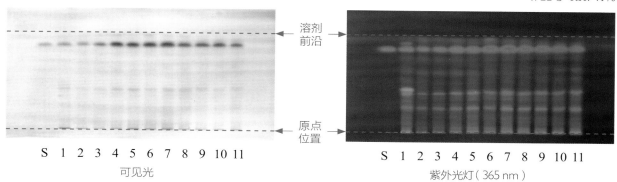

图 2 高效硅胶 GF_{254} 预制薄层板（青岛海洋化工厂，批号：20160904）

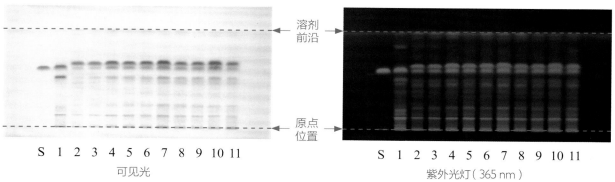

图 3 硅胶预制薄层板（DC-Fertigplatten DURASIL-25，MN，批号：503063）

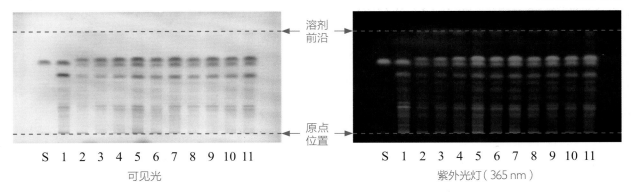

t: 30℃ RH: 47%

溶剂
前沿

原点
位置

S 1 2 3 4 5 6 7 8 9 10 11
可见光

S 1 2 3 4 5 6 7 8 9 10 11
紫外光灯（365 nm）

图 4 高效硅胶预制薄层板（HPTLC-Fertigplatten Nano-DURASIL-20，MN，批号：401003）

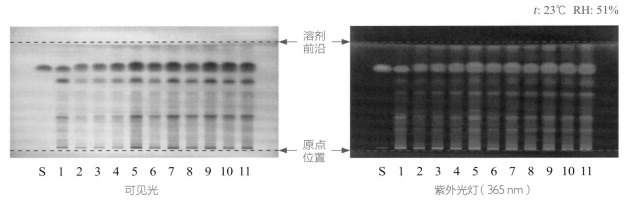

t: 23℃ RH: 51%

溶剂
前沿

原点
位置

S 1 2 3 4 5 6 7 8 9 10 11
可见光

S 1 2 3 4 5 6 7 8 9 10 11
紫外光灯（365 nm）

图 5 高效硅胶 F_{254} 预制薄层板（HPTLC Silica gel 60 F_{254}，Merck，批号：HX57415942）

S. 异贝壳杉烯酸对照品（111999-201501）
1. 五加皮对照药材（121523-200802） 2. 五加皮（购自安徽） 3. 五加皮（购自安徽） 4. 五加皮（产于湖北）
5. 五加皮（产于东北）　　　　　　 6. 五加皮（产于黑龙江） 7. 五加皮（产于山西） 8. 五加皮（产于湖北）
9. 五加皮（产于陕西）　　　　　　 10. 五加皮（购自安徽） 11. 五加皮（产于湖北）

（上海中药标准化研究中心　夏丽）

西青果

CHEBULAE FRUCTUS IMMATURUS

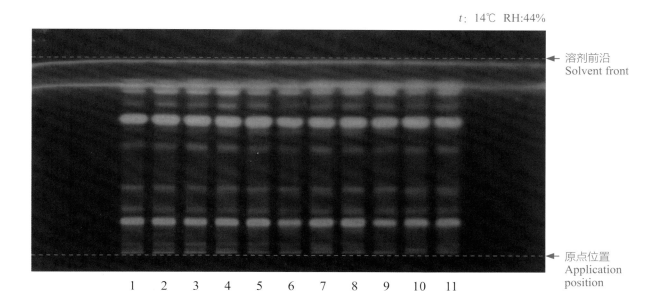

t：14℃ RH:44%

溶剂前沿
Solvent front

原点位置
Application position

1　2　3　4　5　6　7　8　9　10　11

1. 西青果对照药材 （120946-201405）	6. 西青果（购自安徽）	Track 1, Chebulae Fructus Immaturus reference drug; tracks 2-11, Chebulae Fructus Immaturus (2 and 4, obtained from Guangdong; 3, obtained from Hunan; 5, 6, and 8, obtained from Anhui; 7, 10, and 11, obtained from Guangxi; 9, obtained from Yunnan, China)
2. 西青果（购自广东）	7. 西青果（购自广西）	
3. 西青果（购自湖南）	8. 西青果（购自安徽）	
4. 西青果（购自广东）	9. 西青果（购自云南）	
5. 西青果（购自安徽）	10. 西青果（购自广西）	
	11. 西青果（购自广西）	

供试品溶液 Test Solution	本品粉末 0.5 g，加无水乙醇 30 ml，加热回流 30 分钟，过滤，滤液蒸干，残渣加甲醇 5 ml 溶解，加在中性氧化铝柱（100～200 目，5 g，内径为 2 cm）上，用稀乙醇 50 ml 洗脱，收集洗脱液，蒸干，残渣用水 5 ml 溶解后通过后 C₁₈ 固相萃取小柱，以 30% 甲醇 10 ml 洗脱，弃去 30% 甲醇溶液，再用甲醇 10 ml 洗脱，收集洗脱液，蒸干，残渣用甲醇 1 ml 使溶解，作为供试品溶液。 To 0.5 g of the powder, add 30 mL of dehydrated ethanol, heat under reflux for 30 minutes, filter and evaporate the filtrate to dryness. Dissolve the residue in 5 mL of methanol, apply the solution to a column (2 cm in inner diameter) packed with neutral aluminum oxide (100~200 mesh, 5 g), elute with 50 mL of dilute ethanol, collect the eluate, and evaporate to dryness. Dissolve the residue in 5 mL of water, apply the solution to an octadecylsilande bonded silica gel solid phase extraction column for chromatography, elute with 10 mL of 30% methanol, followed by 10 mL of methanol. Collect the methanol eluate, evaporate to dryness, and dissolve the residue in 1 mL of methanol.
对照药材溶液 Reference Drug Solution	取西青果对照药材 0.5 g，同供试品溶液制备方法制成对照药材溶液。 Prepare a solution of 0.5 g of Chebulae Fructus Immaturus reference drug in the same manner as described in the test solution preparation.
薄层板 Stationary Phase	高效硅胶预制薄层板（烟台市化学工业研究所）。 HPTLC silica gel pre-coated plate (Yantai Chemical Industry Research Institute).
点样 Sample Application	4 µl；条带状点样，条带宽度为 8 mm，条带间距为 5 mm，原点距底边 10 mm。 Apply separately to the plate 4 µL of each of the test solutions and the reference drug solution in band, band length 8 mm, track distance 5 mm, distance from lower edge of the plate 10 mm.
展开剂 Mobile Phase	甲苯－冰醋酸－水（12∶10∶0.4），35 ml。 Toluene, glacial acetic acid and water (12:10:0.4), 35 mL.
展开缸 Developing Chamber	双槽展开缸，20cm×10cm。 Twin trough chamber, 20 cm × 10 cm.
展开 Development	展开缸预平衡 15 分钟，上行展开，展距为 8 cm。 Equilibrate the chamber with the mobile phase for 15 minutes, develop vertically for 8 cm.
显色 Derivatization	喷以 10% 硫酸乙醇溶液，在 105℃加热至斑点显色清晰。 Spray with a 10% solution of sulfuric acid in ethanol and heat at 105℃ until the colours of the bands appear distinctly.
检视 Detection	置紫外光灯（365 nm）下检视。 Examine under ultraviolet light at 365 nm.

不同薄层板薄层色谱图的比较

t: 14℃ RH: 44%

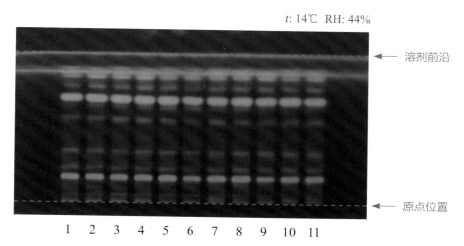

溶剂前沿

原点位置

1 2 3 4 5 6 7 8 9 10 11

图1 高效硅胶预制薄层板（烟台市化学工业研究所，批号：20160729）

t: 18℃ RH: 55%

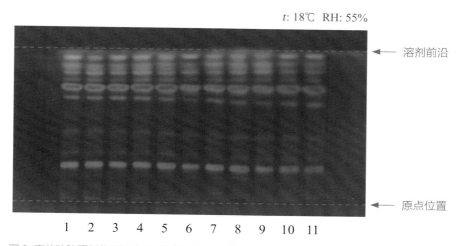

溶剂前沿

原点位置

1 2 3 4 5 6 7 8 9 10 11

图2 高效硅胶预制薄层板（青岛海洋化工厂，批号：20160919）

t: 18℃ RH: 55%

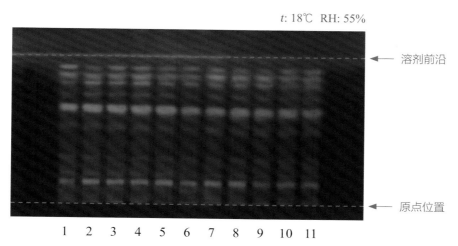

溶剂前沿

原点位置

1 2 3 4 5 6 7 8 9 10 11

图3 硅胶预制薄层板（DC-Fertigplatten DUARSIL-25，MN，批号：908218）

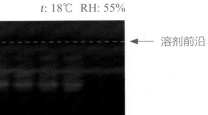

t: 18℃ RH: 55%

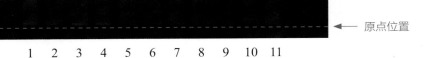

← 溶剂前沿

← 原点位置

　　1　2　3　4　5　6　7　8　9　10　11

图 4　高效硅胶预制薄层板（HPTLC-Fertigplatten Nano-DURASIL-20，MN，批号：305123）

t: 18℃ RH: 55%

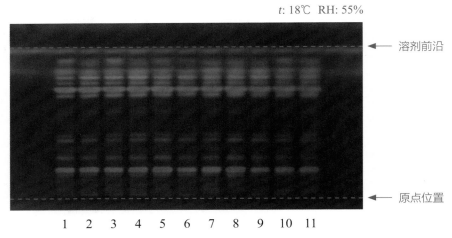

← 溶剂前沿

← 原点位置

　　1　2　3　4　5　6　7　8　9　10　11

图 5　高效硅胶 F$_{254}$ 预制薄层板（HPTLC Silica gel 60 F$_{254}$, Merck，批号：HX57415942）

---

1. 西青果对照药材（120946-201405）　2. 西青果（购自广东）　　3. 西青果（购自湖南）　　4. 西青果（购自广东）
5. 西青果（购自安徽）　　　　　　　6. 西青果（购自安徽）　　7. 西青果（购自广西）　　8. 西青果（购自安徽）
9. 西青果（购自云南）　　　　　　　10. 西青果（购自广西）　　11. 西青果（购自广西）

（上海中药标准化研究中心　邓雪莉）

细辛

ASARI RADIX ET RHIZOMA

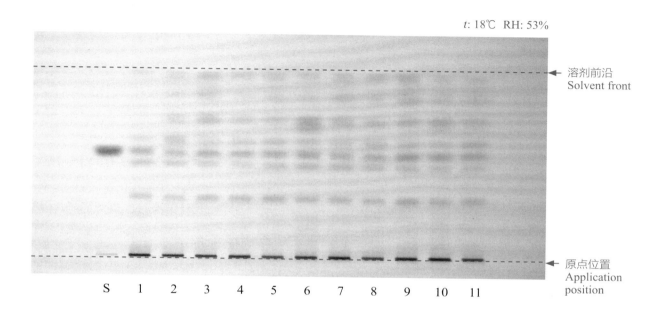

t: 18℃　RH: 53%

溶剂前沿
Solvent front

原点位置
Application
position

S　1　2　3　4　5　6　7　8　9　10　11

S.　细辛脂素对照品
1.　细辛对照药材
　　（121204-201606）
2.　细辛（购自辽宁）
3.　细辛（购自辽宁）
4.　细辛（购自广东）
5.　细辛（购自辽宁）

6.　细辛（购自安徽）
7.　细辛（购自辽宁）
8.　细辛（购自湖南）
9.　细辛（购自安徽）
10.　细辛（购自东北）
11.　细辛（购自辽宁）

S, asarinin CRS; track 1, Asari Radix et Rhizoma reference drug; tracks 2-11, Asari Radix et Rhizoma (2-3, 5, 7 and 11, obtained from Liaoning; 4, obtained from Guangdong; 6 and 9, obtained from Anhui; 8, obtained from Hunan; 10, obtained from Northeast China, China)

供试品溶液 Test Solution	取本品粉末 0.5 g，加甲醇 20 ml，超声处理 45 分钟，滤过，滤液蒸干，残渣加甲醇 2 ml 使溶解，作为供试品溶液。 To 0.5 g of the powder add 20 mL of methanol, ultrasonicate for 45 minutes, filter, evaporate to dryness, and dissolve the residue in 2 mL of methanol.
对照药材溶液 Reference Drug Solution	取细辛对照药材 0.5 g，同供试品溶液制备方法制成对照药材溶液。 Prepare a solution of 0.5 g of Aster Radix et Rhizoma reference drug in the same manner as described in the test solution preparation.
对照品溶液 Reference Solution	取细辛脂素对照品，加甲醇制成每 1 ml 含 1 mg 的溶液，作为对照品溶液。 Dissolve a quantity of asarinin CRS in methanol to produce a solution containing 1 mg per mL.
薄层板 Stationary Phase	高效硅胶预制薄层板（烟台市化学工业研究所）。 HPTLC silica gel pre-coated plate (Yantai Chemical Industry Research Institute).
点样 Sample Application	10 µl，条带状点样，条带宽度为 8 mm，条带间距为 4 mm，原点距底边 10 mm。 Apply separately to the plate 10 µL of each of the test solutions and the reference solution in band, band length 8 mm, track distance 4 mm, distance from lower edge of the plate 10 mm.
展开剂 Mobile Phase	石油醚（60~90℃）－乙酸乙酯（3:1），35 ml。 Petroleum ether (60-90℃) and ethyl acetate (3:1) , 35 mL.
展开缸 Developing Chamber	双槽展开缸，20 cm × 10 cm。 Twin trough chamber, 20 cm × 10 cm.
展开 Development	薄层板置展开缸中饱和 15 分钟，上行展开，展距约 8 cm。 Equilibrate the chamber with the mobile phase for 15 minutes, develop vertically for 8 cm.
显色 Derivatization	喷以 1% 香草醛硫酸溶液，在 105℃加热至斑点显色清晰。 Spray with a 1% solution of vanillin in sulfuric acid and heat until the colours of the bands appear distinctly.
检视 Detection	置可见光下检视。 Examine in white light.

不同薄层板薄层色谱图的比较

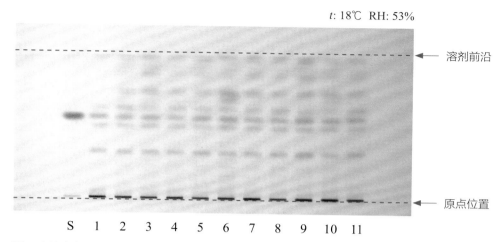

图 1　高效硅胶预制薄层板（烟台市化学工业研究所，批号：20151214）

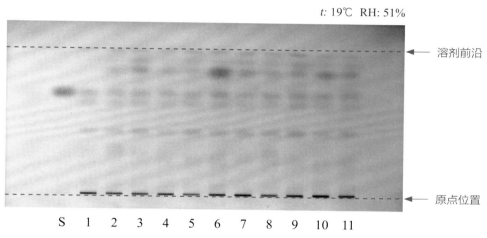

图 2　高效硅胶预制薄层板（青岛海洋化工厂，批号：20150706）

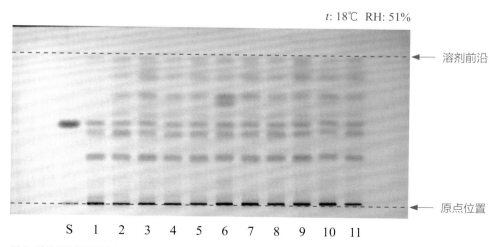

图 3　硅胶预制薄层板（DC-Fertigplatten DURASIL-25，MN，批号：304116）

t: 20℃ RH: 50%

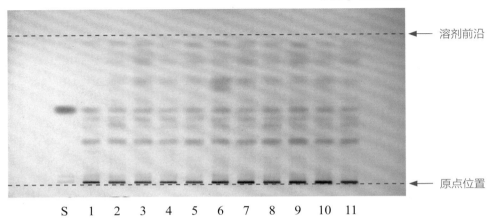

←溶剂前沿

←原点位置

S　1　2　3　4　5　6　7　8　9　10　11

图 4　高效硅胶预制薄层板（HPTLC-Fertigplatten Nano-DURASIL-20，MN，批号：401003）

t: 20℃ RH: 51%

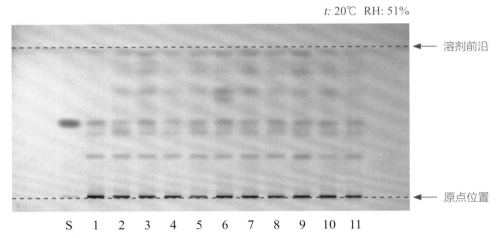

←溶剂前沿

←原点位置

S　1　2　3　4　5　6　7　8　9　10　11

图 5　高效硅胶 F$_{254}$ 预制薄层板（HPTLC Silica gel 60 F$_{254}$，Merck，批号：HX56026042）

S.　细辛脂素对照品
1.　细辛对照药材（121204-201606）　　2.　细辛（购自辽宁）　　3.　细辛（购自辽宁）　　4.　细辛（购自广东）
5.　细辛（购自辽宁）　　　　　　　　　6.　细辛（购自安徽）　　7.　细辛（购自辽宁）　　8.　细辛（购自湖南）
9.　细辛（购自安徽）　　　　　　　　　10.　细辛（购自东北）　　11.　细辛（购自辽宁）

（上海中药标准化研究中心　　郑瑞蓉）

t: 21℃ RH: 38%

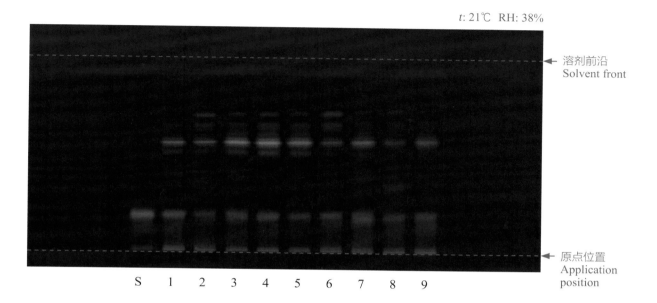

溶剂前沿
Solvent front

原点位置
Application
position

S 1 2 3 4 5 6 7 8 9

S. 迷迭香酸对照品

1. 夏枯草（购自安徽）
2. 夏枯草（购自安徽）
3. 夏枯草（购自河南）
4. 夏枯草（购自江西）

5. 夏枯草（购自广东）
6. 夏枯草（购自安徽）
7. 夏枯草（购自江苏）
8. 夏枯草（购自安徽）
9. 夏枯草（购自安徽）

S, rosmarinic acid CRS; tracks 1-9, Prunellae Spica (1, 2, 6, 8 and 9, obtained from Anhui; 3, obtained from Henan; 4, obtained from Jiangxi; 5, obtained from Guangdong; 7, obtained from Jiangsu, China)

供试品溶液 Test Solution	取本品粉末 2.5 g，加 70% 乙醇 30 ml，超声处理 30 分钟，滤过，滤液蒸干，残渣加乙醇 5 ml 使溶解，作为供试品溶液。 To 2.5 g of the powder, add 30 mL of 70% ethanol, ultrasonicate for 30 minutes, filter, evaporate the filtrate to dryness, and dissolve the residue in 5 mL of ethanol.
对照品溶液 Reference Solution	取迷迭香酸对照品，加乙醇制成每 1 ml 含 0.1 mg 的溶液，作为对照品溶液。 Dissolve a quantity of rosmarinic acid CRS in ethanol to produce a solution containing 0.1 mg per mL.
薄层板 Stationary Phase	高效硅胶预制薄层板（HPTLC-Fertigplatten Nano-DURASIL-20，MN）。 HPTLC silica gel pre-coated plate (HPTLC-Fertigplatten Nano-DURASIL-20, MN)
点样 Sample Application	供试品溶液 2 µl，对照品溶液 5 µl；条带状点样，条带宽度为 8 mm，条带间距为 4 mm，原点距底边 10 mm。 Apply separately to the plate 2 µL of the test solutions and 5 µL of the reference solution in band, band length 8 mm, track distance 4 mm, distance from lower edge of the plate 10 mm.
展开剂 Mobile Phase	环己烷－乙酸乙酯－异丙醇－甲酸（15:3:3.5:0.5），35 ml。 Cyclohexane, ethyl acetate, isopropanol and formic acid (15:3:3.5:0.5), 35 mL.
展开缸 Developing Chamber	双槽展开缸，20 cm×10 cm。 Twin trough chamber, 20 cm×10 cm.
展开 Development	薄层板置展开缸中饱和 15 分钟，展距 8 cm。 Pre-condition the plate in the chamber with the mobile phase for 15 minutes, develop vertically for 8 cm.
检视 Detection	置紫外光灯（365 nm）下检视。 Examine under ultraviolet light at 365 nm.

不同薄层板薄层色谱图的比较

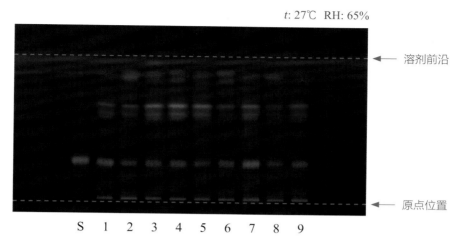

图 1 高效硅胶预制薄层板（烟台市化学工业研究所，批号：20131216）

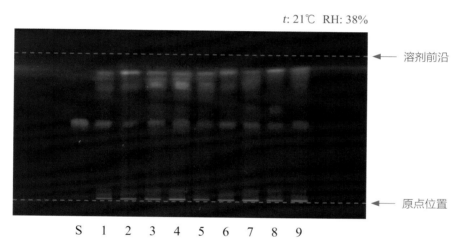

图 2 高效硅胶预制薄层板（青岛海洋化工厂，批号：20150305）

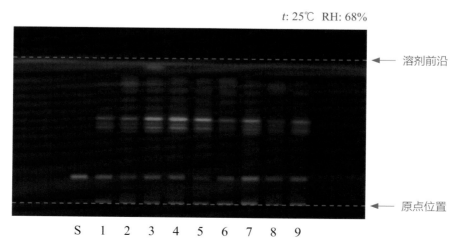

图 3 硅胶预制薄层板（DC-Fertigplatten DUARSIL-25，MN，批号：304116）

t: 21℃ RH:38%

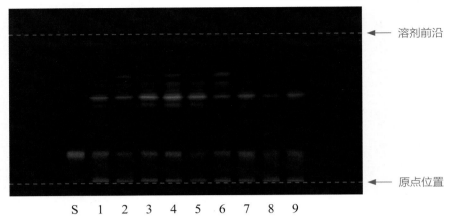

← 溶剂前沿

← 原点位置

S 1 2 3 4 5 6 7 8 9

图 4 高效硅胶预制薄层板（HPTLC-Fertigplatten Nano-DURASIL-20，MN，批号：301014）

t: 21℃ RH:38%

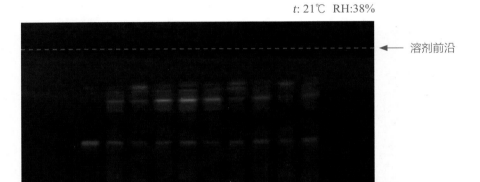

← 溶剂前沿

← 原点位置

S 1 2 3 4 5 6 7 8 9

图 5 高效硅胶 F$_{254}$ 预制薄层板（HPTLC Silica gel 60 F$_{254}$，Merck，批号：HX55154642）

S. 迷迭香酸对照品
1. 夏枯草（购自安徽）　　　2. 夏枯草（购自安徽）　　　3. 夏枯草（购自河南）　　　4. 夏枯草（购自江西）
5. 夏枯草（购自广东）　　　6. 夏枯草（购自安徽）　　　7. 夏枯草（购自江苏）　　　8. 夏枯草（购自安徽）
9. 夏枯草（购自安徽）

（上海中药标准化研究中心　邓雪莉）

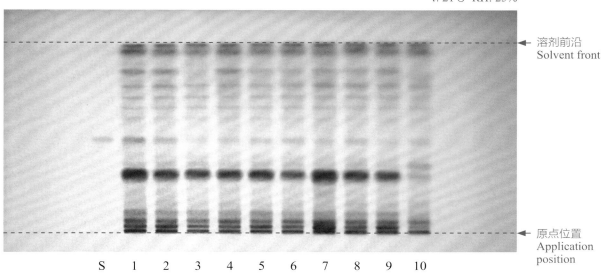

S. 仙茅苷对照品
　（110771201506）

1. 仙茅（购自四川）

2. 仙茅（购自贵州）

3. 仙茅（购自湖南）

4. 仙茅（购自广东）

5. 仙茅（购自安徽）

6. 仙茅（购自广西）

7. 仙茅（购自云南）

8. 仙茅（购自安徽）

9. 仙茅（购自云南）

10. 仙茅（购自云南）

S, curculigoside CRS; tracks 1-10, Curculiginis Rhizoma (1, obtained from Sichuan; 2, obtained from Guizhou, Guiyang; 3, obtained from Hunan; 4, obtained from Guangzhou, Guangdong; 5 and 8, obtained from Anhui; 6, obtained from Guangxi; 7, and 9-10, obtained from Yunnan, China)

供试品溶液 Test Solution	取本品粉末 2 g，加乙醇 20 ml，加热回流 30 分钟，滤过，滤液蒸干，残渣加乙醇 1 ml 使溶解。 Heat 2 g of the powder with 20 mL of ethanol under reflux on a water bath for 30 minutes. Filter, and evaporate the filtrate to dryness. Dissolve the residue in 1 mL of ethanol.
对照品溶液 Reference Solution	取仙茅苷对照品，加乙醇制成每 1 ml 含 0.2 mg 的溶液，作为对照品溶液。 Dissolve a quantity of curculigoside CRS in ethanol to produce a solution containing 0.2 mg per mL.
薄层板 Stationary Phase	高效硅胶预制薄层板（HPTLC-Fertigplatten Nano-DURASIL-20，MN）。 HPTLC silica gel pre-coated plate (HPTLC-Fertigplatten Nano-DURASIL-20, MN).
点样 Sample Application	供试品溶液 4 µl，对照品溶液 6 µl；条带状点样，条带宽度为 8 mm，条带间距为 4 mm，原点距底边 10 mm。 Apply separately to the plate 4 µL of the test solutions, 6 µL of the reference solution in band, band length 8 mm, track distance 4 mm, distance from lower edge of the plate 10 mm.
展开剂 Mobile Phase	二氯甲烷 – 丙酮 – 甲酸（5∶2∶1），35 ml。 Dichloromethane, acetone and formic acid (5:2:1), 35 mL.
展开缸 Developing Chamber	双槽展开缸，20 cm × 10 cm。 Twin trough chamber, 20 cm × 10 cm.
展开 Development	薄层板置展开缸中饱和 15 分钟，展距 8cm。 Equilibrate the chamber with the mobile phase for 15 minutes, develop vertically for 8 cm.
显色 Derivatization	喷以 2% 香草醛 10% 硫酸乙醇溶液，在 105℃加热至斑点显色清晰。 Spray with a 2% solution of vanillin in ethanolic sulfate acid (10%), heat at 105℃ until the colours of the bands appear distinctly.
检视 Detection	置可见光下检视。 Examine in white light.
备注 Note	本 TLC 图谱对《中国药典》（2015 年版 一部）中仙茅药材的薄层色谱鉴别项，包括供试品溶液的制备、对照品溶液配制、展开剂和显色剂，进行了全面修订，修订后的方法可将仙茅苷与一个原先重合的条带明显分开，且色谱信息更加丰富，便于鉴别。 In this monograph, the TLC Identification method was integrally revised including the preparation of the test solution, reference solution, the mobile phase and the derivatization reagent to realize a complete separation of the reference substance from an unknown main band, which was overlapped with curculigoside if the TLC test condition as recorded in *ChP* (2015 edition) was used.

不同薄层板薄层色谱图的比较

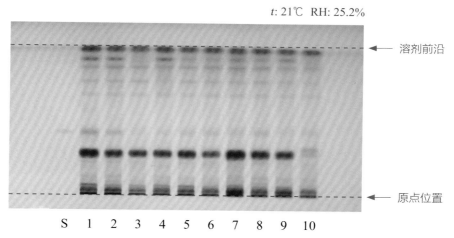

图 1 高效硅胶预制薄层板（烟台市化学工业研究所，批号：20161206）

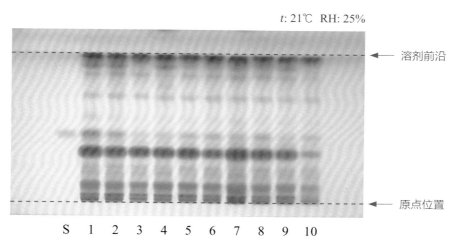

图 2 高效硅胶 GF_{254} 预制薄层板（青岛海洋化工厂，批号：20170209）

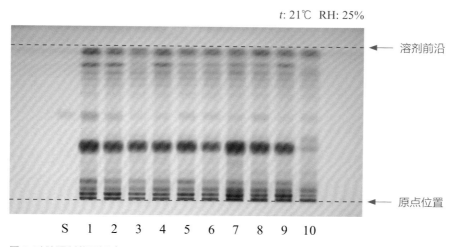

图 3 硅胶预制薄层板（DC-Fertigplatten DUARSIL-25，MN，批号：511314）

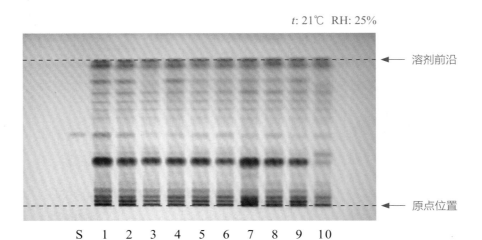

图 4　高效硅胶预制薄层板（HPTLC-Fertigplatten Nano-DURASIL-20，MN，批号：401003）

S.　仙茅苷对照品（110771-201506）
1.　仙茅（购自四川）　　2.　仙茅（购自贵州）　　3.　仙茅（购自湖南）　　4.　仙茅（购自广东）　　5.　仙茅（购自安徽）
6.　仙茅（购自广西）　　7.　仙茅（购自云南）　　8.　仙茅（购自安徽）　　9.　仙茅（购自云南）　　10.　仙茅（购自云南）

（上海中药标准化研究中心　邓雪莉）

Xiangfu

香附

CYPERI RHIZOMA

t: 26℃ RH: 46%

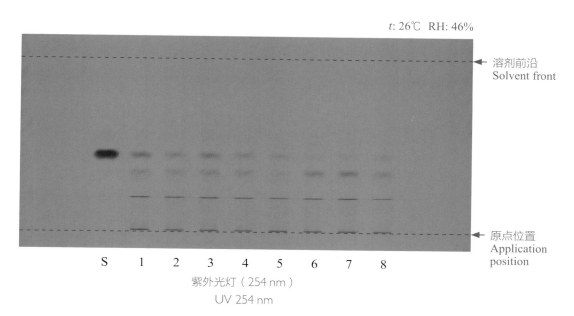

溶剂前沿
Solvent front

原点位置
Application position

S　1　2　3　4　5　6　7　8

紫外光灯（254 nm）
UV 254 nm

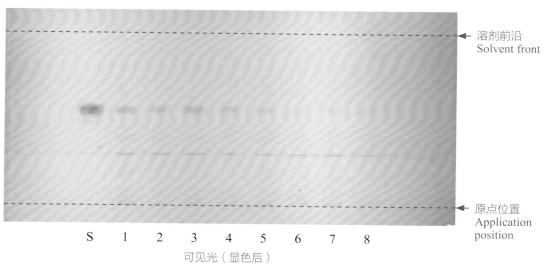

溶剂前沿
Solvent front

原点位置
Application position

S　1　2　3　4　5　6　7　8

可见光（显色后）
A 2, 4-dinitrophenyl hydrazine TS，White light

S. α-香附酮对照品　　4. 香附（产于安徽）
　　（110748-201312）　5. 香附（产于河南）
1. 香附（购自江西）　　6. 香附（产于浙江）
2. 香附（购自广东）　　7. 香附（产于安徽）
3. 香附（购自安徽）　　8. 香附（产于河南）

S, α-cyperone CRS; tracks 1-8, Cyperi Rhizoma (1, obtained from Jiangxi; 2, obtained from Guangdong; 3, obtained from Anhui; 4 and 7, produced in Anhui; 5 and 8, produced in Henan; 6, produced in Zhejiang, China)

供试品溶液 Test Solution	取本品粉末 1 g，加乙醚 5 ml，放置 1 小时，时时振摇，滤过，滤液挥干，残渣加乙酸乙酯 0.5 ml 使溶解，作为供试品溶液。 Macerate 1 g of the powder in 5 mL of ether for 1 hour with frequent shaking, filter and evaporate the filtrate to dryness. Dissolve the residue in 0.5 mL of ethyl acetate.
对照品溶液 Reference Solution	取 α－香附酮对照品，加乙酸乙酯制成每 1 ml 含 10 μg 的溶液，作为对照品溶液。 Dissolve a quantity of α-cyperone CRS in ethyl acetate to produce a solution containing 10 μg per mL.
薄层板 Stationary Phase	高效硅胶 GF$_{254}$ 预制薄层板（HPTLC-Fertigplatten Nano-DURASIL-20 UV$_{254}$，MN）。 HPTLC silica gel F$_{254}$ pre-coated plate (HPTLC-Fertigplatten Nano-DURASIL-20 UV$_{254}$, MN).
点样 Sample Application	2 μl；条带状点样，条带宽度为 8 mm，条带间距为 4 mm，原点距底边 10 mm。 Apply separately to the plate 2 μL of each of the test solutions and the reference solution in band, band length 8 mm, track distance 4 mm, distance from lower edge of the plate 10 mm.
展开剂 Mobile Phase	二氯甲烷－乙酸乙酯－冰醋酸（80∶1∶1），35 ml。 Dichloromethane, ethyl acetate and glacial acetic acid (80:1:1), 35 mL.
展开缸 Developing Chamber	双槽展开缸，20 cm×10 cm。 Twin trough chamber, 20 cm×10 cm.
展开 Development	展开缸预平衡 15 分钟，上行展开，展距为 7.5 cm。 Equilibrate the chamber with the mobile phase for 20 minutes, develop vertically for 7.5 cm.
显色 Derivatization	喷以二硝基苯肼试液，放置片刻，斑点渐变为橙红色。 Spray with a 2, 4-dinitrophenyl hydrazine TS, the colour of the bands turns gradually orange-red on standing.
检视 Detection	置紫外光灯（254 nm）下检视；显色后置可见光下检视。 Examine under ultraviolet light at 254 nm, and then in white light after derivatization.

不同薄层板薄层色谱图的比较

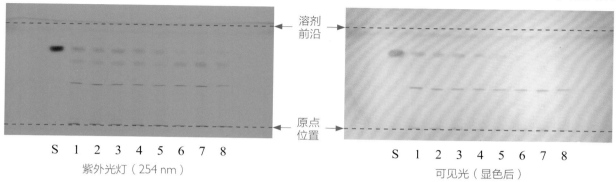

图 1 高效硅胶 GF_{254} 预制薄层板（烟台市化学工业研究所，批号：131216）

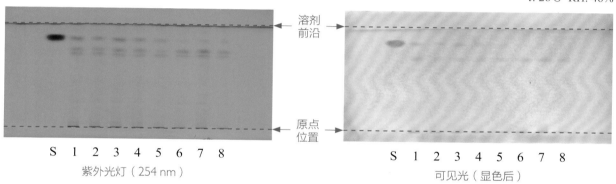

图 2 高效硅胶 GF_{254} 预制薄层板（青岛海洋化工厂，批号：20150706）

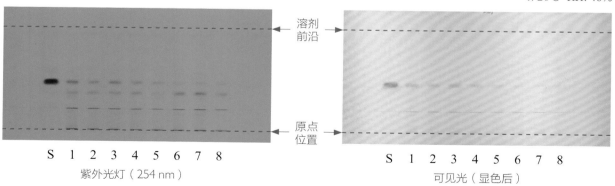

图 3 硅胶预制 F_{254} 薄层板（DC-Fertigplatten DURASIL-25/UV$_{254}$，MN，批号：310283）

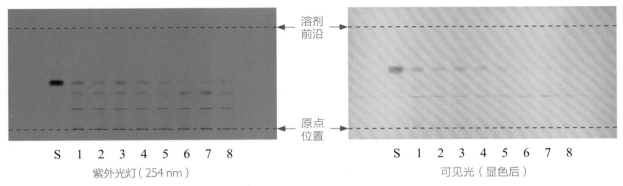

t: 26℃　RH: 46%

图 4　高效硅胶 F_{254} 预制薄层板（HPTLC -Fertigplatten Nano-DURASIL-20 UV_{254}，MN，批号：305123）

S.　α- 香附酮对照品（110748-201312）
1. 香附（购自江西）　　2. 香附（购自广东）　　3. 香附（购自安徽）　　4. 香附（产于安徽）　　5. 香附（产于河南）
6. 香附（产于浙江）　　7. 香附（产于安徽）　　8. 香附（产于河南）

（上海中药标准化研究中心　宋利婷）

小驳骨

GENDARUSSAE HERBA

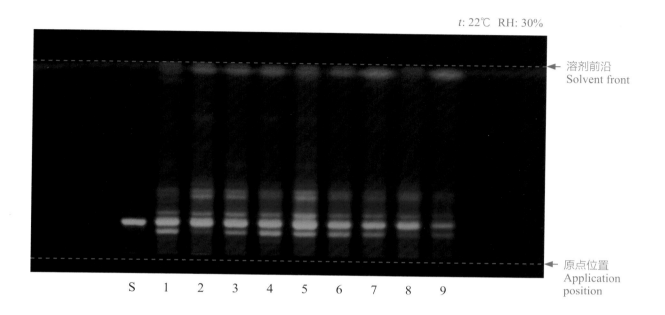

t: 22℃ RH: 30%

溶剂前沿
Solvent front

原点位置
Application
position

S   1   2   3   4   5   6   7   8   9

S. 芹菜素 -6,8- 二 -C- α -L- 阿拉伯糖苷对照品

1. 小驳骨对照药材
   （121629-201201）

2. 小驳骨（购自广东）

3. 小驳骨（购自四川）

4. 小驳骨（购自广东）

5. 小驳骨（购自湖南）

6. 小驳骨（购自四川）

7. 小驳骨（购自广西）

8. 小驳骨（购自河北）

9. 小驳骨（购自广东）

S, apigenin-6,8-di-C-α-L-arabinopyranoside CRS; track 1, Gendarussae Herba reference drug; tracks 2-9, Gendarussae Herba (2, 4, and 9, obtained from Guangdong; 3 and 6, obtained from Sichuan; 5, obtained from Hunan; 7, obtained from Guangxi; 8, obtained from Hebei, China)

供试品溶液 Test Solution	取本品粉末 2 g，加乙醇 50 ml，超声处理 30 分钟，滤过，滤液蒸干，残渣加乙醇 1 ml 使溶解，作为供试品溶液。 To 2 g of the powder, add 50 mL of ethanol, ultrasonicate for 30 minutes and filter. Evaporate the filtrate to dryness, and dissolve the residue in 1 mL of ethanol.
对照药材溶液 Reference Drug Solution	取小驳骨对照药材 2 g，同供试品溶液制备方法制成对照药材溶液。 Prepare a solution of 2 g of Gendarussae Herba reference drug in the same manner as described in the test solution preparation.
对照品溶液 Reference Solution	取芹菜素 -6,8- 二 -C- α -L- 阿拉伯糖苷对照品，加乙醇制成每 1 ml 含 1 mg 的溶液，作为对照品溶液。 Dissolve a quantity of apigenin-6,8-di-C-α-L-arabinopyranoside CRS in ethanol to produce a solution containing 1 mg per mL.
薄层板 Stationary Phase	高效硅胶 GF_{254} 预制薄层板（烟台市化学工业研究所）。 HPTLC silica gel GF_{254} pre-coated plate (Yantai Chemical Industry Research Institute).
点样 Sample Application	2 μl；条带状点样，条带宽度为 8 mm，条带间距为 5 mm，原点距底边 10 mm。 Apply separately to the plate 2 μL of each of the test solutions, the reference drug solution and the reference solution in band, band length 8 mm, track distance 5 mm, distance from lower edge of the plate 10 mm.
展开剂 Mobile Phase	乙酸乙酯 - 丁酮 - 甲酸 - 水（6:3:1:1），35 ml。 Ethyl acetate, butanone, formic acid and water (6:3:1:1), 35 mL.
展开缸 Developing Chamber	双槽展开缸，20 cm × 10 cm。 Twin trough chamber, 20 cm × 10 cm.
展开 Development	展开缸预平衡 15 分钟，上行展开，展距为 7.5 cm。 Equilibrate the chamber with the mobile phase for 15 minutes, develop vertically for 7.5 cm.
显色 Derivatization	喷以 1% 三氯化铝乙醇溶液，在 105℃加热至斑点显色清晰。 Spray with a 1% solution of aluminium chloride in ethanol, and heat at 105 ℃ until the colours of the bands appear distinctly.
检视 Detection	置紫外光灯（365 nm）下检视。 Examine under ultraviolet light at 365 nm.
备注 Note	《中国药典》（2015 年版一部）中本鉴别项是以小驳骨对照药材作为对照，石油醚（60～90℃）- 乙酸乙酯（4:1）为展开剂，10% 硫酸乙醇溶液为显色剂。本 TLC 图谱将其修订为以芹菜素 -6, 8- 二 -C- α -L- 阿拉伯糖苷和小驳骨对照药材为对照，乙酸乙酯 - 丁酮 - 甲酸 - 水（6:3:1:1）为展开剂，1% 三氯化铝乙醇为显色剂，置紫外光灯（365 nm）下检视，更具专属性。 In this monograph, a new TLC identification method was established by using apigenin-6,8-di-C-α-L-arabinopyranoside and Gendarussae Herba reference drug as references, and the mobile phase, derivatization reagent and the detection method were also revised accordingly, instead of using the nonspecific TLC identification method as recorded in *ChP* (2015 edition). By using the revised method, Gendarussae Herba can be effectively distinguished from the adulterants collected in the crude drug markets.

不同薄层板薄层色谱图的比较

t: 22℃　RH: 30%

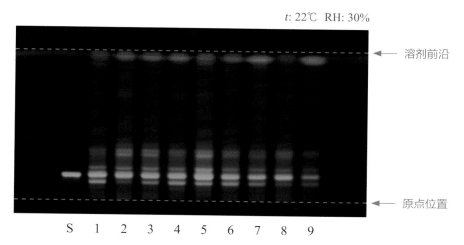

图 1　高效硅胶 GF_{254} 预制薄层板（烟台市化学工业研究所，批号：20161206）

t: 22℃　RH: 30%

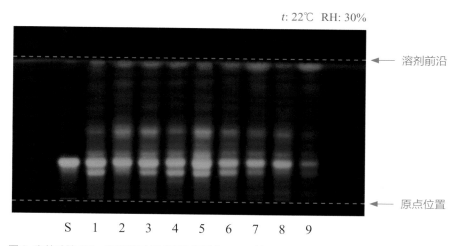

图 2　高效硅胶 GF_{254} 预制薄层板（青岛海洋化工厂，批号：20170209）

t: 21℃　RH: 28%

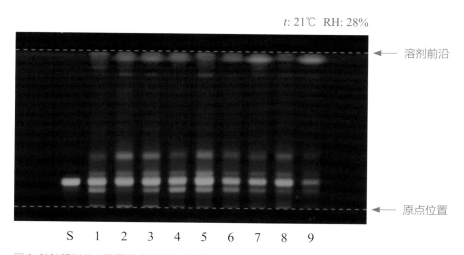

图 3　硅胶预制 F_{254} 薄层板（DC-Fertigplatten DURASIL-25/UV_{254}，MN，批号：511327）

t: 22℃ RH: 32%

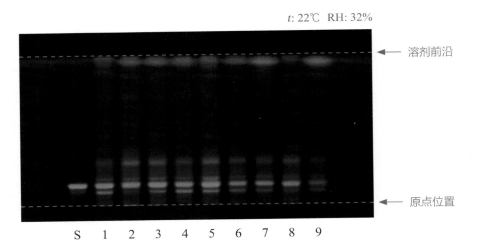

→ 溶剂前沿

→ 原点位置

S 1 2 3 4 5 6 7 8 9

图 4 高效硅胶 F$_{254}$ 预制薄层板（HPTLC-Fertigplatten Nano-DURASIL-20 UV$_{254}$，MN，批号：305123）

t: 22℃ RH: 20%

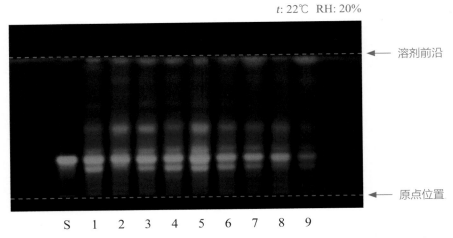

→ 溶剂前沿

→ 原点位置

S 1 2 3 4 5 6 7 8 9

图 5 高效硅胶 F$_{254}$ 预制薄层板（HPTLC Silica gel 60 F$_{254}$，Merck，批号：HX57415942）

S. 芹菜素 -6, 8- 二 -C- α -L- 阿拉伯糖苷对照品
1. 小驳骨对照药材（121629-201201）2. 小驳骨（购自广东） 3. 小驳骨（购自四川） 4. 小驳骨（购自广东）
5. 小驳骨（购自湖南） 6. 小驳骨（购自四川） 7. 小驳骨（购自广西） 8. 小驳骨（购自河北）
9. 小驳骨（购自广东）

（上海中药标准化研究中心 陈梦雨）

小茴香

FOENICULI FRUCTUS

t: 24℃   RH: 76%

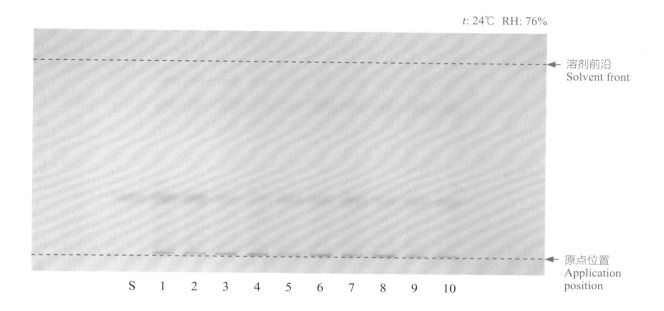

溶剂前沿
Solvent front

原点位置
Application
position

S　1　2　3　4　5　6　7　8　9　10

S．茴香醛对照品
　（110838201106）

1．小茴香（购自内蒙古）

2．小茴香（购自广西）

3．小茴香（购自山西）

4．小茴香（购自江西）

5．小茴香（购自广东）

6．小茴香（购自安徽）

7．小茴香（购自内蒙古）

8．小茴香（购自新疆）

9．小茴香（购自安徽）

10．小茴香（购自河北）

S, anisaldehyde CRS; tracks 1-10, Foeniculi Fructus (1 and 7, obtained from Inner Mongolia; 2, obtained from Guangxi; 3, obtained from Shanxi; 4, obtained from Jiangxi; 5, obtained from Guangdong; 6 and 9, obtained from Anhui; 8, obtained from Xinjiang; 10, obtained from Hebei, China)

供试品溶液 Test Solution	本品粉末 2 g，加乙醚 20 ml，超声处理 10 分钟，滤过，滤液挥干，残渣加三氯甲烷 1 ml 使溶解，作为供试品溶液。 To 2 g of the powder add 20 mL of ether, ultrasonicate for 10 minutes, filter, evaporate the filtrate to dryness, and dissolve the residue in 1mL of chloroform.
对照品溶液 Reference Solution	取茴香醛对照品，加乙醇制成每1ml 含 1 mg 的溶液，作为对照品溶液。 Dissolve a quantity of anisaldehyde CRS in ethanol to produce a solution containing 1 mg per mL.
薄层板 Stationary Phase	高效硅胶预制薄层板（HPTLC-Fertigplatten Nano-DURASIL-20，MN）。 HPTLC silica gel pre-coated plate (HPTLC-Fertigplatten Nano-DURASIL-20, MN).
点样 Sample Application	供试品溶液 5 µl，对照品溶液 1 µl；条带状点样，条带宽度为 8 mm，条带间距为 4 mm，原点距底边 10 mm。 Apply separately to the plate 5 µL of the test solutions, 1 µL of the reference solution in band, band length 8 mm, track distance 4 mm, distance from lower edge of the plate 10 mm.
展开剂 Mobile Phase	石油醚（60~90℃）－乙酸乙酯（17:2.5），35 ml。 Petroleum ether (60-90℃) and ethyl acetate (17:2.5), 35 mL.
展开缸 Developing Chamber	双槽展开缸，20 cm × 10 cm。 Twin trough chamber, 20 cm × 10 cm.
展开 Development	展开缸预平衡 15 分钟，上行展开，展距 8 cm。 Equilibrate the chamber with the mobile phase for 15 minutes, develop vertically for 8 cm.
显色 Derivatization	喷以二硝基苯肼试液。 Spray with dinitrophenylhydrazine TS.
检视 Detection	置可见光下检视。 Examine in white light.

不同薄层板薄层色谱图的比较

t: 24℃ RH: 76%

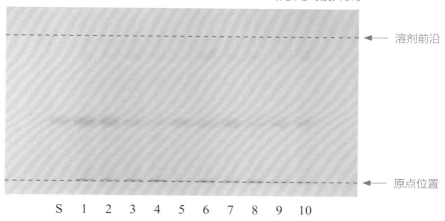

溶剂前沿

原点位置

S 1 2 3 4 5 6 7 8 9 10

图1 高效硅胶预制薄层板（烟台市化学工业研究所，批号：20160729）

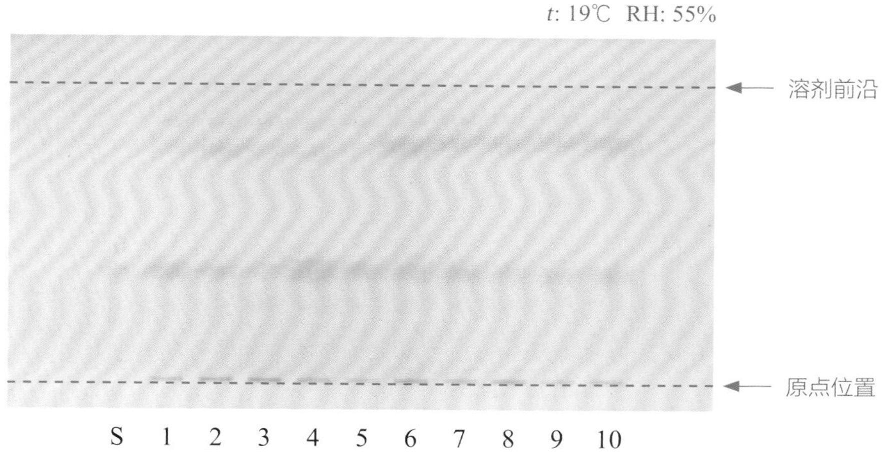

t: 19℃ RH: 55%

溶剂前沿

原点位置

S 1 2 3 4 5 6 7 8 9 10

图2 高效硅胶预制薄层板（青岛海洋化工厂，批号：20160904）

t: 24℃ RH: 76%

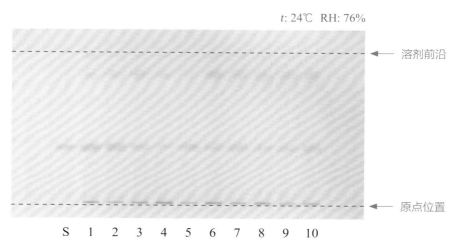

溶剂前沿

原点位置

S 1 2 3 4 5 6 7 8 9 10

图3 硅胶预制薄层板（DC-Fertigplatten DUARSIL-25，MN，批号：908218）

t: 24℃ RH: 76%

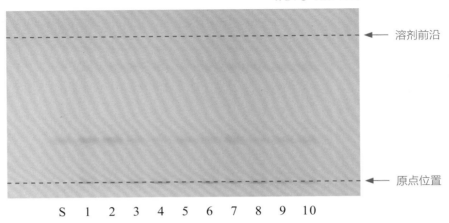

溶剂前沿

原点位置

S　1　2　3　4　5　6　7　8　9　10

图 4　高效硅胶预制薄层板（HPTLC-Fertigplatten Nano-DURASIL-20，MN，批号：605125）

t: 24℃ RH: 76%

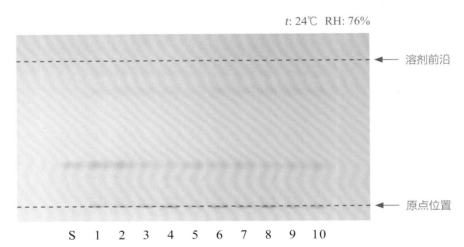

溶剂前沿

原点位置

S　1　2　3　4　5　6　7　8　9　10

图 5　高效硅胶 F_{254} 预制薄层板（HPTLC Silica gel 60 F_{254}，Merck，批号：HX69213942）

S.　茴香醛对照品（110838-201106）
1.　小茴香（购自内蒙古）　　　2.　小茴香（购自广西）　　　3.　小茴香（购自山西）　　　4.　小茴香（购自江西）
5.　小茴香（购自广东）　　　　6.　小茴香（购自安徽）　　　7.　小茴香（购自内蒙古）　　8.　小茴香（购自新疆）
9.　小茴香（购自安徽）　　　　10.　小茴香（购自河北）

（上海中药标准化研究中心　邓雪莉）

鸦胆子
BRUCEAE FRUCTUS

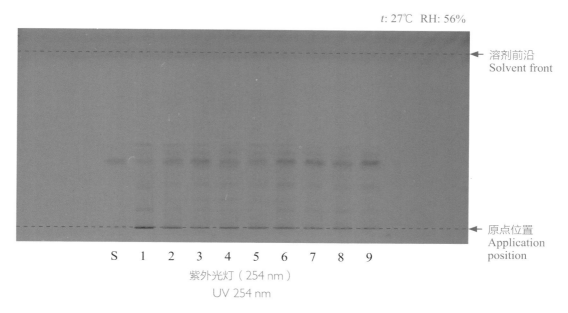

t: 27℃ RH: 56%

溶剂前沿
Solvent front

原点位置
Application position

S 1 2 3 4 5 6 7 8 9

紫外光灯（254 nm）
UV 254 nm

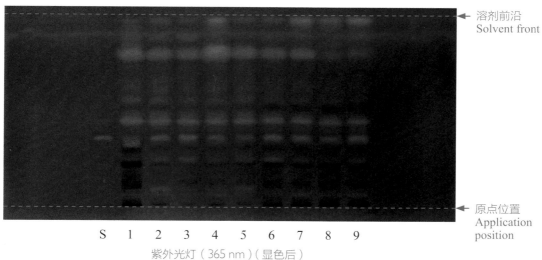

溶剂前沿
Solvent front

原点位置
Application position

S 1 2 3 4 5 6 7 8 9

紫外光灯（365 nm）（显色后）
UV 365 nm（after derivatization）

S. 鸦胆苦醇对照品
1. 鸦胆子对照药材
　（121346-201402）
2. 鸦胆子（购自广东）
3. 鸦胆子（购自广西）
4. 鸦胆子（购自云南）
5. 鸦胆子（购自广东）
6. 鸦胆子（购自安徽）
7. 鸦胆子（购自广东）
8. 鸦胆子（购自海南）
9. 鸦胆子（购自海南）

S, brostal CRS; track 1, Bruceae Fructus reference drug; track 2-9, Bruceae Fructus (2, 5, and 7, obtained from Guangdong; 3, obtained from Guangxi; 4, obtained from Yunnan; 6, obtained from Anhui; 8-9, obtained from Hainan, China)

供试品溶液 Test Solution	取本品粉末 1 g，加 50% 甲醇溶液 50 ml，超声处理 30 分钟，离心，上清液蒸干，残渣加水 50 ml 溶解，用二氯甲烷 50 ml 振摇提取，分取二氯甲烷液，蒸干，残渣加甲醇 1 ml 使溶解，作为供试品溶液。 To 1 g of the powder, add 50 mL of 50% methanol, ultrasonicate for 30 minutes, centrifuge, and evaporate the supernatant to dryness. Dissolve the residue in 50 mL of water, partition by shaking with 50 mL of dichloromethane, evaporate the dichloromethane solution to dryness, and dissolve the residue in 1 mL of methanol.
对照药材溶液 Reference Drug Solution	取鸦胆子对照药材 1 g，同供试品溶液制备方法制成对照药材溶液。 Prepare a solution of 1 g of Bruceae Fructus reference drug in the same manner as described in the test solution preparation.
对照品溶液 Reference Solution	取鸦胆苦醇对照品，加甲醇制成每 1 ml 含 1 mg 的溶液，作为对照品溶液。 Dissolve a quantity of brostal CRS in methanol to produce a solution containing 1 mg per mL.
薄层板 Stationary Phase	硅胶 F_{254} 预制薄层板（DC-Fertigplatten DURASIL-25/ UV_{254}，MN）。 TLC silica gel F_{254} pre-coated plate (DC-Fertigplatten DURASIL-25/ UV_{254}, MN).
点样 Sample Application	10 µl；条带状点样，条带宽度为 8 mm，条带间距为 5 mm，原点距底边 10 mm。 Apply separately to the plate 10 µL of each of the test solutions, the reference drug solution and the reference solution in band, band length 8 mm, track distance 5 mm, distance from lower edge of the plate 10 mm .
展开剂 Mobile Phase	石油醚（60~90℃）－乙酸乙酯－冰醋酸（5∶8.5∶0.1），35 ml。 Petroleum ether (60-90℃), ethyl acetate and glacial acetic acid (5:8.5:0.1), 35 mL.
展开缸 Developing Chamber	双槽展开缸，20 cm×10 cm。 Twin trough chamber, 20 cm × 10 cm.
展开 Development	展开缸预平衡 20 分钟，上行展开，展距为 7.5 cm。 Equilibrate the chamber with the mobile phase for 20 minutes, develop vertically for 7.5 cm.
显色 Derivatization	喷以 10% 硫酸乙醇溶液，105℃加热至斑点清晰。 Spray with a 10% solution of sulfuric acid in ethanol, and heat at 105℃ until the colours of the bands appear distinctly.
检视 Detection	置紫外光（254 nm）下检视，显色后置紫外光（365 nm）下检视。 Examine under ultraviolet light at 254 nm, and then examine under ultraviolet light at 365 nm after derivatization.
备注 Note	《中国药典》（2015 年版 一部）中本鉴别项是以油酸为对照。本 TLC 图谱将其修订为以鸦胆苦醇为对照品，同时对供试品溶液制备方法和显色剂做了相应修订，专属性强，色谱信息也较为丰富。 In this monograph, a new TLC identification method was established by using brostal as reference substance, as well as the modified condition of sample preparation and derivatization, instead of using oleic acid as the reference substance, as recorded in *ChP* (2015 edition).

不同薄层板薄层色谱图的比较

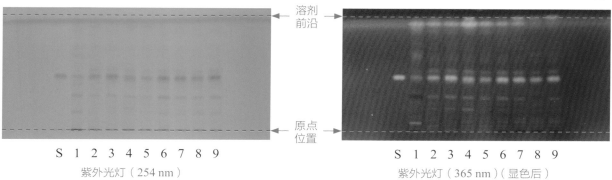

图 1　高效硅胶 GF$_{254}$ 预制薄层板（烟台市化学工业研究所，批号：20160411）

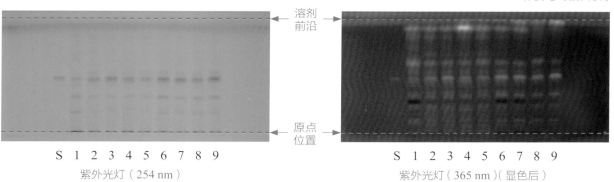

图 2　高效硅胶 GF$_{254}$ 预制薄层板（青岛海洋化工厂，批号：20160509）

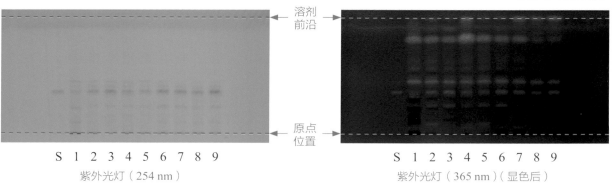

图 3　硅胶 F$_{254}$ 预制薄层板（DC-Fertigplatten DURASIL-25/ UV$_{254}$，MN，批号：310283）

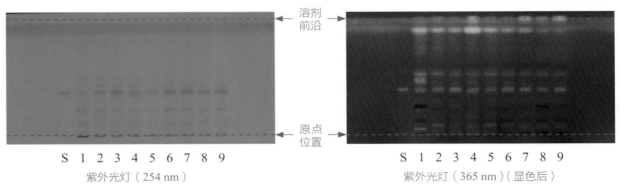

t: 27℃　RH: 52%

溶剂
前沿

原点
位置

S 1 2 3 4 5 6 7 8 9
紫外光灯（254 nm）

S 1 2 3 4 5 6 7 8 9
紫外光灯（365 nm）（显色后）

图 4　高效硅胶 F₂₅₄ 预制薄层板（HPTLC-Fertigplatten Nano-DURASIL-20 UV₂₅₄，MN，批号：401003）

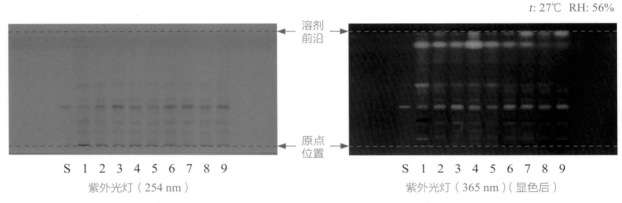

t: 27℃　RH: 56%

溶剂
前沿

原点
位置

S 1 2 3 4 5 6 7 8 9
紫外光灯（254 nm）

S 1 2 3 4 5 6 7 8 9
紫外光灯（365 nm）（显色后）

图 5　高效硅胶 F₂₅₄ 预制薄层板（HPTLC Silica gel 60 F₂₅₄，Merck，批号：HX69213942）

S. 鸦胆苦醇对照品
1. 鸦胆子对照药材（121346-201402）2. 鸦胆子（购自广东）　　3. 鸦胆子（购自广西）　　　4. 鸦胆子（购自云南）
5. 鸦胆子（购自广东）　　　　　　6. 鸦胆子（购自安徽）　7. 鸦胆子（购自广东）　　8. 鸦胆子（购自海南）
9. 鸦胆子（购自海南）

（上海中药标准化研究中心　　王欣）

洋金花
DATURAE FLOS

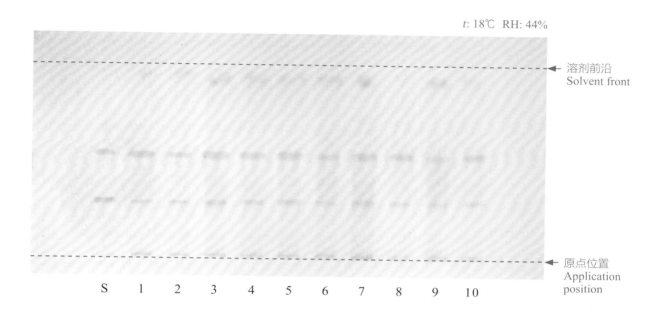

t: 18℃ RH: 44%

溶剂前沿
Solvent front

原点位置
Application position

S 1 2 3 4 5 6 7 8 9 10

S. 硫酸阿托品和氢溴酸东莨菪碱混合对照品	5. 洋金花（购自河南）
1. 洋金花（产于湖南）	6. 洋金花（产于湖北）
2. 洋金花（产于安徽）	7. 洋金花（产于安徽）
3. 洋金花（产于河北）	8. 洋金花（购自江苏）
4. 洋金花（产于浙江）	9. 洋金花（产于广西）
	10. 洋金花（购自河南）

S, atropine sulfate CRS and scopolamine hydrobromide CRS (increasing R_f); tracks 1-10, Daturae Flos (1, produced in Hunan; 2 and 7, produced in Anhui; 3, produced in Hebei; 4, produced in Zhejiang; 5 and 10, obtained from Henan; 6, produced in Hubei; 8, obtained from Jiangsu; 9, produced in Guangxi, China)

供试品溶液 Test Solution	取本品粉末1 g，加浓氨试液1 ml，混匀，加三氯甲烷25 ml，摇匀，放置过夜，滤过，滤液蒸干，残渣加三氯甲烷1 ml使溶解，作为供试品溶液。 To 1 g of the powder add 1 mL of concentrated ammonia TS, mix well, add 25 mL of chloroform, stir well. Allow to stand overnight, filter, evaporate the filtrate to dryness, and dissolve the residue in 1 mL of chloroform.
对照品溶液 Reference Solution	取硫酸阿托品对照品、氢溴酸东莨菪碱对照品，加甲醇制成每1 ml各含4 mg的混合溶液，作为对照品溶液。 Dissolve quantities of atropine sulfate CRS and scopolamine hydrobromide CRS in methanol to produce a solution containing 4 mg of each per mL.
薄层板 Stationary Phase	高效硅胶预制薄层板（HPTLC-Fertigplatten Nano-DURASIL-20，MN）。 HPTLC silica gel pre-coated plate (HPTLC-Fertigplatten Nano-DURASIL-20，MN).
点样 Sample Application	10 μl；条带状点样，条带宽度为8 mm，条带间距为6 mm，原点距底边10 mm。 Apply separately to the plate 10 μL of each of the test solutions and the reference solution in band, band length 8 mm, track distance 6 mm, distance from lower edge of the plate 10 mm.
展开剂 Mobile Phase	乙酸乙酯－甲醇－浓氨试液（17:2:1），35 ml。 Ethyl acetate, methanol and concentrated ammonia TS (17:2:1), 35 mL.
展开缸 Developing Chamber	双槽展开缸，20 cm×10 cm。 Twin trough chamber, 20 cm×10 cm.
展开 Development	展开缸预平衡20分钟，上行展开，展距为7.5 cm。 Equilibrate the chamber with the mobile phase for 20 minutes, develop vertically for 7.5 cm.
显色 Derivatization	喷以稀碘化铋钾试液。 Spray with dilute potassium iodobismuthate TS.
检视 Detection	置可见光下检视。 Examine in white light.
备注 Note	混合对照品色谱中自下而上依次为硫酸阿托品和氢溴酸东莨菪碱。 Bands in the chromatogram obtained with the reference solution are atropine sulfate and scopolamine hydrobromide with increasing R_f.

不同薄层板薄层色谱图的比较

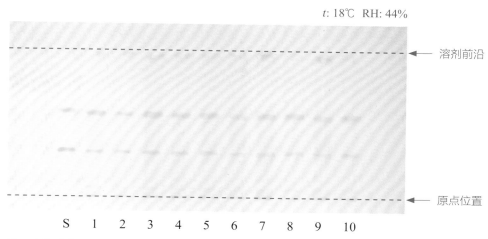

图 1　高效硅胶 GF_{254} 预制薄层板（烟台市化学工业研究所，批号：20160905）

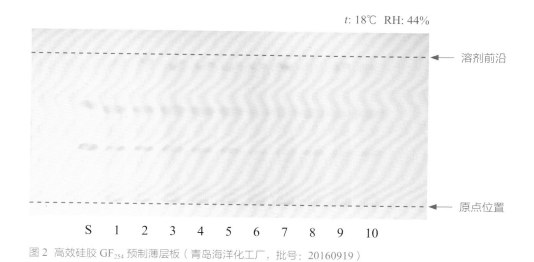

图 2　高效硅胶 GF_{254} 预制薄层板（青岛海洋化工厂，批号：20160919）

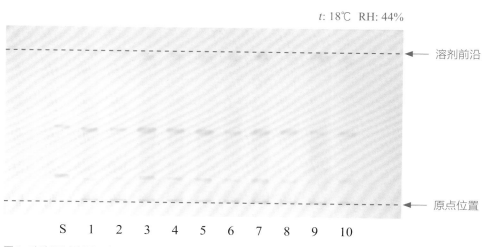

图 3　硅胶预制薄层板（DC-Fertigplatten DURASIL-25，MN，批号：511314）

t: 18℃ RH: 44%

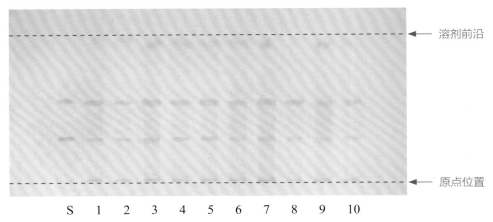

图 4 高效硅胶预制薄层板（HPTLC-Fertigplatten Nano-DURASIL-20，MN，批号：605125）

t: 18℃ RH: 43%

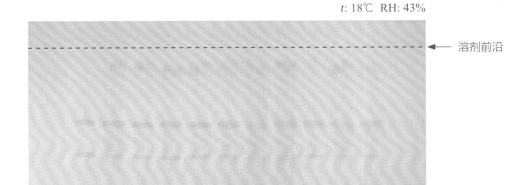

图 5 高效硅胶 F$_{254}$ 预制薄层板（HPTLC Silica gel 60 F$_{254}$，Merck，批号：HX57415942）

S. 硫酸阿托品与氢溴酸东莨菪碱混合对照品
1. 洋金花（产于湖南）2. 洋金花（产于安徽）3. 洋金花（产于河北）4. 洋金花（产于浙江）5. 洋金花（购自河南）
6. 洋金花（产于湖北）7. 洋金花（产于安徽）8. 洋金花（购自江苏）9. 洋金花（产于广西）10. 洋金花（购自河南）

（上海中药标准化研究中心   夏丽   宋利婷）

t: 22℃ RH: 47%

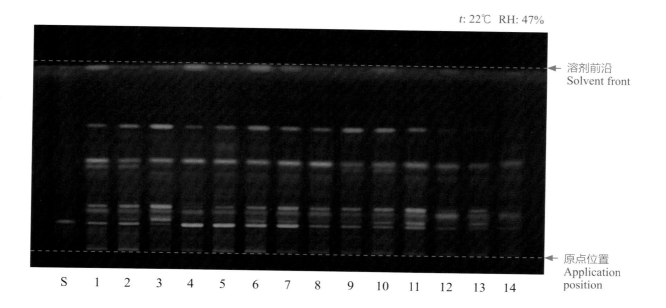

溶剂前沿
Solvent front

原点位置
Application
position

S   1   2   3   4   5   6   7   8   9   10   11   12   13   14

S. 蒙花苷对照品

1. 野菊花对照药材
   （120995-201506）

2. 野菊花（购自江西）

3. 野菊花（购自湖南）

4. 野菊花（购自河南）

5. 野菊花（购自河南）

6. 野菊花（购自河南）

7. 野菊花（购自湖北）

8. 野菊花（购自河南）

9. 野菊花（购自江苏）

10. 野菊花（购自安徽）

11. 野菊花（购自湖北）

12. 野菊花（购自河南）

13. 野菊花（购自安徽）

14. 野菊花（购自安徽）

S, buddleoside CRS; track 1, Chrysanthemi Indici Flos reference drug; tracks 2-14, Chrysanthemi Indici Flos (2, obtained from Jiangxi; 3, obtained from Hunan; 4-6, 8, and 12, obtained from Henan; 7 and 11, obtained from Hubei; 9, obtained from Jiangsu; 10, 13, and 14, obtained from Anhui, China)

供试品溶液 Test Solution	取本品粉末 0.3 g，加甲醇 15 ml，超声处理 30 分钟，放冷，滤过，取滤液作为供试品溶液。 To 0.3 g of the powder, add 15 mL of methanol, ultrasonicate for 30 minutes, cool and filter.
对照药材溶液 Reference Drug Solution	取野菊花对照药材 0.3 g，同供试品溶液制备方法制成对照药材溶液。 Prepare a solution of 0.3 g of Chrysanthemi Indici Flos reference drug in the same manner as described in the test solution preparation.
对照品溶液 Reference Solution	取蒙花苷对照品，加甲醇制成每 1ml 含 0.2 mg 的溶液，作为对照品溶液。 Dissolve a quantity of buddleoside CRS in methanol to produce a solution containing 0.2 mg per mL.
薄层板 Stationary Phase	高效硅胶预制薄层板（HPTLC -Fertigplatten Nano-DURASIL-20，MN）。 HPTLC silica gel pre-coated plate (HPTLC -Fertigplatten Nano-DURASIL-20, MN).
点样 Sample Application	3 µl；条带状点样，条带宽度为 8 mm，条带间距为 4 mm，原点距底边 10 mm。 Apply separately to the plate 3 µL of each of the test solutions, the reference drug solution and the reference solution in band, band length 8 mm, track distance 4 mm, distance from lower edge of the plate 10 mm.
展开剂 Mobile Phase	乙酸丁酯 – 甲酸 – 水（2：1：1）在 5~10℃下放置分层的上层溶液，35 ml。 Butyl acetate, formic acid and water (2:1:1), using the upper layer separated on standing at 5~10℃, 35 mL.
展开缸 Developing Chamber	双槽展开缸，20 cm×10 cm。 Twin trough chamber, 20 cm×10 cm.
展开 Development	展开缸预平衡 15 分钟，上行展开，展距为 7.5 cm。 Equilibrate the chamber with the mobile phase for 15 minutes, develop vertically for 7.5 cm.
显色 Derivatization	喷以 2% 三氯化铝乙醇溶液。 Spray with a 2% solution of aluminum chloride in ethanol.
检视 Detection	置紫外光灯（365 nm）下检视。 Examine under ultraviolet light at 365 nm.
备注 Note	《中国药典》（2015 年版 一部）本鉴别项是采用聚酰胺薄膜，以乙酸乙酯 – 丁酮 – 三氯甲烷 – 甲酸 – 水（15：15：6：4：1）为展开剂。本 TLC 图谱将其修订为采用硅胶 G 薄层板，以乙酸丁酯 – 甲酸 – 水（2：1：1）的上层溶液为展开剂，色谱质量得到明显改善。 In this monograph, the TLC analysis method was revised as using silica G as the stationary phase and the upper layer of a mixture of butyl acetate, formic acid and water (2:1:1) as the mobile phase for better resolution and visibility, instead of using polyamide as the stationary phase and a mixture of ethyl acetate, butanone, chloroform, formic acid and water (15:15:6:4:1) as the mobile phase as recorded in the monograph of Chrysanthemi Indici Flos in *ChP* (2015 Edition).

不同薄层板薄层色谱图的比较

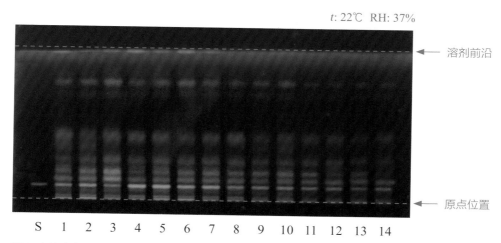

图 1 高效硅胶预制薄层板（烟台市化学工业研究所，批号：20160729）

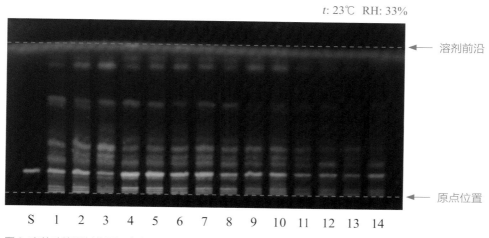

图 2 高效硅胶预制薄层板（青岛海洋化工厂，批号：20160904）

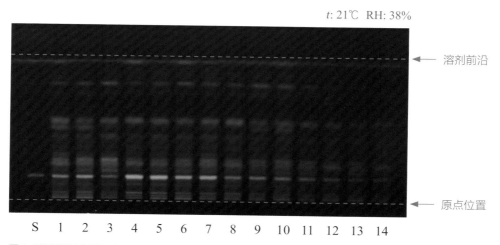

图 3 硅胶预制薄层板（DC-Fertigplatten DURASIL-25，MN，批号：503063）

t: 22℃ RH: 47%

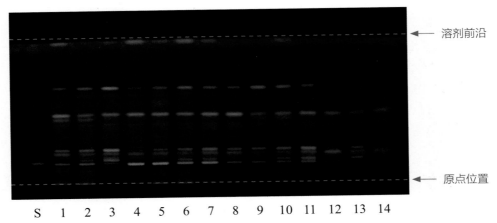

溶剂前沿

原点位置

S 1 2 3 4 5 6 7 8 9 10 11 12 13 14

图 4 高效硅胶预制薄层板（HPTLC-Fertigplatten Nano-DURASIL-20，MN，批号：602032）

S. 蒙花苷对照品
1. 野菊花对照药材（120995-201506）　　2. 野菊花（购自江西）　　3. 野菊花（购自湖南）　　4. 野菊花（购自河南）
5. 野菊花（购自河南）　　6. 野菊花（购自河南）　　7. 野菊花（购自湖北）　　8. 野菊花（购自河南）
9. 野菊花（购自江苏）　　10. 野菊花（购自安徽）　　11. 野菊花（购自湖北）　　12. 野菊花（购自河南）
13. 野菊花（购自安徽）　　14. 野菊花（购自安徽）

（上海中药标准化研究中心　郑瑞蓉）

益母草

LEONURI HERBA

t: 24℃ RH: 53%

溶剂前沿
Solvent front

原点位置
Application position

S　1　2　3　4　5　6　7　8　9　10

S. 盐酸水苏碱对照品
（110712-201614）

1. 益母草（购自安徽）
2. 益母草（购自安徽）
3. 益母草（购自安徽）
4. 益母草（购自安徽）
5. 益母草（购自山东）
6. 益母草（购自河南）
7. 益母草（购自河南）
8. 益母草（购自安徽）
9. 益母草（购自山东）
10. 益母草（购自上海）

S, stachydrine hydrochloride CRS; tracks 1-10, Leonuri Herba (1-4, and 8, obtained from Anhui; 5 and 9, obtained from Shandong; 6-7, obtained from Henan; 10, obtained from Shanghai, China)

供试品溶液 Test Solution	取本品粉末（过三号筛）约 1 g，加 70% 乙醇 25 ml，加热回流 2 小时，放冷，滤过，取滤液 10 ml，用石油醚（60~90℃）振摇提取 2 次，每次 30 ml，弃去石油醚液。分取下层溶液，蒸干，残渣加 70% 乙醇 1 ml 使溶解，作为供试品溶液。 To 1 g of the powder (through No. 3 sieve), add 25 mL of 70% ethanol, heat under reflux for 2 hours, cool and filter. Take 10 mL of the filtrate, partition with two 30 mL quantities of petroleum ether (60-90℃) by shaking, and discard the petroleum ether extract. Evaporate the lower layer to dryness, and dissolve the residue in 1 mL of 70% ethanol.
对照品溶液 Reference Solution	取盐酸水苏碱对照品，加无水乙醇制成每 1 ml 含 1 mg 的溶液，作为对照品溶液。 Dissolve stachydrine hydrochloride CRS in dehydrated ethanol to prepare a solution containing 1 mg per mL.
薄层板 Stationary Phase	硅胶 F_{254} 预制薄层板（TLC Silica gel 60 F_{254}, Merck）。 TLC SG60 F_{254} pre-coated plate (TLC Silica gel 60 F_{254}, Merck).
点样 Sample Application	供试品溶液 10 µl；对照品溶液 10 µl；条带状点样，条带宽度为 8 mm，条带间距为 6 mm，原点距底边 10 mm。 Apply separately to the plate 10 µL of the test solutions and 10 µL of the reference solution in band, band length 8 mm, track distance 6 mm, distance from lower edge of the plate 10 mm.
展开剂 Mobile Phase	乙酸乙酯 - 乙醇 - 甲酸（10:4:5），20 ml。 Ethyl acetate, ethanol and formic acid (10:4:5) , 20 mL.
展开缸 Developing Chamber	双槽展开缸，20 cm×10 cm。 Twin trough chamber, 20 cm×10 cm.
展开 Development	薄层板置展开缸中用展开剂预饱和 20 分钟，上行展开，展距为 7.5 cm。 Pre-condition the plate in the chamber with the mobile phase for 20minutes, develop vertically for 7.5 cm.
显色 Derivatization	浸渍于改良碘化铋钾试剂和碘 - 碘化钾试剂混合溶液（碘化钾 55.3 g，加适量水使溶解，加入次硝酸铋 4.1 g、碘 3.8 g、磷酸 225 ml，加水定容至 500 ml，混匀）。 Dip in the mixture of modified Dragendorff's-Wagner's reagent (dissolve 55.3 g of potassium iodide in some water, add bismuth subnitrate 4.1 g, iodine 3.8 g, phosphoric acid 225 mL, add water to 500 mL, mix well).
检视 Detection	置可见光下检视。 Examine in white light.
备注 Note	本 TLC 图谱对《中国药典》（2015 年版一部）中益母草药材的薄层色谱鉴别项，包括供试品溶液的制备、展开剂和显色剂，进行了全面修订，图谱重现性和斑点清晰度均得到改善。 In this monograph, the TLC Identification method was integrally revised including the preparation of the test solution, the mobile phase and the derivatization reagent to get better reproducibility and visibility of the marker stachydrine hydrochloride, instead of using the method described in *Ch*P (2015 edition).

不同薄层板薄层色谱图的比较

t: 23℃ RH: 45%

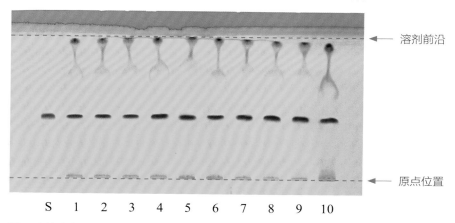

图 1 高效硅胶 GF$_{254}$ 预制薄层板（烟台市化学工业研究所，批号：20190505）

t: 22℃ RH: 48%

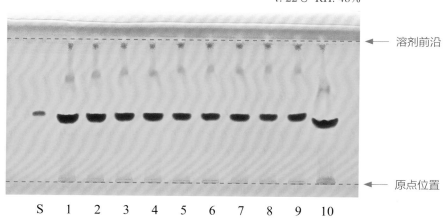

图 2 高效硅胶 GF$_{254}$ 预制薄层板（青岛海洋化工厂，批号：20181212）

t: 23℃ RH: 47%

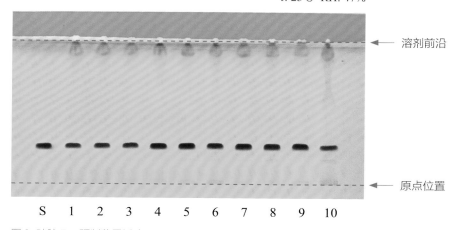

图 3 硅胶 F$_{254}$ 预制薄层板（DC-Fertigplatten DURASIL-25/UV$_{254}$，MN 批号：812007）

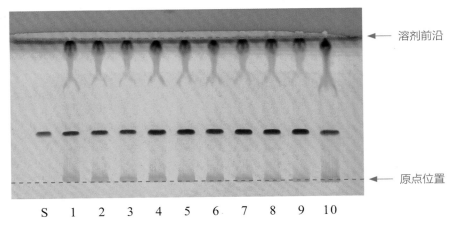

t: 24℃ RH: 48%

溶剂前沿

原点位置

S 1 2 3 4 5 6 7 8 9 10

图4 高效硅胶预制薄层板（HPTLC -Fertigplatten Nano-DURASIL-20，MN 批号：812014）

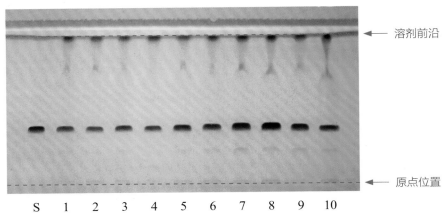

t: 23℃ RH: 53%

溶剂前沿

原点位置

S 1 2 3 4 5 6 7 8 9 10

图5 硅胶 GF_{254} 预制薄层板（TLC Silica gel 60 F_{254}，Merck 批号：HX57415942）

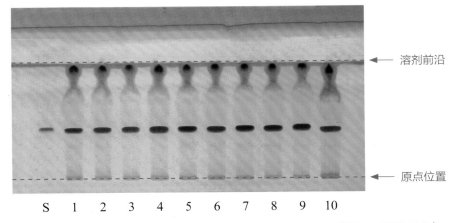

t: 23℃ RH: 43%

溶剂前沿

原点位置

S 1 2 3 4 5 6 7 8 9 10

图6 高效 硅胶 GF_{254} 预制薄层板（HPTLC Silica gel 60 F_{254}，Merck 批号：HX68850041）

S. 盐酸水苏碱对照品（110712-201614）
1. 益母草（购自安徽） 2. 益母草（购自安徽） 3. 益母草（购自安徽） 4. 益母草（购自安徽） 5. 益母草（购自山东）
6. 益母草（购自河南） 7. 益母草（购自河南） 8. 益母草（购自安徽） 9. 益母草（购自山东） 10. 益母草（购自上海）

（上海中药标准化研究中心 张娜 冯海燕 高晗）

茵陈

ARTEMISIAE SCOPARIAE HERBA

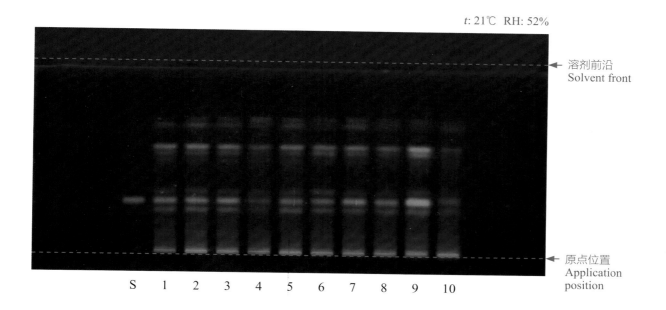

t: 21℃ RH: 52%

溶剂前沿
Solvent front

原点位置
Application position

S 1 2 3 4 5 6 7 8 9 10

S. 绿原酸对照品	6. 茵陈（购自安徽）
1. 茵陈（购自山西）	7. 茵陈（购自陕西）
2. 茵陈（购自安徽）	8. 茵陈（购自河北）
3. 茵陈（购自河南）	9. 茵陈（购自安徽）
4. 茵陈（购自湖南）	10. 茵陈（购自安徽）
5. 茵陈（购自广东）	

S, chlorogenic acid CRS; tracks 1-10, Artemisiae Scopariae Herba (1, obtained from Shanxi; 2, 6, 9-10, obtained from Anhui; 3, obtained from Henan; 4, obtained from Hunan; 5, obtained from Guangdong; 7, obtained from Shaanxi; 8, obtained from Hebei, China)

供试品溶液 Test Solution	本品粉末 0.5 g，加 50％甲醇 20 ml，超声处理 30 分钟，离心，取上清液作为供试品溶液。 To 0.5 g of the powder, add 20 mL of 50％ methanol, ultrasonicate for 30 minutes, centrifuge, and use the supernatant.
对照品溶液 Reference Solution	取绿原酸对照品，加甲醇制成每 1 ml 含 0.1 mg 的溶液，作为对照品溶液。 Dissolve a quantity of chlorogenic acid CRS in methanol to produce a solution containing 0.1 mg per mL.
薄层板 Stationary Phase	硅胶预制薄层板（DC-Fertigplatten plate DUARSIL-25，MN）。 TLC silica gel pre-coated plate (DC-Fertigplatten DURASIL-25, MN).
点样 Sample Application	6 µl；条带状点样，条带宽度为 8 mm，条带间距为 5 mm，原点距底边 10 mm。 Apply separately to the plate 6 µL of each of the test solutions and the reference solution in band, band length 8 mm, track distance 5 mm, distance from lower edge of the plate 10 mm.
展开剂 Mobile Phase	乙酸丁酯 - 甲酸 - 水（7∶2.5∶2.5）的上层溶液，35 ml。 Butyl acetate, formic acid and water (7:2.5:2.5), allow the mixture to separate, and use the upper layer, 35 mL.
展开缸 Developing Chamber	双槽展开缸，20cm×10cm。 Twin trough chamber, 20 cm × 10 cm.
展开 Development	展开缸预平衡 15 分钟，上行展开，展距为 8 cm。 Equilibrate the chamber with the mobile phase for 15 minutes, develop vertically for 8 cm.
检视 Detection	置紫外光灯（365 nm）下检视。 Examine under ultraviolet light at 365 nm.

不同薄层板薄层色谱图的比较

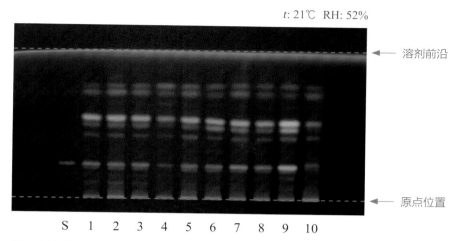

t: 21℃ RH: 52%

溶剂前沿

原点位置

S 1 2 3 4 5 6 7 8 9 10

图 1 高效硅胶预制薄层板（烟台市化学工业研究所，批号：20160411）

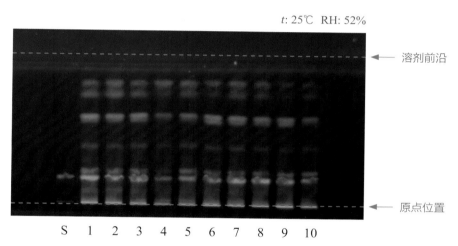

t: 25℃ RH: 52%

溶剂前沿

原点位置

S 1 2 3 4 5 6 7 8 9 10

图 2 高效硅胶预制薄层板（青岛海洋化工厂，批号：20150305）

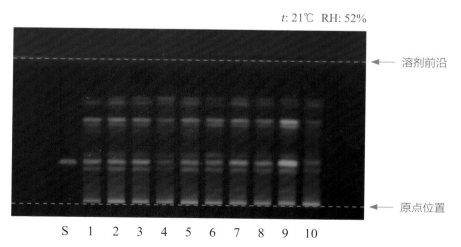

t: 21℃ RH: 52%

溶剂前沿

原点位置

S 1 2 3 4 5 6 7 8 9 10

图 3 硅胶预制薄层板（DC-Fertigplatten DUARSIL-25，MN，批号：304116）

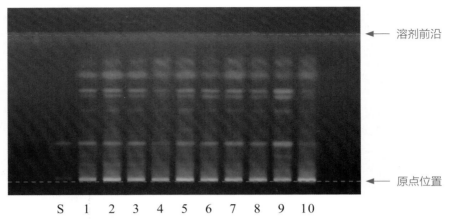

图 4 高效硅胶预制薄层板（HPTLC-Fertigplatten Nano-DURASIL-20，MN，批号：301014）

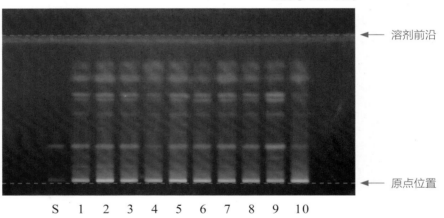

图 5 高效硅胶 F_{254} 预制薄层板（HPTLC Silica gel 60 F_{254}，Merck，批号：HX55154642）

S. 绿原酸对照品
1. 茵陈（购自山西）　　2. 茵陈（购自安徽）　　3. 茵陈（购自河南）　　4. 茵陈（购自湖南）　　5. 茵陈（购自广东）
6. 茵陈（购自安徽）　　7. 茵陈（购自陕西）　　8. 茵陈（购自河北）　　9. 茵陈（购自安徽）　　10. 茵陈（购自安徽）

（上海中药标准化研究中心　邓雪莉）

禹州漏芦

ECHINOPSIS RADIX

t: 21℃ RH: 55%

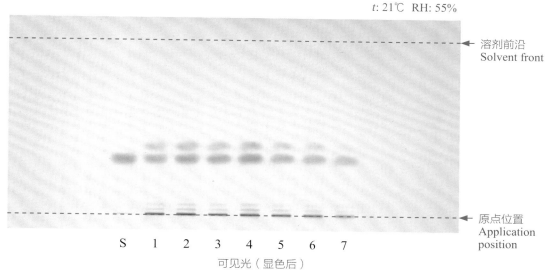

可见光（显色后）
A 10% solution of sulfuric acid in ethanol，White light

溶剂前沿
Solvent front

原点位置
Application position

S   1   2   3   4   5   6   7

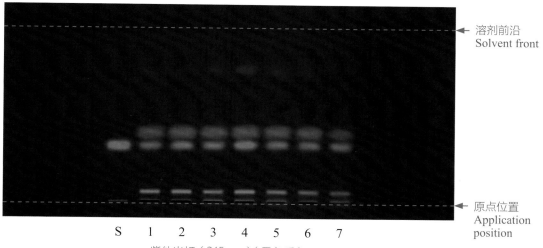

紫外光灯（365 nm）（显色后）
A 10% solution of sulfuric acid in ethanol，UV 365 nm

溶剂前沿
Solvent front

原点位置
Application position

S   1   2   3   4   5   6   7

S. α- 三联噻吩对照品
（111890-201102）

1. 禹州漏芦（购自广西）

2. 禹州漏芦（产于河南）

3. 禹州漏芦（产于河南）

4. 禹州漏芦（产于河南）

5. 禹州漏芦（产于河南）

6. 禹州漏芦（产于湖南）

7. 禹州漏芦（产于安徽）

S, α-terthiophene CRS; track 1-7, Echinopsis Radix (1, obtained from Guangxi; 2-5, produced in Henan; 6, produced in Hunan; 7, produced in Anhui, China)

供试品溶液 Test Solution	取本品粉末 1 g，加甲醇 10 ml，超声处理 30 分钟，滤过，滤液作为供试品溶液。 To 1 g of the powder, add 10 mL of methanol, ultrasonicate for 30 minutes and filter.
对照品溶液 Reference Solution	取 α-三联噻吩对照品，加甲醇制成每 1 ml 含 0.8 mg 的溶液，作为对照品溶液。 Dissolve a quantity of α-terthiophene CRS in methanol to produce a solution containing 0.8 mg per mL.
薄层板 Stationary Phase	高效硅胶预制薄层板（HPTLC-Fertigplatten Nano-DURASIL-20，MN）。 HPTLC silica gel pre-coated plate (HPTLC-Fertigplatten Nano-DURASIL-20, MN).
点样 Sample Application	5 µl；条带状点样，条带宽度为 8 mm，条带间距为 4 mm，原点距底边 10 mm。 Apply separately to the plate 5 µL of each of the test solutions and the reference solution in band, band length 8 mm, track distance 4 mm, distance from lower edge of the plate 10 mm.
展开剂 Mobile Phase	石油醚（60~90℃），35 ml。 Petroleum ether (60-90℃), 35 mL.
展开缸 Developing Chamber	双槽展开缸，20 cm×10 cm。 Twin trough chamber, 20 cm×10 cm.
展开 Development	展开缸预平衡 20 分钟，上行展开，展距为 7.5 cm。 Equilibrate the chamber with the mobile phase for 20 minutes, develop vertically for 7.5 cm.
显色 Derivatization	喷以 10% 硫酸乙醇溶液，在 105℃加热至斑点显色清晰。 Spray with a 10% solution of sulfuric acid in ethanol, and heat at 105℃ until the colours of the bands appear distinctly.
检视 Detection	置可见光及紫外光灯（365 nm）下检视。 Examine in white light and under ultraviolet light at 365 nm.

不同薄层板薄层色谱图的比较

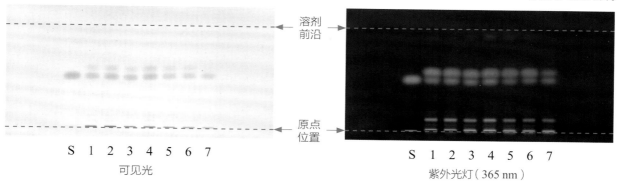

图 1 高效硅胶 GF$_{254}$ 预制薄层板（烟台市化学工业研究所，批号：20160411）

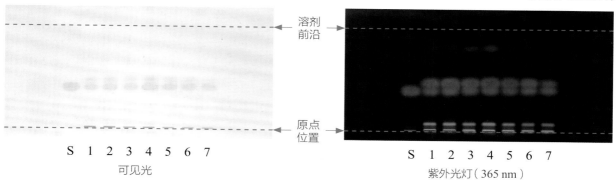

图 2 高效硅胶预制薄层板（青岛海洋化工厂，批号：20160509）

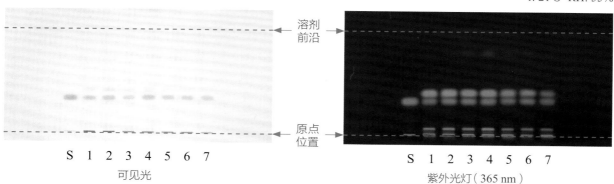

图 3 硅胶预制薄层板（DC-Fertigplatten DURASIL-25，MN，批号：304116）

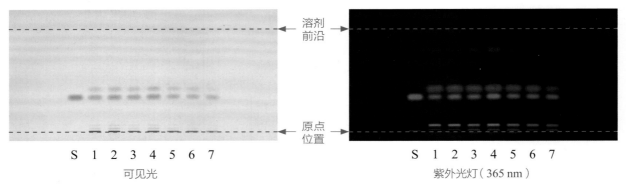

t: 21℃ RH: 55%

溶剂
前沿

原点
位置

S 1 2 3 4 5 6 7
可见光

S 1 2 3 4 5 6 7
紫外光灯（365 nm）

图 4　高效硅胶预制薄层板（HPTLC-Fertigplatten Nano-DURASIL-20，MN，批号：401003）

S.　α-三联噻吩对照品（111890-201102）
1. 禹州漏芦（购自广西）　　　2. 禹州漏芦（产于河南）　　　3. 禹州漏芦（产于河南）　　　4. 禹州漏芦（产于河南）
5. 禹州漏芦（产于河南）　　　6. 禹州漏芦（产于湖南）　　　7. 禹州漏芦（产于安徽）

（上海中药标准化研究中心　宋利婷）

t: 22℃ RH: 37%

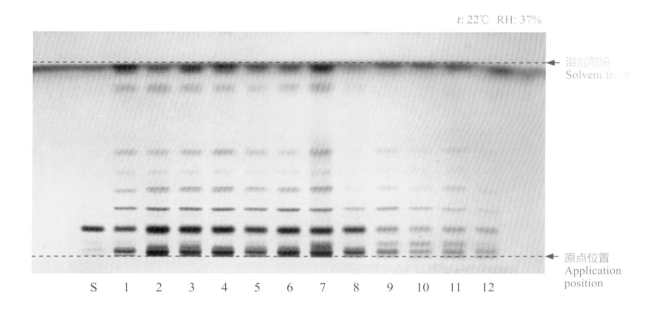

溶剂前沿
Solvent front

原点位置
Application
position

S   1   2   3   4   5   6   7   8   9   10   11   12

S. 苦杏仁苷对照品

1. 郁李仁（购自河北）

2. 郁李仁（购自安徽）

3. 郁李仁（购自安徽）

4. 郁李仁（购自山西）

5. 郁李仁（购自湖南）

6. 郁李仁（购自内蒙古）

7. 郁李仁（购自内蒙古）

8. 郁李仁（购自安徽）

9. 郁李仁（购自安徽）

10. 郁李仁（购自内蒙古）

11. 郁李仁（购自甘肃）

12. 郁李仁（购自安徽）

S, amygdalin CRS; tracks 1-12, Pruni Semen (1, obtained from Hebei; 2, 3, 8, 9, and 12, obtained from Anhui; 4, obtained from Shanxi; 5, obtained from Hunan; 6, 7, and 10, obtained from Inner Mongolia; 11, obtained from Gansu, China)

供试品溶液 Test Solution	取本品粉末 0.5 g，加甲醇 10 ml，超声处理 15 分钟，滤过，滤液蒸干，残渣加甲醇 2 ml 使溶解，作为供试品溶液。 To 0.5 g of the powder add 10 mL of methanol, ultrasonicate for 15 minutes, filter, evaporate to dryness, and dissolve the residue in 2 mL of methanol.
对照品溶液 Reference Solution	取苦杏仁苷对照品，加甲醇制成每 1 ml 含 2 mg 的溶液，作为对照品溶液。 Dissolve a quantity of amygdalin CRS in methanol to produce a solution containing 2 mg per mL.
薄层板 Stationary Phase	高效硅胶预制薄层板（烟台市化学工业研究所）。 HPTLC silica gel pre-coated plate (Yantai Chemical Industry Research Institute).
点样 Sample Application	供试品溶液 2 µl，对照品溶液 10 µl；条带状点样，条带宽度为 8 mm，条带间距为 4 mm，原点距底边 10 mm。 Apply separately to the plate 2 µL of the test solutions and 10 µL of the reference solution in band, band length 8 mm, track distance 4 mm, distance from lower edge of the plate 10 mm.
展开剂 Mobile Phase	三氯甲烷 - 乙酸乙酯 - 甲醇 - 水（15:40:22:10），4℃左右放置 12 小时的下层溶液，35 ml。 Chloroform, ethyl acetate, methanol and water (15:40:22:10), using the lower layer separated on standing at about 4℃ for 12 hours, 35 mL.
展开缸 Developing Chamber	双槽展开缸，20 cm × 10 cm。 Twin trough chamber, 20 cm × 10 cm.
展开 Development	展开缸预平衡 15 分钟，上行展开，展距为 7.5 cm。 Equilibrate the chamber with the mobile phase for 15 minutes, develop vertically for 7.5 cm.
显色 Derivatization	喷以 5% 磷钼酸乙醇溶液，在 105℃加热至斑点显色清晰。 Spray with a 5% solution of phosphomolybdic acid in ethanol, and heat at 105℃ until the colours of the bands appear distinctly.
检视 Detection	置可见光下检视。 Examine in white light.
备注 Note	本 TLC 图谱将《中国药典》（2015 年版 一部）中该鉴别项下的展开剂"三氯甲烷 - 乙酸乙酯 - 甲醇 - 水（3:8:5:2），10℃以下放置的下层溶液"修订为"三氯甲烷 - 乙酸乙酯 - 甲醇 - 水（15:40:22:10），4℃左右放置 12 小时的下层溶液"，以提高条带的分离度。 In this monograph, the mobile phase was revised as the lower layer of a mixture of chloroform, ethyl acetate, methanol and water (15:40:22:10, separated on standing for about 12 hours at about 4 ℃) to get better resolution, instead of using the lower layer of a mixture of chloroform, ethyl acetate, methanol and water (3:8:5:2, standing below 10℃) as described in *ChP* (2015 edition).

不同薄层板薄层色谱图的比较

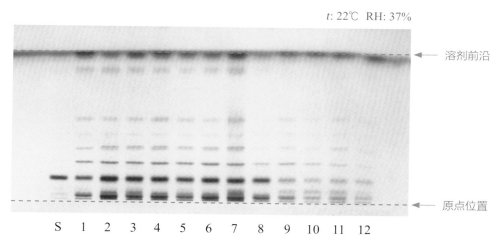

t: 22℃ RH: 37%

← 溶剂前沿

← 原点位置

S 1 2 3 4 5 6 7 8 9 10 11 12

图 1 高效硅胶预制薄层板（烟台市化学工业研究所，批号：20160729）

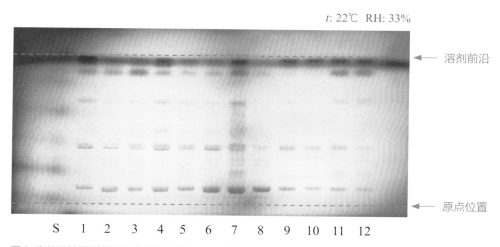

t: 22℃ RH: 33%

← 溶剂前沿

← 原点位置

S 1 2 3 4 5 6 7 8 9 10 11 12

图 2 高效硅胶预制薄层板（青岛海洋化工厂，批号：20160904）

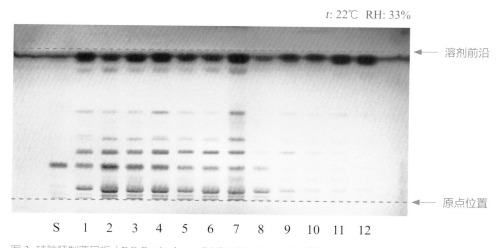

t: 22℃ RH: 33%

← 溶剂前沿

← 原点位置

S 1 2 3 4 5 6 7 8 9 10 11 12

图 3 硅胶预制薄层板（DC-Fertigplatten DURASIL-25，MN，批号：503063）

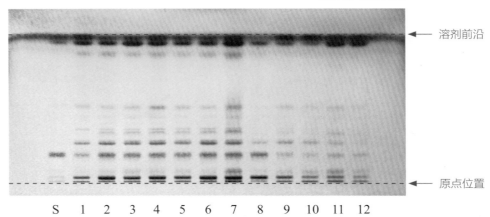

图 4　高效硅胶预制薄层板（HPTLC-Fertigplatten Nano-DURASIL-20，MN：602032）

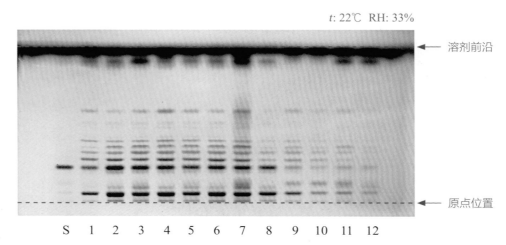

图 5　高效硅胶 F_{254} 预制薄层板（HPTLC Silica gel 60 F_{254}，Merck，批号：HX69819242）

S. 苦杏仁苷对照品
1. 郁李仁（购自河北）　　　2. 郁李仁（购自安徽）　　　3. 郁李仁（购自安徽）　　　4. 郁李仁（购自山西）
5. 郁李仁（购自湖南）　　　6. 郁李仁（购自内蒙古）　　7. 郁李仁（购自内蒙古）　　8. 郁李仁（购自安徽）
9. 郁李仁（购自安徽）　　10. 郁李仁（购自内蒙古）　11. 郁李仁（购自甘肃）　　12. 郁李仁（购自安徽）

（上海中药标准化研究中心　郑瑞蓉）

芫花
GENKWA FLOS

t: 32℃ RH: 44%

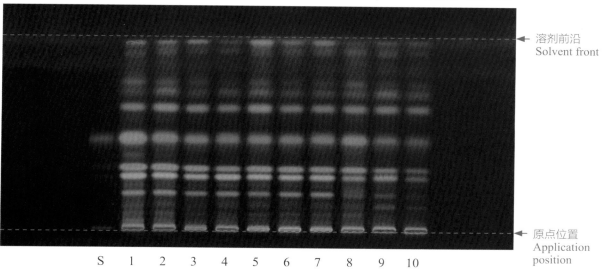

溶剂前沿
Solvent front

原点位置
Application
position

S 1 2 3 4 5 6 7 8 9 10

S. 芫花素对照品
　（111899-201202）
1. 芫花对照药材
　（121062-200602）
2. 芫花（购自安徽）
3. 芫花（购自湖南）
4. 芫花（购自河北）
5. 芫花（购自广西）
6. 芫花（购自安徽）
7. 芫花（购自安徽）
8. 芫花（购自安徽）
9. 芫花（购自湖南）
10. 芫花（购自安徽）

S, genkwanin CRS; track 1, Genkwa Flos reference drug; tracks 2-10, Genkwa Flos (2, 6-8, and 10, obtained from Anhui; 3 and 9, obtained from Hunan; 4, obtained from Hebei; 5, obtained from Guangxi, China)

供试品溶液 Test Solution	取本品粉末 1 g，加甲醇 25 ml，超声处理 10 分钟，滤过，滤液蒸干，残渣加乙醇 1 ml 使溶解，作为供试品溶液。 To 1 g of the powder, add 25 mL of methanol, ultrasonicate for 10 minutes, and filter. Evaporate the filtrate to dryness, and dissolve the residue in 1 mL of ethanol.
对照药材溶液 Reference Drug Solution	取芫花对照药材 1 g，同供试品溶液制备方法制成对照药材溶液。 Prepare a solution of 1 g of Genkwa Flos reference drug in the same manner as described in the test solution preparation.
对照品溶液 Reference Solution	取芫花素对照品，加甲醇制成每 1 ml 含 2 mg 的溶液，作为对照品溶液。 Dissolve a quantity of genkwanin CRS in methanol to produce a solution containing 2 mg per mL.
薄层板 Stationary Phase	高效硅胶预制薄层板（HPTLC-Fertigplatten Nano-DURASIL-20，MN）。 HPTLC silica gel pre-coated plate (HPTLC-Fertigplatten Nano-DURASIL-20, MN).
点样 Sample Application	4 µl；条带状点样，条带宽度为 8 mm，条带间距为 4 mm，原点距底边 10 mm。 Apply separately to the plate 4 µL of each of the test solutions, the reference drug solution and the reference solution in band, band length 8 mm, track distance 4 mm, distance from lower edge of the plate 10 mm.
展开剂 Mobile Phase	甲苯 – 乙酸乙酯 – 甲酸（8:4:0.2），35 ml。 Toluene, ethyl acetate and formic acid (8:4:0.2), 35 mL.
展开缸 Developing Chamber	双槽展开缸，20 cm×10 cm。 Twin trough chamber, 20 cm × 10 cm.
展开 Development	展开缸预平衡 20 分钟，上行展开，展距为 7.5 cm。 Equilibrate the chamber with the mobile phase for 20 minutes, develop vertically for 7.5 cm.
显色 Derivatization	喷以 10% 硫酸乙醇溶液，在 105℃加热至条带显色清晰。 Spray with a 10% solution of sulfuric acid in ethanol, and heat at 105℃ until the colours of the bands appear distinctly.
检视 Detection	置紫外光灯（365 nm）下检视。 Examine under ultraviolet light at 365 nm.
备注 Note	《中国药典》（2015 年版 一部）中本鉴别项是直接置紫外光灯（365 nm）下检视，对照品芫花素的条带难以观察，且图谱鉴别特征不明显。本 TLC 图谱将其修订为采用 10% 硫酸乙醇溶液显色后，置紫外光灯（365 nm）下检视，芫花素条带清晰，且薄层色谱鉴别特征明显。 In this monograph, a 10% solution of sulfuric acid in ethanol was used for derivatization and examine under ultraviolet light at 365 nm, to get better visualization of the marker genkwanin instead of a direct examination under ultraviolet light at 365 nm as described in *ChP* (2015 edition), in which neither the marker compound genkwanin could be easily detected, nor enough chemical information provided.

不同薄层板薄层色谱图的比较

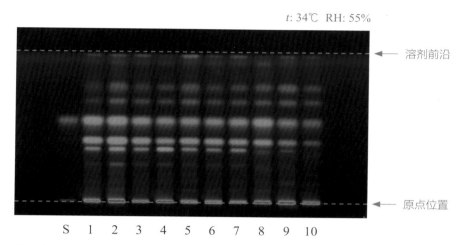

图 1　高效硅胶 GF$_{254}$ 预制薄层板（烟台市化学工业研究所，批号：20160411）

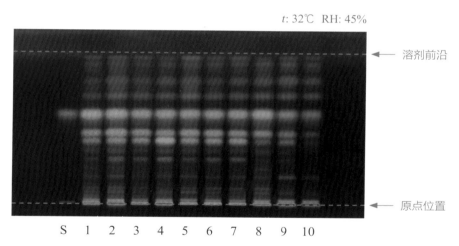

图 2　高效硅胶预制薄层板（青岛海洋化工厂，批号：20160509）

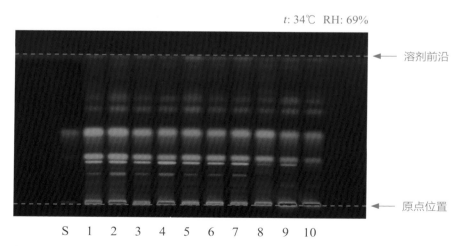

图 3　硅胶预制薄层板（DC-Fertigplatten DURASIL-25，MN，批号：304116）

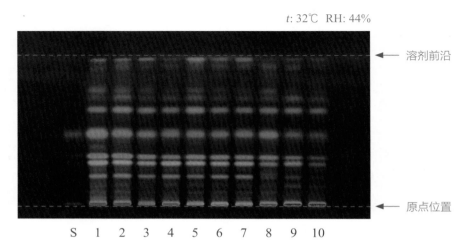

t: 32℃ RH: 44%

溶剂前沿

原点位置

图 4 高效硅胶预制薄层板（HPTLC-Fertigplatten Nano-DURASIL-20，MN，批号：401003）

S. 芫花素对照品（111899-201202）

1. 芫花对照药材（121062-200602）　2. 芫花（购自安徽）　　3. 芫花（购自湖南）　　4. 芫花（购自河北）

5. 芫花（购自广西）　　　　　　　6. 芫花（购自安徽）　　7. 芫花（购自安徽）　　8. 芫花（购自安徽）

9. 芫花（购自湖南）　　　　　　　10. 芫花（购自安徽）

（上海中药标准化研究中心　宋利婷）

月季花

ROSAE CHINENSIS FLOS

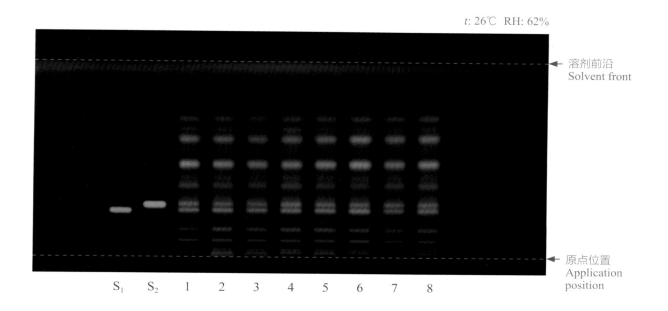

t: 26℃ RH: 62%

溶剂前沿
Solvent front

原点位置
Application
position

S₁ S₂ 1 2 3 4 5 6 7 8

S₁. 金丝桃苷对照品   4. 月季花（购自河北）

S₂. 异槲皮苷对照品   5. 月季花（购自江苏）

1. 月季花（购自安徽）   6. 月季花（购自安徽）

2. 月季花（购自江苏）   7. 月季花（购自山东）

3. 月季花（购自安徽）   8. 月季花（购自河南）

S₁, hyperoside CRS; S₂, isoquercitrin CRS; tracks 1-8, Rosae Chinensis Flos (1, 3, and 6, obtained from Anhui; 2 and 5, obtained from Jiangsu; 4, obtained from Hebei; 7, obtained from Shandong; 8, obtained from Henan, China)

供试品溶液 Test Solution	取本品粉末 1 g，加 70% 甲醇 20 ml，超声处理 40 分钟，滤过，取滤液作为供试品溶液。 To 1 g of the powder, add 20 ml of 70% methanol, ultrasonicate for 40 minutes, and filter.
对照品溶液 Reference Solution	取金丝桃苷对照品、异槲皮苷对照品，分别加甲醇制成每 1 ml 各含 0.4 mg 的溶液，作为对照品溶液。 Dissolve a quantity of hyperoside CRS and isoquercitrin CRS, respectively, in methanol to produce two solutions, each containing 0.4 mg per mL.
薄层板 Stationary Phase	高效硅胶 F_{254} 预制薄层板（HPTLC-Fertigplatten Nano-DURASIL -20 UV$_{254}$，MN）。 HPTLC silica gel F_{254} pre-coated plate (HPTLC-Fertigplatten Nano-DURASIL -20 UV$_{254}$, MN).
点样 Sample Application	1 μl；条带状点样，条带宽度为 8 mm，条带间距为 5.6 mm，原点距底边 10 mm。 Apply separately to the plate 1 μL of each of the test solutions and the reference solutions in band, band length 8 mm, track distance 5.6 mm, distance from lower edge of the plate 10 mm.
展开剂 Mobile Phase	乙酸乙酯－甲酸－水（15:1:1），35 ml。 Ethyl acetate, formic acid and water (15:1:1), 35 mL.
展开缸 Developing Chamber	双槽展开缸，20 cm × 10 cm。 Twin trough chamber, 20 cm × 10 cm.
展开 Development	展开缸预平衡 15 分钟，上行展开，展距为 7.5 cm。 Equilibrate the chamber with the mobile phase for 15 minutes, develop vertically for 7.5 cm.
显色 Derivatization	喷以 10% 硫酸乙醇溶液，在 105℃ 加热数分钟。 Spray with a 10% solution of sulfuric acid in ethanol, and heat at 105℃ for several minutes.
检视 Detection	置紫外光灯（365 nm）下检视。 Examine under ultraviolet light at 365 nm.

不同薄层板薄层色谱图的比较

t : 26℃ RH: 66%

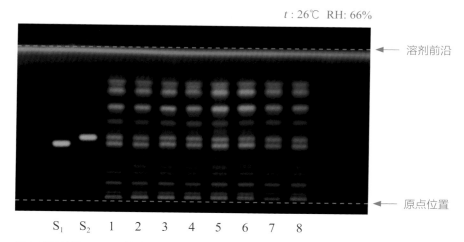

溶剂前沿 ←

原点位置 ←

S₁ S₂ 1 2 3 4 5 6 7 8

图 1 高效硅胶 GF₂₅₄ 预制薄层板（烟台市化学工业研究所，批号：2016124）

t : 30℃ RH: 51%

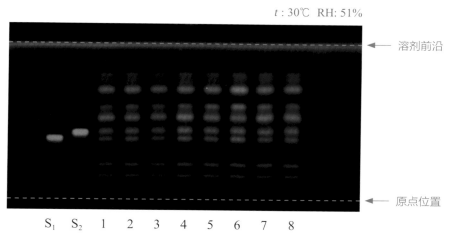

溶剂前沿 ←

原点位置 ←

S₁ S₂ 1 2 3 4 5 6 7 8

图 2 高效硅胶 GF₂₅₄ 预制薄层板（青岛海洋化工厂，批号：20160904）

t : 26℃ RH: 56%

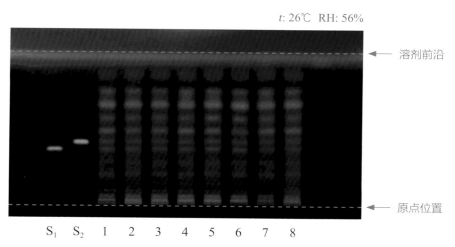

溶剂前沿 ←

原点位置 ←

S₁ S₂ 1 2 3 4 5 6 7 8

图 3 硅胶 F₂₅₄ 预制薄层板（DC-Fertigplatten DURASIL-25/UV₂₅₄，MN，批号：511327）

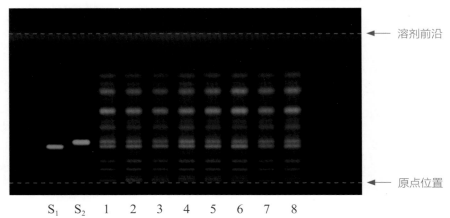

图 4 高效硅胶 F_{254} 预制薄层板（HPTLC-Fertigplatten Nano-DURASIL-20 UV$_{254}$，MN，批号：305123）

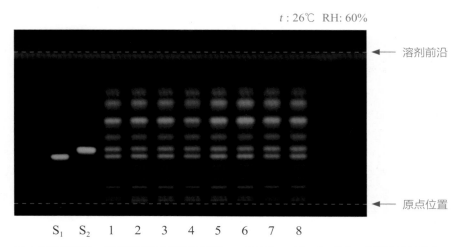

图 5 高效硅胶 F_{254} 预制薄层板（HPTLC Silica gel 60 F_{254}，Merck，批号：HX55154642）

S_1. 金丝桃苷对照品

S_2. 异槲皮苷对照品

1. 月季花（购自安徽）　　　2. 月季花（购自江苏）　　　3. 月季花（购自安徽）　　　4. 月季花（购自河北）

5. 月季花（购自江苏）　　　6. 月季花（购自安徽）　　　7. 月季花（购自山东）　　　8. 月季花（购自河南）

（上海中药标准化研究中心　郑瑞蓉）

知母

ANEMARRHENAE RHIZOMA

t: 26℃ RH: 52%

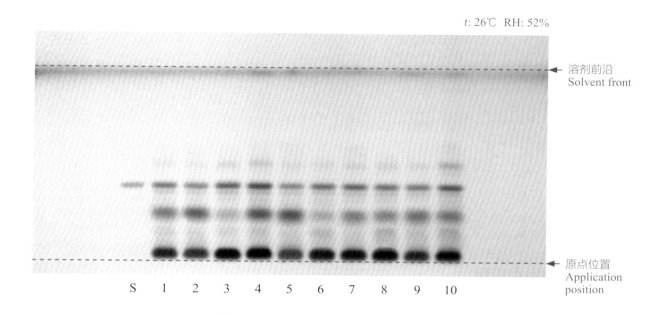

溶剂前沿
Solvent front

原点位置
Application
position

S 1 2 3 4 5 6 7 8 9 10

S. 知母皂苷 B Ⅱ 对照品　　5. 知母（购自湖南）
　　（111839-201505）　　6. 知母（购自广东）
1. 知母（产于山西）　　　　7. 知母（产于河北）
2. 知母（购自安徽）　　　　8. 知母（产于内蒙古）
3. 知母（产于河北）　　　　9. 知母（购自安徽）
4. 知母（购自江西）　　　10. 知母（产于河北）

S, timosaponin B Ⅱ CRS; tracks 1-10, Anemarrhenae Rhizoma (1, produced in Shanxi; 2 and 9, obtained from Anhui; 3, 7, and 10, produced in Hebei; 4, obtained from Jiangxi; 5, obtained from Hunan; 6, obtained from Guangdong; 8, produced in Inner Mongolia, China)

供试品溶液 Test Solution	取本品粉末 0.2 g，加 30％丙酮 10 ml，超声处理 20 分钟，静置，取上清液作为供试品溶液。 To 0.2 g of the powder add 10 mL of 30% acetone, ultrasonicate for 20 minutes, allow to stand, and use the supernatant.
对照品溶液 Reference Solution	取知母皂苷 B Ⅱ 对照品，加 30％丙酮制成每 1 ml 含 1 mg 的溶液，作为对照品溶液。 Dissolve a quantity of timosaponin B Ⅱ CRS in 30% acetone to produce a solution containing 1 mg per mL.
薄层板 Stationary Phase	高效硅胶 GF_{254} 预制薄层板（烟台市化学工业研究所）。 HPTLC silica gel GF_{254} pre-coated plate (Yantai Chemical Industry Research Institute).
点样 Sample Application	4 µl；条带状点样，条带宽度为 8 mm，条带间距为 6 mm，原点距底边 10 mm。 Apply separately to the plate 4 µL of each of the test solutions and the reference solution in band, band length 8 mm, track distance 6 mm, distance from lower edge of the plate 10 mm.
展开剂 Mobile Phase	正丁醇－冰醋酸－水（4：1：5）的上层溶液，35 ml。 *n*-Butanol, glacial acetic acid and water (4:1:5), using the upper layer separated on standing, 35 mL.
展开缸 Developing Chamber	双槽展开缸，20 cm × 10 cm。 Twin trough chamber, 20 cm × 10 cm.
展开 Development	展开缸预平衡 20 分钟，上行展开，展距为 7.5 cm。 Equilibrate the chamber with the mobile phase for 20 minutes, develop vertically for 7.5 cm.
显色 Derivatization	喷以香草醛硫酸试液，在 105℃加热至斑点显色清晰。 Spray with vanillin in sulfuric acid TS and heat at 105℃ until the colours of the bands appear distinctly.
检视 Detection	置可见光下检视。 Examine in white light.

不同薄层板薄层色谱图的比较

t: 26℃ RH: 52%

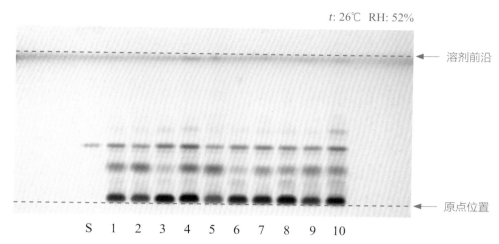

图 1 高效硅胶 GF$_{254}$ 预制薄层板（烟台市化学工业研究所，批号：20160411）

t: 23℃ RH: 76%

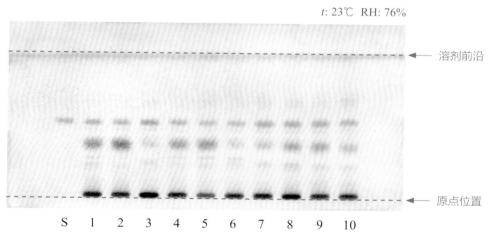

图 2 高效硅胶预制薄层板（青岛海洋化工厂，批号：20150305）

t: 24℃ RH: 54%

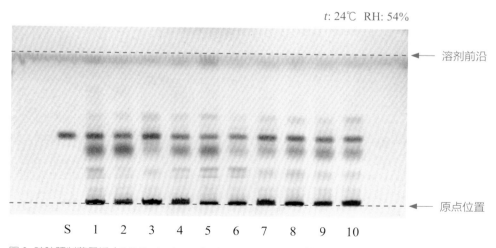

图 3 硅胶预制薄层板（DC-Fertigplatten DURASIL-25，MN，批号：309253）

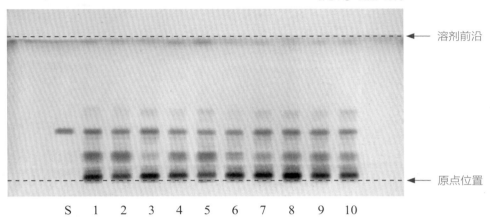

溶剂前沿

原点位置

S 1 2 3 4 5 6 7 8 9 10

图 4　高效硅胶预制薄层板（HPTLC-Fertigplatten Nano-DURASIL-20，MN，批号：401003）

t: 26℃ RH: 65%

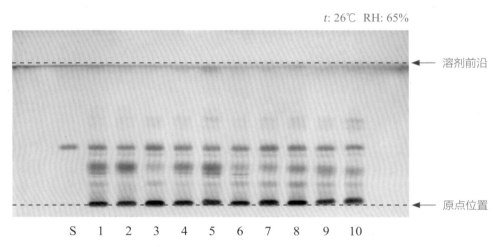

溶剂前沿

原点位置

S 1 2 3 4 5 6 7 8 9 10

图 5 高效硅胶 F$_{254}$ 预制薄层板（HPTLC Silica gel 60 F$_{254}$，Merck，批号：HX55154642）

S. 知母皂苷 B Ⅱ 对照品（111839-201505）
1. 知母（产于山西）　2. 知母（购自安徽）　3. 知母（产于河北）　4. 知母（购自江西）　5. 知母（购自湖南）
6. 知母（购自广东）　7. 知母（产于河北）　8. 知母（产于内蒙古）　9. 知母（购自安徽）　10. 知母（产于河北）

（上海中药标准化研究中心　夏丽）

Zhiqiao

枳壳

AURANTII FRUCTUS

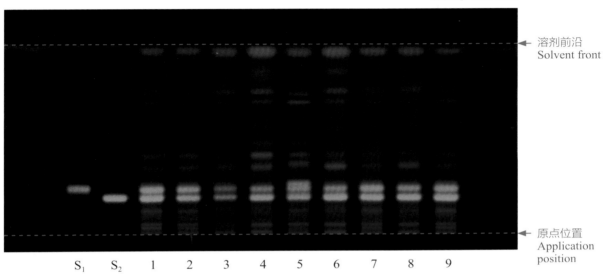

t: 24℃ RH: 54%

溶剂前沿
Solvent front

原点位置
Application position

S₁ S₂ 1 2 3 4 5 6 7 8 9

S₁. 新橙皮苷对照品	5. 枳壳（购自广东）
S₂. 柚皮苷对照品	6. 枳壳（购自安徽）
1. 枳壳（购自安徽）	7. 枳壳（购自江西）
2. 枳壳（购自江西）	8. 枳壳（购自江西）
3. 枳壳（购自浙江）	9. 枳壳（购自浙江）
4. 枳壳（购自湖南）	

S₁, neohesperidin CRS; S₂, naringin CRS; tracks 1-9, Aurantii Fructus (1 and 6, obtained from Anhui; 2, 7, and 8, obtained from Jiangxi; 3 and 9, obtained from Zhejiang; 4, obtained from Hunan; 5 obtained from Guangdong, China)

供试品溶液 Test Solution	取本品粉末 0.2 g，加甲醇 10 ml，超声处理 30 分钟，滤过，滤液蒸干，残渣加甲醇 5 ml 使溶解，作为供试品溶液。 To 0.2 g of the powder, add 10 mL of methanol, ultrasonicate for 30 minutes, filter, evaporate the filtrate to dryness, and dissolve the residue in 5 mL of methanol.
对照品溶液 Reference Solution	取柚皮苷对照品、新橙皮苷对照品，加甲醇分别制成每 1 ml 各含 1 mg 的溶液，作为对照品溶液。 Dissolve a quantity of naringin CRS and neohesperidin CRS, respectively in methanol to produce two solutions, each containing 1 mg per mL.
薄层板 Stationary Phase	硅胶预制薄层板（DC-Fertigplatten DURASIL-25，MN）。 TLC silica gel pre-coated plate (DC-Fertigplatten DURASIL-25, MN).
点样 Sample Application	10 µl；条带状点样，条带宽度为 8 mm，条带间距为 5.6 mm，原点距底边 10 mm。 Apply separately to the plate 10 µL of each of the test solutions and the reference solutions in band, band length 8 mm, track distance 5.6 mm, distance from lower edge of the plate 10 mm.
展开剂 Mobile Phase	三氯甲烷 – 甲醇 – 水（13∶6∶2）的下层溶液，35 ml。 Chloroform, methanol and water (13:6:2), using the lower layer separated on standing, 35 mL.
展开缸 Developing Chamber	双槽展开缸，20 cm×10 cm。 Twin trough chamber, 20 cm × 10 cm.
展开 Development	薄层板置展开缸中预平衡 15 分钟，上行展开，展距为 7.5 cm。 Pre-condition the plate in the chamber with the mobile phase for 15 minutes, develop vertically for 7.5 cm.
显色 Derivatization	喷以 3% 三氯化铝乙醇溶液，在 105℃加热约 5 分钟。 Spray with a 3% solution of aluminum chloride in ethanol, and heat at 105℃ for about 5 minutes.
检视 Detection	置紫外光灯（365 nm）下检视。 Examine under ultraviolet light at 365 nm.

不同薄层板薄层色谱图的比较

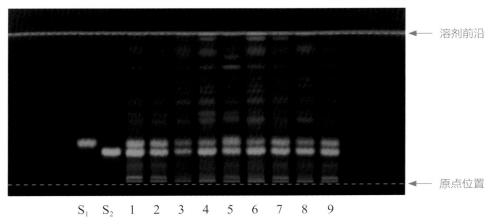

图 1　高效硅胶预制薄层板（烟台市化学工业研究所，批号：131216）

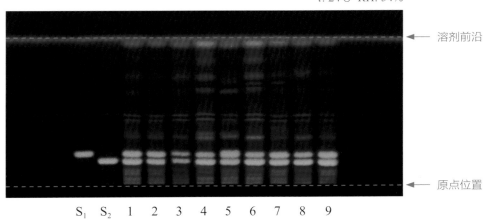

图 2　高效硅胶预制薄层板（青岛海洋化工厂，批号：20150315）

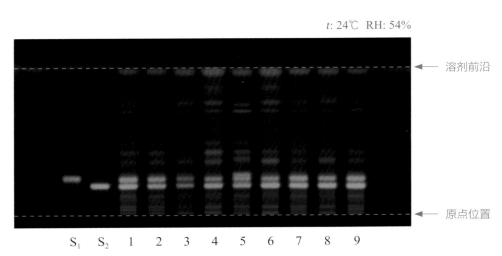

图 3　硅胶预制薄层板（DC-Fertigplatten DURASIL-25，MN，批号：304116）

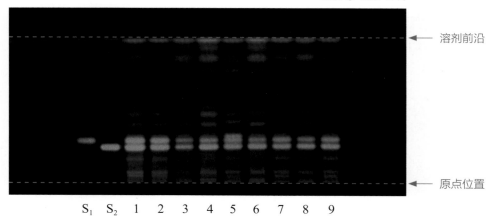

← 溶剂前沿

← 原点位置

S₁ S₂ 1 2 3 4 5 6 7 8 9

图 4 高效硅胶预制薄层板（HPTLC-Fertigplatten Nano-DURASIL-20，MN，批号：602032）

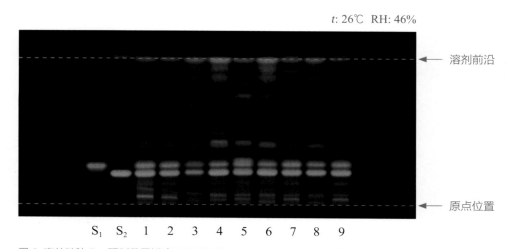

← 溶剂前沿

← 原点位置

S₁ S₂ 1 2 3 4 5 6 7 8 9

图 5 高效硅胶 F₂₅₄ 预制薄层板（HPTLC Silica gel 60 F₂₅₄，Merck，批号：HX55154642）

S₁. 新橙皮苷对照品
S₂. 柚皮苷对照品
1. 枳壳（购自安徽）　　2. 枳壳（购自江西）　　3. 枳壳（购自浙江）　　4. 枳壳（购自湖南）　　5. 枳壳（购自广东）
6. 枳壳（购自安徽）　　7. 枳壳（购自江西）　　8. 枳壳（购自江西）　　9. 枳壳（购自浙江）

（上海中药标准化研究中心　郑瑞蓉）

朱砂根
ARDISIAE CRENATAE RADIX

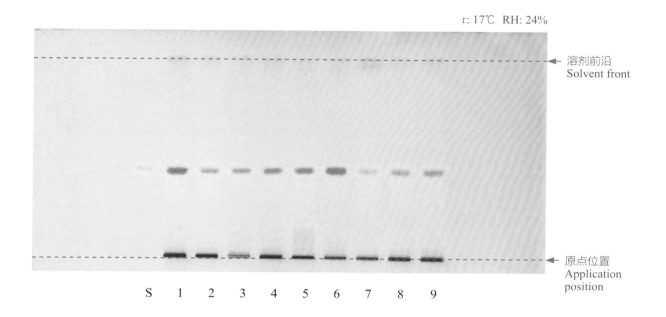

t: 17℃ RH: 24%

溶剂前沿
Solvent front

原点位置
Application
position

S 1 2 3 4 5 6 7 8 9

S. 岩白菜素对照品　　5. 朱砂根（购自安徽）

1. 朱砂根（购自安徽）　6. 朱砂根（购自安徽）

2. 朱砂根（购自安徽）　7. 朱砂根（购自上海）

3. 朱砂根（购自广东）　8. 朱砂根（购自安徽）

4. 朱砂根（购自安徽）　9. 朱砂根（购自安徽）

S, bergenin CRS; tracks 1-9, Ardisiae Crenatae Radix (3, obtained from Guangdong; 7, obtained from Shanghai; the others were obtained from Anhui, China)

供试品溶液 Test Solution	取本品粗粉 0.2 g，加甲醇 20 ml，超声处理 30 分钟，放冷，滤过，滤液蒸干，残渣加甲醇 1 ml，作为供试品溶液。 To 0.2 g of the powder add 20 mL of methanol, ultrasonicate for 30 minutes, cool, filter, evaporate to dryness, and dissolve the residue in 1 mL of methanol.
对照品溶液 Reference Solution	取岩白菜素对照品，加甲醇制成每 1 ml 含 0.5 mg 的溶液，作为对照品溶液。 Dissolve a quantity of bergenin CRS in methanol to produce a solution containing 0.5 mg per mL.
薄层板 Stationary Phase	高效硅胶 GF_{254} 预制薄层板（烟台市化学工业研究所）。 HPTLC silica gel GF_{254} pre-coated plate (Yantai Chemical Industry Research Institute).
点样 Sample Application	3 µl；条带状点样，条带宽度为 8 mm，条带间距为 4 mm，原点距底边 10 mm。 Apply separately to the plate 3 µL of each of the test solutions and the reference solution in band, band length 8 mm, track distance 4 mm, distance from lower edge of the plate 10 mm.
展开剂 Mobile Phase	三氯甲烷 – 乙酸乙酯 – 甲醇（5:4:2），20 ml。 Chloroform, ethyl acetate and methanol (5:4:2), 20 mL.
展开缸 Developing Chamber	双槽展开缸，20cm×10cm。 Twin trough chamber, 20cm×10cm.
展开 Development	展开缸预平衡 30 分钟，上行展开，展距为 8 cm。 Equilibrate the chamber with the mobile phase for 30 minutes, develop vertically for 8 cm.
显色 Derivatization	喷以 1% 三氯化铁溶液 –1% 铁氰化钾溶液（1:1）的混合溶液。 Spray with a mixture of 1% ferric chloride solution and 1% potassium ferricyanide solution (1:1).
检视 Detection	置可见光下检视。 Examine in white light.

不同薄层板薄层色谱图的比较

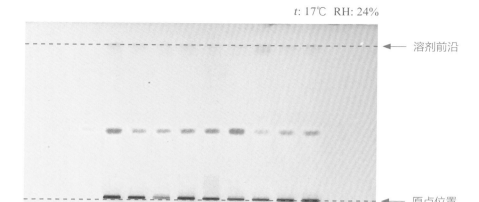

图 1 高效硅胶 GF$_{254}$ 预制薄层板（烟台市化学工业研究所，批号：20171019）

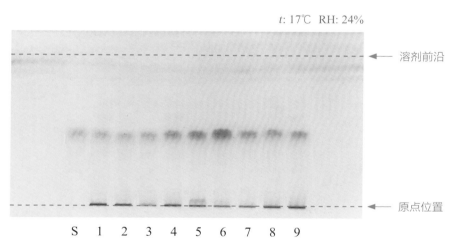

图 2 高效硅胶 GF$_{254}$ 预制薄层板（青岛海洋化工厂，批号：20160219）

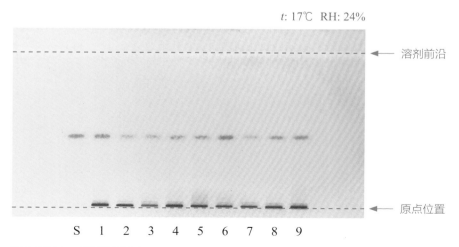

图 3 硅胶 F$_{254}$ 预制薄层板（DC-Fertigplatten DURASIL-25/UV$_{254}$，MN，批号：907208）

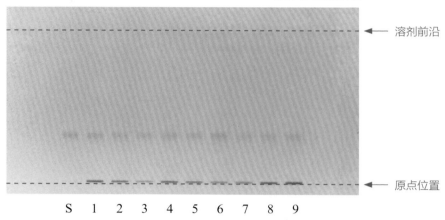

t: 17℃ RH: 24%

← 溶剂前沿

← 原点位置

S 1 2 3 4 5 6 7 8 9

图 4 高效硅胶 F_{254} 预制薄层板（HPTLC-Fertigplatten Nano-DURASIL-20 UV_{254}，MN，批号：305123）

S. 岩白菜素对照品
1. 朱砂根（购自安徽）2. 朱砂根（购自安徽）3. 朱砂根（购自广东）4. 朱砂根（购自安徽）5. 朱砂根（购自安徽）
6. 朱砂根（购自安徽）7. 朱砂根（购自上海）8. 朱砂根（购自安徽）9. 朱砂根（购自安徽）

（上海中药标准化研究中心　潘丽）

猪苓
POLYPORUS

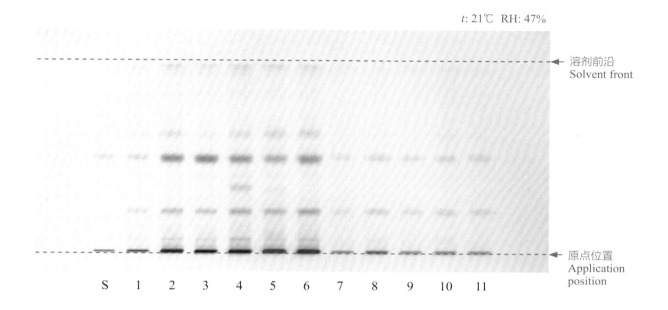

t: 21℃ RH: 47%

溶剂前沿
Solvent front

原点位置
Application
position

S 1 2 3 4 5 6 7 8 9 10 11

S. 麦角甾醇对照品
 （11845-201403）
1. 猪苓（购自湖北）
2. 猪苓（购自四川）
3. 猪苓（购自陕西）
4. 猪苓（购自山西）
5. 猪苓（购自东北）
6. 猪苓（购自安徽）
7. 猪苓（购自山西）
8. 猪苓（购自湖北）
9. 猪苓（购自湖南）
10. 猪苓（购自安徽）
11. 猪苓（购自陕西）

S, ergosterol CRS; tracks 1-11, Polyporus (1 and 8, obtained from Hubei; 2, obtained from Sichuan; 3 and 11, obtained from Shaanxi; 4 and 7, obtained from Shanxi; 5, obtained from Northeast China; 6 and 10, obtained from Anhui; 9, obtained from Hunan, China)

供试品溶液 Test Solution	取本品粉末1 g，加甲醇20 ml，超声处理30分钟，滤过，取滤液作为供试品溶液。 To 1 g of the power add 20 mL of methanol, ultrasonicate for 30 minutes, and filter.
对照品溶液 Reference Solution	取麦角甾醇对照品，加甲醇制成每1 ml含1 mg的溶液，作为对照品溶液。 Dissolve a quantity of ergosterol CRS in methanol to produce a solution containing 1 mg per mL.
薄层板 Stationary Phase	高效硅胶预制薄层板（烟台市化学工业研究所）。 HPTLC silica gel pre-coated plate (Yantai Chemical Industry Research Institute).
点样 Sample Application	供试品溶液20 µl，对照品溶液8 µl；条带状点样，条带宽度为8 mm，条带间距为4 mm，原点距底边10 mm。 Apply separately to the plate 20 µL of the test solutions and 8 µL of the reference solution in band, band length 8 mm, track distance 4 mm, distance from lower edge of the plate 10 mm.
展开剂 Mobile Phase	石油醚（60~90℃）–乙酸乙酯（3:1），35 ml。 Petroleum ether (60-90℃) and ethyl acetate (3:1), 35 mL.
展开缸 Developing Chamber	双槽展开缸，20 cm × 10 cm。 Twin trough chamber, 20 cm × 10 cm.
展开 Development	薄层板置展开缸中饱和15分钟，展至约7.5 cm。 Pre-condition the plate in the chamber with the mobile phase for 15 minutes, develop vertically for 7.5 cm.
显色 Derivatization	喷以2%香草醛硫酸溶液，在105℃加热至斑点显色清晰。 Spray with a 2% solution of vanillin in sulfuric acid, and heat at 105℃ until the colours of the bands appear distinctly.
检视 Detection	置可见光下检视。 Examine in white light.

不同薄层板薄层色谱图的比较

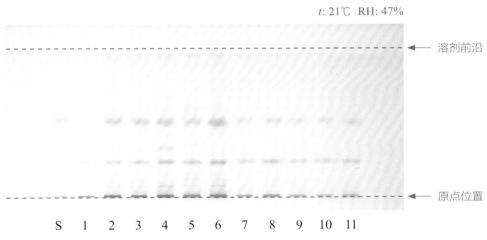

t: 21℃ RH: 47%

→ 溶剂前沿

→ 原点位置

S 1 2 3 4 5 6 7 8 9 10 11

图 1 高效硅胶预制薄层板（烟台市化学工业研究所，批号：20161028）

t: 21℃ RH: 47%

→ 溶剂前沿

→ 原点位置

S 1 2 3 4 5 6 7 8 9 10 11

图 2 高效硅胶预制薄层板（青岛海洋化工厂，批号：20160904）

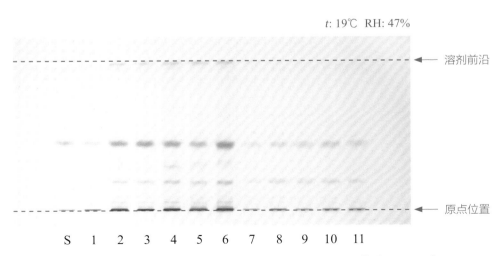

t: 19℃ RH: 47%

→ 溶剂前沿

→ 原点位置

S 1 2 3 4 5 6 7 8 9 10 11

图 3 硅胶 F_{254} 预制薄层板（DC-Fertigplatten DURASIL-25/UV$_{254}$，MN，批号：511327）

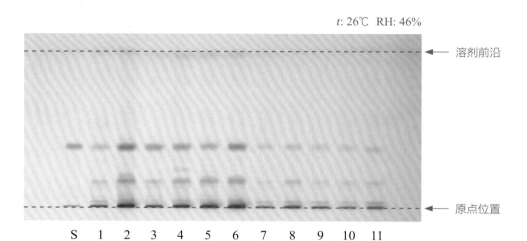

t: 26℃ RH: 46%

溶剂前沿

原点位置

S 1 2 3 4 5 6 7 8 9 10 11

图 4　高效硅胶预制薄层板（HPTLC -Fertigplatten Nano-DURASIL-20，MN，批号：602032）

S．麦角甾醇对照品（111845-201403）
1．猪苓（购自湖北）　　2．猪苓（购自四川）　　3．猪苓（购自陕西）　　4．猪苓（购自山西）　　5．猪苓（购自东北）
6．猪苓（购自安徽）　　7．猪苓（购自山西）　　8．猪苓（购自湖北）　　9．猪苓（购自湖南）　　10．猪苓（购自安徽）
11．猪苓（购自陕西）

（上海中药标准化研究中心　郑瑞蓉）

索引

中文索引（按笔画顺序排列）

拉丁名索引